U0253745

现代健康管理与护理

解红雁 ◎著

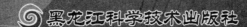
黑龙江科学技术出版社

图书在版编目(CIP)数据

现代健康管理与护理 / 解红雁著. -- 哈尔滨：黑
龙江科学技术出版社，2022.4（2023.1 重印）
ISBN 978-7-5719-1319-9

Ⅰ.①现… Ⅱ.①解… Ⅲ.①健康-卫生管理学②护
理学 Ⅳ.①R19②R47

中国版本图书馆CIP数据核字(2022)第039896号

现代健康管理与护理
XIANDAI JIANKANG GUANLI YU HULI

作　　　者	解红雁
责任编辑	陈元长
封面设计	刘彦杰
出　　　版	黑龙江科学技术出版社
地　　　址	哈尔滨市南岗区公安街70-2号 邮编：150001
电　　　话	（0451）53642106 传真：（0451）53642143
网　　　址	www.lkcbs.cn www.lkpub.cn
发　　　行	全国新华书店
印　　　刷	三河市元兴印务有限公司
开　　　本	787mm×1092mm 1/16
印　　　张	18
字　　　数	427千字
版　　　次	2022年4月第1版
印　　　次	2023年1月第2次印刷
书　　　号	ISBN 978-7-5719-1319-9
定　　　价	60.00元

前　言

现代健康管理是 20 世纪在一些发达国家中逐步发展起来的一种医学理念与医疗保健服务的模式。它整合了现代生物医学、行为科学及人文社会学科的最新研究成果,构成了一个以健康为中心的、为全体人类的健康服务的卫生保健服务体系。

随着我国科学技术的飞速发展和人民生活水平的不断提高,人民群众对医疗卫生保健服务和护理服务质量、水平的要求越来越高,加强护理的专业化建设、强化专科护理技能培训、提升护理人员专科护理技术水平已成为护理学科发展的必然趋势。

本书分健康管理篇和基本护理技术篇。首先,健康管理篇详细阐述了健康管理学概论、流行病学、统计学和健康教育、健康风险评估和风险管理的基础知识,这些是健康管理实践所必需的基本理论;其次,本篇针对健康管理实际工作中常用的以慢性病为主的健康干预基础知识进行了详细的介绍,并涉及了一些特殊人群,如儿童青少年等的健康管理,同时阐述了健康体检在健康管理中的应用,可以为从事健康管理一线工作的健康管理师提供参考。基本护理技术篇讲述了临床常用护理技术的操作方法,对解决临床具体问题具有一定的指导意义。本书在编排上以实用为主,重点突出,以期望达到更好地指导临床护理工作和全面提高护理水平的目的。

本书主要为医院体检中心、社区卫生服务中心、健康管理公司及企事业单位从事健康管理服务的专业人员提供参考。编者在撰写时倾注了所有的心血,希望能为健康管理这个年轻学科的发展尽一份力量。由于时间仓促和学术水平有限,书中难免有错误和疏漏之处,真诚地欢迎大家在阅读和使用本书的过程中提出批评和建议。

编　者

目 录

第一部分 健康管理篇

第二部分　基本护理技术篇

第一部分　健康管理篇

第一章　健康管理学概论

第一节　健康管理的基本概念

一、健康管理的兴起与发展

健康管理的思路和实践最初出现在美国,随后英国、德国和日本等其他发达国家也积极效仿和实施。美国的医疗保险是以商业保险为主的,保险公司出于经济目的,希望购买了保险的人尽量保持较好的健康状况,尽可能少看病、看小病,于是主动对它的客户开展一些健康教育、健康管理服务。同时,在会员购买保险时,公司需要确定对其征收的保险费用(核保),于是需要开展健康风险的预测和评估,这就促进了健康风险技术的发展。此外,人口老龄化和慢性病的疾病负担的不断增加导致医疗费用持续上升,构成了对经济和发展的威胁和挑战,这激发了美国政府开展健康管理的积极性。欧盟国家和日本的健康保险主要是政府和社会主导的保险。近些年来,人口老龄化和慢性病的疾病负担增加,使这些国家的医疗费用不断上涨,经济不堪重负,因此纷纷开始推动健康促进和健康管理,以期遏制不断增长的庞大医疗费用。在学术方面,近几十年来,公共卫生和流行病学关于健康风险、循证医学及健康干预的大量研究,管理科学和健康教育学的发展,为健康管理的起步提供了理论和实践基础。此外,互联网的出现和信息产业的迅猛发展,为健康管理插上了翅膀。健康管理这个学科和行业正是在上述背景下,逐渐发展和壮大起来的。

中国的健康管理起步于 2000 年,受发达国家,特别是美国、日本等国发展健康产业及开展健康管理的影响,以健康体检为主要形式的健康管理在我国开始兴起。2003 年,严重急性呼吸综合征(severe acute respiratory syndrome, SARS)疫情暴发之后,随着国民的健康意识和健康需求的进一步提高,发达国家健康管理的理念、模式、技术与手段的传播与引入加快,相关产品技术的研发和应用(如体检软件)发展迅速,健康管理相关机构明显增多,行业及市场化推进速度明显加快,并逐步成为健康服务领域的一个新兴朝阳产业。2005 年,卫生部(现中华人民共和国国家卫生健康委员会)职业技能鉴定指导中心组织健康管理及相关领域的专家启动了健康管理师国家职业的申报工作。同年,劳动和社会保障部(现中华人民共和国人力资源和社会保障部)批准将健康管理师列为国家新职业并决定健康管理师为卫生行业特有的国家职业。2007 年,劳动和社会保障部与卫生部共同制定了健康管理师国家职业标准,之后,卫生部职业技能鉴定指导中心组织有关专家编写了健康管理师培训教材及试题库,并承担国家职业资格的鉴定和考核工作,这标志着我国健康管理专业人员的培养走上了正轨。与此同时,2005年以来,有关学会、协会相继成立了健康管理相关学术机构,如中华医学会健康管理学分会、中华预防医学会健康风险评估与控制专业委员会等,北京、广东、上海、山东、浙江、福建、湖北、天津、四川、重庆等省市已先后成立了中华医学会省级健康管理学分会或协会,《中华健康管理学杂志》也于 2007 年创刊发行。截至 2011 年,国内健康体检与健康管理相关机构已发展到 8 000 余家,从业人员达数十万人。

二、健康管理的概念

健康管理作为一门新兴的学科和行业,虽然在美国已经有 30 多年的实践和应用性研究,但还没有全面系统的理论研究和权威的专著。在日本,近 20 年来出现了从事健康管理的专业人员,称保健士。保健士的职业资质的培训和认定,是在取得执业护士执照的基础上再进行 1 年公共卫生、人群健康和健康管理的培训,考试通过即可取得执业资格。健康管理在中国出现不到 20 年,也是实践应用先于理论研究。目前,世界上还没有一个达成共识的健康管理的定义。

为了理解健康管理的性质,我们首先复习一下健康的概念。世界卫生组织(World Health Organization,WHO)1948 年给健康下的定义是:"健康是一种身体、精神与社会适应的完好状态,而不仅仅是没有疾病或不虚弱。"具体来说,健康包括三个层次:第一,躯体健康,指躯体的结构完好、功能正常,躯体与环境之间保持相对的平衡;第二,心理健康,又称精神健康,指人的心理处于完好状态,包括正确认识自我、正确认识环境、及时适应环境;第三,社会适应能力良好,指个人的能力在社会系统内得到充分的发挥,个体能够有效地扮演与其身份相适应的角色,个人的行为与社会规范一致,和谐融合。WHO 的定义体现了积极的和多维的健康观,是健康的最高目标。然而,根据这个定义,全世界完美的健康人寥寥无几。

健康管理就是将管理学的理念应用于健康维护、疾病预防、临床治疗及康复领域,是管理学、预防医学及临床医学结合与提炼后形成的一门交叉学科,是把主要由公共卫生与预防医学工作者提倡、由政府支持的群体性的健康教育、健康促进活动与临床医学结合,开展健康危险因素管理、疾病风险预测、疾病管理,形成兼顾个体性、可操作性及可持续的慢性病综合防治机制。

综合国内外关于健康管理的内容和实践,结合我国《健康管理师国家职业标准》中关于健康管理师的职业定义,笔者在此对健康管理进行定义:健康管理是对个体或群体的健康进行全面监测、分析和评估,提供健康咨询和指导,并对健康危险因素进行干预、管理的全过程。其核心是对健康危险因素的管理。具体地说,就是对危险因素的识别、评估与预测及干预。什么是健康危险因素呢? 从人群健康和流行病学的角度看,凡是那些能使人群发病和死亡风险(risk)升高的因素即可认为是危险因素。危险因素可以是一些行为因素,如吸烟可以增加慢性阻塞性肺疾病(COPD)的发病概率,是 COPD 的危险因素;同时,危险因素也可以是一些生理的固有属性,如人超过 50 岁,许多慢性病的发病率都会明显上升,所以年龄(老年)是大部分慢性病主要的危险因素。

三、健康危险因素

健康危险因素是健康管理的核心,因此,有必要讨论一下我国国民目前存在的主要健康危险因素及其与疾病的关系。

　　近几十年来,我国居民的冠心病、脑卒中、恶性肿瘤和糖尿病等疾病的发病率一直呈不断上升的趋势。2012 年,全国 18 岁及 18 岁以上成年人高血压患病率为 25.2 %,糖尿病患病率为 9.7 %,与 2002 年相比,患病率呈上升趋势。40 岁及 40 岁以上人群慢性阻塞性肺疾病患病率为 9.9 %。根据 2012—2015 年全国肿瘤登记数据分析,我国癌症发病率为 264.85/10 万,肺癌和乳腺癌分别位居男、女性发病首位,十年来我国癌症发病率呈上升趋势。

　　是什么因素引起慢性病的发病率不断上升的呢? 第一是人口的老化,这是一个很难应对和干预的问题;第二是危险因素的增加及危险因素未得到很好的控制,这是一个可以干预改变并有所作为的问题,同时,多年危险因素的积累效应引发了近几年慢性病患病率上升的加速现象;第三是慢性病的遗传易感性问题,许多资料表明,亚洲人比欧美的白人更易患糖尿病。在富裕国家生活的华人、日本人和韩国人等亚洲人,糖尿病的患病率高达 10 %,是当地白人(5 %～6 %)的 2 倍,而且亚洲人的体脂百分比几乎是同样身体质量指数(BMI)的白人的 2 倍。这提示我国居民更应该注意肥胖和糖尿病的预防。

　　中国居民慢性病的主要危险因素有不健康的饮食(能量、脂肪和食盐的过度摄入)、体力活动的减少、长期的精神紧张和心理压力,以及吸烟、过量饮酒。在这些危险因素的背后,是复杂的社会、文化、经济、环境和个人原因。不少学者强调营养、体力活动和戒除烟酒,但笔者要强调的是精神和心理因素,笔者认为它们是国人慢性病高发的主要危险因素。现代中国人无论是儿童、青少年还是成年人,都面临诸多的压力。儿童、青少年面对学习、升学和就业压力;成年人有生活压力、工作压力、住房压力、交通压力,以及由于贫富差距而引发的心理不平衡。由此而导致的睡眠障碍、抑郁、焦虑、强迫等心因性疾患发病率近年来也不断上升。紧张的生活和工作节奏、狭窄的空间及较差的健康意识导致体力活动减少(人们没有时间、空间去锻炼身体),以疯狂的速度增长的私家车数量(北京的人口规模和东京相似,但是汽车数量是东京的 2 倍以上)加速了体力活动的不足和空气污染。饮食营养不合理的原因主要是传统的高盐习惯、动物性食品和脂肪摄入量过高,以及快餐的流行、营养知识的缺乏等。大量的吸烟、饮酒是近 30 年变得突出的健康行为问题。上述危险因素导致了肥胖、高血压、血脂异常等的患病率均上升 20 %～30 %,这些疾病进一步发展成冠心病、脑卒中、糖尿病和恶性肿瘤等。

　　危险因素依据可否干预分为以下两种:可改变的危险因素,如吸烟、饮酒、不健康饮食、缺乏体力活动、心理精神因素等,这些行为危险因素是健康教育和干预的重点;不可改变的危险因素,包括年龄、性别、种族和遗传等固有因素,这些危险因素虽然无法改变、干预,但它们对疾病风险的预测有很大的参考意义,因为不同的年龄段、性别、民族、种族和家族间患病的风险有很大的区别。从危险因素与疾病的时间顺序上看,我们把肥胖、高血压、高胆固醇血症称为中间危险因素。它们本身是疾病,是由于前述固有因素及行为危险因素积累到一定时间后引起的;但相对于糖尿病、冠心病和脑卒中这些严重的疾病来说,肥胖、高血压、高胆固醇血症又是危险因素。对中间危险因素的干预和控制,对于降低心血管疾病的死亡率及糖尿病的并发症有很大的意义。除此之外,社会经济因素、自然环境因素都与疾病存在密切的关联。社会经济的发展使人们的生活水平不断提高,劳动条件得到改善(坐在电脑前面就可以完成工作),也使生活方式发生了很大的变化,造成营养过剩,身体活动减少,增加了慢性病的患病风险。同一生态环境下,不同地区的健康和疾病流行状况也存在差异。

各种危险因素之间及各种慢性病之间的内在关系已基本明确,往往是一因多果、一果多因、多因多果。例如:肥胖可以导致高血压、高脂血症、糖尿病和乳腺癌等疾病的发病率增加,但高血压、高脂血症和糖尿病的危险因素除肥胖外,还有长期的精神紧张和心理压力、体力活动少、饮食不合理(高盐、脂肪和能量摄入过剩)、年龄的增加等;乳腺癌的危险因素还有家族史、月经初潮早、停经晚、无生育史、有生育但未哺乳、未婚或无性生活、晚婚晚育、曾接受过雌激素替代治疗等。总之,往往是多种危险因素引发多种慢性疾病。

四、健康管理的基本内容和服务流程

1.健康管理的基本内容

健康管理有三个基本内容,即了解健康,评估健康并预测健康风险,计划、干预并管理健康。

第一步是了解健康,通过问卷和健康体检收集健康信息,从中找出健康危险因素。具体地说,就是收集服务对象的个人健康信息,包括个人一般情况(性别、年龄等)、目前健康状况和疾病家族史、生活方式(膳食、体力活动、是否吸烟饮酒等)、体格检查(身高、体重、血压等),以及血、尿实验室检查(血、尿常规,血脂、血糖等血生化),超声波检查,心电图,胸部 X 光片等。

第二步是进行健康及疾病风险性评估,即根据所收集的个人健康信息,对个人的目前健康状况开展评估(健康状况的好坏,存在哪些健康危险因素或不健康生活习惯),同时对未来患病或死亡的危险性用数学模型进行预测。其主要目的是帮助个体综合认识健康风险,鼓励和帮助人们纠正不健康的行为和习惯,制定个性化的健康干预措施并对其效果进行评估。

危险因素的评估是健康管理三大内容(危险因素的识别、评估和干预)之一。在人们的日常生活和工作中面临许多危险因素,或者说人体的健康或疾病的发生受多种危险因素的影响,如生活方式/行为、心理状况、自然环境和社会环境、家族遗传等,但我们需要对这些健康危险因素的危害程度、与疾病的关联强度进行评估,以便找出主要的危险因素,发现主要问题及可能发生的主要疾病,给予干预和管理,达到预防疾病、提高健康水平的目的。这个过程称为危险因素的评估,也称为一般健康风险评估。例如,冠心病有许多危险因素,但主要是高血压、吸烟和高胆固醇血症。此外,根据个人的主要危险因素,对该个体未来患某疾病的风险进行评估和预测,称为疾病风险评估或预测。

疾病风险评估/预测主要有以下四个步骤:第一,选择要预测的疾病(病种);第二,不断发现并确定与该疾病发生有关的危险因素;第三,应用适当的预测方法建立疾病风险预测模型;第四,验证评估模型的正确性和准确性。疾病风险评估/预测的方法主要有两种:单因素加权法和多因素模型法。单因素加权法是建立在单一危险因素与发病率基础上的,即对这些单一因素与发病率的关系,以相对危险性表示强度,得出的各相关因素的加权分数,即患病的危险性。由于这种方法简单实用,不需要大量的数据分析,是健康管理发展早期的主要危险性评价方法。其典型代表有哈佛癌症风险指数、危险分数法等。多因素模型法是建立在多因素数理分析基础上,即采用统计学概率理论的方法得出患病危险性与危险因素之间的关系模型。其所采用的统计方法,除常见的多元回归(Logistic 回归和 Cox 回归模型)外,还有基于模糊数学

的神经网络方法等。这类方法的典型代表是福雷明汉(Framingham)冠心病模型。

目前,不少学者和商业公司开发了对冠心病、脑卒中、糖尿病、癌症等许多疾病的评估/预测模型。那么,怎么评价这些模型的使用价值呢? 其实,对未来疾病风险的预期和自然科学领域里对天气、地震等自然现象的预测颇为相似,疾病的预测就是一个"健康天气预报",对于不同疾病的预测,其准确性或吻合率与对不同自然现象的预测一样差别很大,有的准确性高,有的却很低,在实际使用中意义不大。疾病的预测模型中比较成熟、准确的是对缺血性心脏病的预测,就像天气预报中对气温和降雨的预测一样,有很大的参考价值。但是,对癌症发病率的预测就像对地震的预测一样准确性差,因为肿瘤发病率低,发病机制有许多尚未明白的部分。因此,在健康管理实践中开展肿瘤发病的定量预测实用意义不大,但针对肿瘤的危险因素进行定性的健康教育仍然有很大的预防价值。

第三步是开展健康咨询与指导,并且有计划地干预、管理健康。具体地说,就是在前两部分的基础上,以多种形式帮助个人采取行动,纠正不良的生活方式和习惯,控制健康危险因素,实现个人健康管理计划的目标。与一般健康教育和健康促进不同的是,健康管理过程中的健康干预是个性化的,即根据个体的健康危险因素,由健康管理师进行个体指导,设定个体目标,并动态追踪效果,如健康体重管理、糖尿病管理等,通过记个人健康管理日记、参加专项健康维护课程及跟踪随访措施来达到健康改善效果。例如,一位糖尿病高危个体,除血糖偏高外,还有超重和吸烟等危险因素,因此除控制血糖外,健康管理师对其的指导还应包括减轻体重(改变膳食、增加体力活动)和戒烟等内容。

健康管理的这三个步骤可以通过互联网的服务平台及相应的用户端计算机系统来帮助实施,也可通过手机等现代通信手段来互动。应该强调的是,健康管理是一个长期的、连续不断的、周而复始的过程,即在实施健康干预措施一定时间后,需要评价效果、调整计划和干预措施。只有周而复始,长期坚持,才能达到健康管理的预期效果。

2.健康管理的常用服务流程

健康管理的常用服务流程由以下五部分组成。

(1)健康调查和健康体检:为了收集健康信息,健康管理工作者要对管理对象开展问卷调查,实施健康体检,在此基础上建立个人健康档案。健康体检项目可以根据个人的年龄、性别、工作特点等进行调整。目前,一般的体检服务所提供的信息应该可以满足这方面的要求。

(2)健康评估:根据个人的健康信息(既往史、家族史、生活方式和精神压力等通过问卷获取的资料和体检结果),对管理对象目前的健康知识和信念,健康行为、生活习惯及精神压力,生理(体检)指标,未来患病/死亡危险性等进行评估和预测,为管理对象提供一系列的评估报告,反映其健康知识和信念方面存在的问题,有哪些不健康的行为和生活习惯及精神心理方面的问题,体检指标(如血糖、血压和心电图)有哪些异常及其意义,未来患哪些疾病的风险较高,以便及早预防和干预等。

(3)个人健康管理咨询:在进行上述步骤的同时或之后,管理对象可以得到不同层次的健康咨询服务。个人可以去健康管理服务中心接受咨询,也可以由健康管理师通过电话与其进行沟通,内容包括以下几方面:解释个人健康信息及健康评估结果及其对健康的影响,制订个人健康管理计划,提供健康指导,制订随访跟踪计划等。

(4)个人健康管理后续服务:个人健康管理的后续服务内容主要取决于被服务者(人群)的情况及资源的多少,可以根据个人及人群的需求提供不同的服务。后续服务的形式包括通过互联网查询个人健康信息和接受健康指导,定期寄送健康管理通讯和健康提示,以及提供个性化的健康改善行动计划。监督随访是后续服务的一个常用手段,随访的主要内容是检查健康管理计划的执行状况,并检查(必要时测量)主要危险因素的变化情况。健康教育课堂也是后续服务的重要措施,在营养改善、生活方式改变与疾病控制方面有很好的效果。

(5)专项的健康及疾病管理服务:除了常规的健康管理服务,还可根据具体情况为个体和群体提供专项的健康管理服务。这些服务的设计通常会按患者及健康人来划分:对已患有慢性病的个体,可选择针对特定疾病或疾病危险因素的服务,如糖尿病管理、心血管疾病及相关危险因素管理、精神压力缓解、戒烟、运动、营养及膳食咨询等;对没有慢性病的个体,可选择的服务也很多,如个人健康教育、生活方式改善咨询、疾病高危人群的教育及维护项目等。

五、健康管理的实践溯源及与其他学科的关系

在我国的传统医学著作中,可以很容易地发现健康管理的思想火花。两千多年前的《黄帝内经·素问·四气调神大论》中"圣人不治已病治未病,不治已乱治未乱,此之谓也。夫病已成而后药之,乱已成而后治之,譬犹渴而穿井,斗而铸锥,不亦晚乎",已经孕育着"预防为主"的健康管理思想。中医养生十分重视饮食补益和锻炼健身防病,如《黄帝内经》指出"五谷为养,五果为助,五畜为益,五菜为充,气味合而服之,以补精益气",而"上医治未病,中医治欲病,下医治已病"的思想与健康风险评估和控制的思路更加吻合。

健康管理是把群体性的健康教育、健康促进活动进一步个性化并与临床医学结合,开展生活方式管理、疾病风险预测、疾病管理,形成兼顾个体和群体、具有操作性及可持续的慢性病综合防治机制,是将管理学的理念应用于健康监测、健康保健、疾病预防、临床治疗及全科医学领域,是这些学科结合与提炼后形成的一门交叉学科。健康教育和健康促进学科为健康管理提供了最基础的教育、咨询和行为干预的方法,以及制订健康计划、评价健康干预效果的思路。流行病学是开展健康风险评估的科学基础,而临床医学是疾病管理的基础,与临床医学结合,使健康管理更具有个体性、实用性和可操作性。

第二节　健康管理的基本策略

慢性病的发生、发展,有健康人—低危人群—高危人群(亚临床状态)—疾病—并发症的自然规律。从任何一个阶段实施干预,都将产生明显的健康效果,干预越早,效果越好。健康管理工作者所面对的可能是没有疾病,但可能有一些不健康的生活习惯的健康人;可能是亚临床状态的人,即所谓的高危人群,有一项或几项(血压、血脂或血糖)指标异常,但还没有明确的、可诊断的疾病;也可能是患者,已经有明确诊断的疾病,如糖尿病或冠心病等。临床医生是用临床的手段开展诊断和治疗,而健康管理工作者主要是用非临床的手段,对一般人、高危人群

或患者进行健康评估和健康管理,主要是生活方式管理,干预和管理饮食、运动及心理。对于患者来说,健康管理应该将就医和治疗纳入管理,同时管理生活方式,配合、辅助临床治疗,提高患者的依从性,加强治疗效果。后一项内容也称为疾病管理。因此,健康管理的基本策略,根据对象分为生活方式管理和疾病管理。

一、生活方式管理

生活方式管理是健康管理策略的基础部分。健康管理的理念传入我国的时间较短,健康管理实践的时间也不长,加上大部分从事健康管理的专业人员是临床医生或护士出身,习惯于使用药物或手术等进行临床干预,因此对生活方式管理、生活习惯干预的重要性认识不足。有些人虽然认识到其重要性,但缺乏生活方式管理的技能和有效手段。在实践中,以下四种主要方法常用于促进人们改变生活方式。

1.教育

传递知识,确立态度,改变行为。

2.激励

通过正面强化、反面强化、反馈促进、惩罚等措施进行行为矫正。

3.训练

通过一系列的参与式训练与体验,培训个体掌握行为矫正的技术。

4.营销

利用社会营销的技术推广健康行为,营造健康的大环境,促进个体改变不健康的行为。

单独应用或联合应用这些方法,可以帮助人们朝着有利于健康的方向改变生活方式。实践证明,行为改变绝非易事,形成习惯并终身坚持是健康行为改变的终极目标。在此过程中,亲朋好友、社区等社会支持系统的帮助非常重要,可以在传播信息、采取行动方面提供有利的环境和条件。

在实际应用中,生活方式管理可以以多种不同的形式出现,也可以融入健康管理的其他策略中去。例如:生活方式管理可以纳入疾病管理项目中,用于减少疾病的发生率,或降低疾病的损害;生活方式管理也可以在需求管理项目中出现,帮助人们更好地选择食物,提醒人们进行预防性的医学检查;等等。不管应用了什么样的方法和技术,生活方式管理的目的都是相同的,即通过选择健康的生活方式,减少疾病的危险因素,预防疾病或伤害的发生。

慢性病的发病既受遗传因素的影响,又与个人的生活方式有关,是由多个遗传基因和多种不健康生活方式的负荷长期相互作用所引起的,其中个人的生活方式起主要作用。因此,在种族、遗传因素无法改变的情况下,建立健康的生活方式是慢性病预防与健康管理的唯一有效的手段。

生活方式与习惯对健康或疾病的影响,不仅体现在高血压、肥胖、糖尿病等慢性病上,而且与大部分的肿瘤发生有密切关系,如吸烟与肺癌、饮食因素与结肠癌、性生活与宫颈癌等均有密切关系。虽然在肿瘤的发生过程中,个体的遗传因素对肿瘤的发生比生活方式有着更复杂、偶然、特异的关系,但生活方式仍然显示着密切的联系。所以,建立健康的生活方式对于肿瘤的预防也有很大的意义。

冠心病、脑卒中、糖尿病、慢性呼吸系统疾病等常见慢性病及肿瘤虽然有各自的特异、重点危险因素，但也有很多共同的因素，如都与吸烟、过量饮酒、不健康饮食、运动和体力活动不足、长期过劳、精神紧张或心情郁闷等几种生活方式有关。因此，这几种生活方式的管理是慢性病预防与健康管理的基本内容。如何改变这几种不健康的生活习惯是健康管理工作的关键。

广义的健康管理是全过程的管理，既包括对健康人群、高危人群、疾病早期或/和轻度患者（如轻度的高血压或血脂异常患者）的管理，也包括对中度及有合并症的患者的管理。在这个过程中，始终贯穿着一个共同的理念，即将管理学的理念运用于健康监测、健康维护、疾病预防和疾病治疗，有计划、有目标地开展这四项工作，并定期监测、评估其效果，不断修正、完善健康管理措施。

在上述健康管理的过程中，生活方式的管理是贯穿始终的基本方法。对于健康人群和高危人群，我们提倡以生活方式的管理为唯一方法。对于疾病早期或/和轻度患者，我们主张首先通过生活方式干预来改善患者的健康状况，经过一定的生活方式干预，如患者的指标（如血压或血脂）仍无明显改善，应该增加药物干预，但即使采用了药物治疗，仍然不能轻视、放松生活方式的管理，因为健康的生活习惯，如合理的饮食、运动和身心的休养本身能加强并巩固药物治疗效果，一旦患者的指标稳定地恢复正常，可以逐渐减少药物剂量，最终停药而以生活方式干预来维持。对于中度及有合并症的患者，我们也提倡在进行药物等临床治疗的同时，积极开展生活方式干预以配合治疗，加强、巩固临床干预效果。

建立健康的生活方式是一件说起来容易、做起来艰难并且痛苦的事，尤其是在开始的阶段，改变自己长期养成的生活习惯，意味着许多生活乐趣的丧失和生活质量的下降，如戒烟、限酒。因此，建立健康生活方式的目标要兼顾理想与现实，注意可操作性。开始时重点选择优先改变的项目，以后逐渐增加，在改变的程度上要循序渐进，不能急于求成，甚至要求一步到位。此外，生活方式管理显示效果需要较长的时间，无论是饮食干预，还是运动效果，至少要一个月的时间，一般需要3个月到半年才能显示出稳定的效果，所以进行生活方式管理时要有耐心。生活方式干预是治本措施，一旦显效，其效果稳定而长久，这也正是其价值所在。

在我们观察、分析人们的生活习惯，开展生活方式管理的时候，还应注意到在个人生活习惯的背后，存在着社会、经济和文化的巨大影响。因此，在开展健康教育，树立健康信念，实施生活习惯干预的时候，一定要注意到服务对象的社会环境与地位、经济能力、文化背景，设计出服务对象能够理解并接受，同时有能力支付的符合现实的健康教育计划和生活方式干预方案。不仅要注意服务对象本人，还应该考虑到其家人、同事、工作及生活环境，这样才能取得切实的效果。此外，在对个体进行干预的同时，应配合政策及环境改变的综合性社区行为危险因素干预措施。

二、疾病管理

疾病管理是健康管理的又一主要策略，其发展历史较长。美国疾病管理协会（Disease Management Association of America，DMAA）对疾病管理的定义是："有效地控制某些疾病需要患者有较强的自我管理能力，疾病管理则是针对患这些疾病的患者实施协调性干预与信息交流的系统。它强调患者自我保健的重要性。疾病管理支撑医患关系和保健计划，强调运用循证医学和增强个人能力的策略来预防疾病的恶化,它以持续性地改善个体或群体健康为基准,评估临床、人文和经济方面的效果。"

该协会进一步表示,疾病管理必须包含人群识别、循证医学的指导、医生与服务提供者协调运作、患者自我管理教育、过程与结果的预测和管理及定期的报告和反馈。

由此可以看出,疾病管理具有如下三个主要特点。

(1)目标人群是患有特定疾病的个体,如糖尿病管理项目的管理对象为已诊断患有1型或2型糖尿病的患者。

(2)不以单个病例和/或其单次就诊事件为中心,而关注个体或群体连续性的健康状况与生活质量,这也是疾病管理与传统的单个病例管理的区别。

(3)医疗卫生服务及干预措施的综合协调至关重要。疾病本身使得疾病管理关注健康状况的持续性改善过程,而大多数国家卫生服务系统的多样性与复杂性,使得协调来自多个服务提供者的医疗卫生服务与干预措施的一致性与有效性特别艰难。然而,正因为协调困难,才显示了疾病管理协调的重要性。

第三节　健康管理在中国

一、健康管理在中国的需求

中国对健康管理的需求迫切而且巨大,主要体现如下。

(一)我国人口学特征的变化

我国不仅同世界上大多数国家一样步入了老龄化社会,而且具有以下特点:第一,人口老龄化起步晚,速度快,数量大。我国在1999年进入人口老龄化社会。尽管比发达国家晚了50~100年,但我国人口老龄化速度惊人,老年人口数占世界老年人的1/5。第二,我国人口老龄化的地区发展不平衡。目前北京、天津、上海、江苏、浙江都已成为"老年型"地区,而西北、西南内陆及边疆地区老年人比例多在7%以下。第三,人口老龄化超过经济发展的承受力。西方发达国家人口老龄化出现在经济发达、人均国民生产总值较高的阶段,人均国民生产总值至少为5 000美元。我国在20世纪末进入人口老龄化社会时,人均国民生产总值1 000美元,只相当于西方国家的1/5。在经济尚不发达,人均国民生产总值不高的情况下迎来人口老化,"未富先老",困难可想而知。

(二)慢性病患病率迅速上升,慢性病相关危险因素的流行日益严重

我国慢性病死亡人数占总死亡人数的比例已由2000年的82.9%上升到2018年的86.6%,已成为影响国家经济社会发展的重大公共卫生问题,导致失能调整生命年(disability-adjusted life year,DALY)损失近70%。随之而来的则是个人、家庭及社会所面临的沉重的医疗和经济负担。据科学推算,2003年我国仅缺血性脑卒中一项的直接住院负担即达107.53亿元,脑卒中的总费用负担为198.87亿元,分别占当年国家医疗总费用和卫生总费用的3.79%和3.02%。目前,我国每年用于癌症患者的医疗费用已近千亿元,换来的是对中晚期患者的不

尽如人意的治疗效果。2009 年,中国前十位主要死因中,心脑血管病和恶性肿瘤两种慢性病占死因构成的近 70 %。

2002 年中国居民营养与健康状况调查表明,我国 18 岁及 18 岁以上成年人高血压患病率为18.8 %,全国有高血压患者 1.6 亿人,其中 18～59 岁的劳动力人口中有 1.1 亿人有高血压。1991 年至 2000 年,高血压患病率上升了 31 %,患者数增加了 7 000 多万。

2010 年,"中国糖尿病和代谢综合征研究组"关于我国糖尿病患病率的调查结果显示:我国 20 岁以上成年人糖尿病患病率已达 9.7 %,其中男性和女性分别为 10.6 %和 8.8 %。同期,糖尿病前期的患病率高达 15.5 %。因此推算我国糖尿病患者数达 9 200 万以上,糖尿病前期人数达 1.48 亿以上。糖尿病患病率在青中年人群中的增长更加迅猛,与 1994 年全国调查相比,25～34 岁的人群糖尿病患病率增加了 8 倍,55～64 岁的人群增加了 3 倍。该研究还发现,糖尿病的发生与体重之间有显著的正相关关系。如果按肥胖程度分组,在体质指数小于 18.5 kg/m²、18.5～24.9 kg/m²、25.0～29.9 kg/m² 和大于 30.0 kg/m² 的 4 个组中,糖尿病患病率分别为 4.5 %、7.6 %、12.8 %和 18.5 %。

2010 年全国对 18 岁及 18 岁以上居民的疾病监测结果显示:①高胆固醇血症患病率 3.3 %,男性3.4 %和女性的 3.2 %接近,城市 4.2 %,高于农村的 2.9 %。18～59 岁劳动力人口,高胆固醇血症患病率 3.0 %;60 岁及 60 岁以上老年人,高胆固醇血症患病率 4.9 %,其中城市老年人患病率高达 6.4 %。②超重率 30.6 %,肥胖率 12.0 %;城市居民超重率和肥胖率均高于农村;18～59 岁劳动力人口超重率 30.3 %,肥胖率 11.8 %;60 岁及 60 岁以上老年人超重率 32.3 %,肥胖率12.5 %;城市中年女性的肥胖率最高,为 17.8 %。与 2007 年监测结果比较,18～69 岁居民的超重率和肥胖率有所上升。③吸烟率为 28.3 %,其中男性 53.3 %,女性 2.5 %,城市27.9 %,与农村的 28.4 %接近,也就是说,全国有 3.99 亿以上吸烟者。④饮酒率为 36.4 %,其中男性57.7 %,是女性 14.5 %的 4.0 倍,城市 39.8 %,农村 34.9 %;饮酒者日均酒精摄入量为 20.3 g,其中男性 24.0 g,是女性 4.7 g 的 5 倍;饮酒者过量饮酒的比例为 26.5 %,其中男性30.8 %,女性 8.9 %,城市 23.2 %,农村 28.2 %;危险饮酒的比例为 8.1 %,其中男性 9.3 %,女性3.2 %,城市 7.4 %,农村 8.5 %;有害饮酒的比例为 9.3 %,其中男性 11.1 %,女性 2.0 %,城市7.5 %,农村 10.2 %。⑤2010 年,居民家庭人均每日食盐摄入量 10.6 g,农村 11.5 g,高于城市的 9.1 g;有 80.9 %的家庭人均每日食盐摄入量超过 5 g,72.6 %的家庭超过 6 g,27.5 %的家庭超过 12 g,18.1 %的家庭超过 15 g。居民家庭人均每日烹调用油 49.1 g,城乡无明显差异;共有 83.4 %的家庭人均每日食用油摄入量超过 25 g,35.2 %的家庭超过 50 g。⑥人均每日畜肉类食物摄入量 75.8 g,其中男性 88.7 g,高于女性的 62.4 g,城市 86.3 g,高于农村的71.1 g,随年龄增加,居民畜肉类食物摄入量逐渐减少;居民人均每日畜肉类食物摄入量超过 100 g 者的比例为 27.4 %,男性 33.5 %,高于女性的 21.1 %,城市 32.1 %,高于农村的 25.3 %。人均每日蔬菜水果摄入量 420.4 g,其中男性 413.9 g,女性 427.2 g,城市 467.8 g,农村 399.1 g,人均每日蔬菜水果摄入量不足 400 g 的比例为 52.8 %,男性 53.8 %,女性51.7 %,农村 55.7 %,高于城市的 46.1 %。⑦经常锻炼(每周至少 3 次,每次至少 10 分钟)的比例仅为 11.9 %,从不锻炼的比例为 83.8 %,农村 88.6 %,高于城市的 73.2 %,女性 86.2 %,高于男性的 81.4 %;平均每日业余静态行为时间为 2.7 小时,其中男性 2.9 小时,女性 2.6 小时,城市 3.3 小时,农村 2.5 小时,业余静态行为时间随年龄增加呈下降趋势。⑧膳食不合理、身体活动不足及吸烟,是造成多种慢性病的三大行为危险因素。

(三)医疗费用急剧上涨,个人、集体和政府不堪重负

随着我国人口增长,城镇化进程加快,以及老龄化、疾病结构改变,卫生服务需要量大大增加。多项调查研究表明:人口老龄化、疾病结构变化与医疗需求、医疗费用增加密切相关。同时,医学科学技术的进步,尤其是延长生命和减少残疾的治疗技术,如起搏器、器官移植、人工脏器、旁路移植术、冠心病监护病房(CCU)、重症监护病房(ICU)、介入疗法、基因治疗等的应用越来越广泛,也导致了医疗费用的数倍增加。据统计,过去 10 年,我国门诊和住院费用由 1 363 亿元增加到 5 838 亿元,其中 30 %归因于老年人医疗费用的增长。老年人门诊和住院医疗费,由 1993 年的 164 亿元增加到 2003 年的 1 487 亿元,占总费用的比重由 12 %上升到 26 %。巨额的医疗费用给个人、家庭、集体和政府都造成了沉重的经济负担。

二、健康管理在中国的发展及现状

(一)市场需要是健康管理行业兴起的基础

虽然在 20 世纪 60 年代就有医生采用健康风险评估(health risk appraisal,HRA)的手段来指导患者进行自我保健,但是健康管理作为一门学科及行业是最近三四十年才兴起的。人类寿命的延长和慢性疾病发生率的增加,以及由此而造成的医疗费用大幅度持续上升,使得寻求控制医疗费用并保证个人健康利益的需求推动了健康管理的发展。

近年来,随着中国改革开放与经济的快速发展,社会结构、经济结构,以及人们的生活方式都发生了一系列的变化。人们的健康意识,特别是城镇居民的健康意识正在发生巨大的变化。健康的消费需求已由简单、单一的临床治疗型,向疾病预防型、保健型和健康促进型转变。患者群体、保健群体、健康促进群体、特殊健康消费群体和高端健康消费群体逐步形成。预防性医疗服务及体检市场的兴起、健康保险及社保的需求、人们对健康维护服务的需求、医疗市场分化的结果,使得健康群体受到越来越多的关注,也催生了健康管理在国内的诞生。以人的"个性化健康需求"为目标,系统、完整、全程、连续、终身解决个人健康问题的健康管理服务,在中国有着巨大的需求潜力,也正在吸引着越来越多的投资,产业发展前景远大。

(二)理念先进,学术理论与技术研究相对滞后

自 2001 年国内第一家健康管理公司注册,健康管理走过了艰难而重要的 5 年。其先进的理念,对国内健康服务的全新视角和理解,逐步获得了社会的认可和追捧。从 2006 年开始,明显能看到以健康管理为主题的各类会议、论坛、培训在增多。同时,以"健康管理"命名的公司也在增多。但是必须看到的是,目前国内在健康评估、健康维护、健康产品、服务模式、运行模式、服务范围上都与国际一流水平存在着一定的差距。我国在健康管理学术理论和技术研究方面还有许多工作要做。

(三)专业人员缺乏

健康管理是一门综合性的交叉学科,涉及预防医学、临床医学、社会科学等领域。其中,循证医学、流行病学、生物统计学、生物信息学、健康促进学(包括心理学、社会学、行为科学等)、

运动学和营养学都是与健康管理密切相关的重要学科。国内目前仅有新疆医科大学、厦门医学院、武汉东湖学院、鞍山师范学院设有健康管理方向的专业,大家都是一边干一边学。浙江农林大学健康管理系是中国最早成立的健康管理行业本科教育机构。2005 年,该校在旅游专业设立了健康方向,2006 年建立旅游管理(休闲与健康促进)专业,2008 年被批准以公共事业管理(健康管理方向)专业招生,年招生规模 60 人。

2005 年,卫生部职业技能鉴定指导中心组织健康管理及相关领域的专家启动了健康管理师国家职业的申报工作。同年 8 月,劳动和社会保障部批准健康管理师列为国家新职业。同年 11 月,决定健康管理师为卫生行业特有国家职业。卫生部职业技能鉴定指导中心作为唯一的管理部门,全面负责健康管理师国家职业标准、教材及试题库等要素的开发工作,并承担该职业国家职业资格的鉴定考核工作。这标志着我国健康管理专业人员的培养走上了正轨,有望缓解专业人才的紧缺状况,促进健康管理行业的持续、稳定发展。

三、健康管理在中国的应用

健康管理在中国具有广泛的应用前景。它能帮助医疗机构、企业、健康保险公司,以及社区、单位采用一种有效的服务手段对个人的健康进行个性化的管理,以达到有效预防疾病、节约医疗支出的目的。

(一)健康管理在健康保险中的应用

健康保险/医疗保险是健康管理在国外应用的一个主要方面。在美国,首先广泛应用健康管理服务的正是保险行业。控制投保人群的健康风险、预测投保人群的健康费用,是健康管理在保险业中的主要"用武之地"。

在我国,为实质性推动健康保险专业化经营的发展,2004 年,中国保监会(现中国银行保险监督管理委员会)连续颁发了人保健康、平安健康、正华健康、昆仑健康、阳光健康 5 家专业健康保险公司的筹建批文。其中,人保健康于 2005 年率先获准开业,成为我国第一家专业健康保险公司,其业务内容和服务模式也在一定时间内起到了示范的作用。

随着人保健康业务的不断展开和逐渐深入,该公司提出:从健康保险的经营目标看,健康管理通过提供专业化、个性化的健康管理服务,可以满足客户健康服务的需求,而通过实施专业化的健康诊疗风险控制,可以降低保险公司的赔付率,扩大利润空间;从健康保险的现实需要看,健康管理涉及医疗服务全过程的管理,风险控制效果理想,是在保险经营各环节中实现费用保障与服务保障相结合的有效手段。高水平的健康管理服务能够体现健康保险专业化经营的水准,是体现健康保险专业化经营效益和水平的重要标志。由此不难预计,健康管理在健康保险中将发挥越来越重要的作用。

(二)健康管理在企业中的应用

企业人群是健康管理的又一重要目标人群。根据国外的实践经验,健康管理在企业中的应用主要体现在企业人群健康状况评价、企业人群医疗费用分析与控制、企业人力资源分析等三个方面,其出发点及归宿都是为了企业生产效率和经济效益的提高及竞争力的增强。因此,除了健康效益(员工健康结果的改善和医疗费用的节约),企业的其他效益,如出勤率的提高、工作绩效的提高、士气/凝聚力的增强及员工流失率的降低等,都是企业健康管理项目期望和关注的重要结果。美国健康与生产力管理研究院（Institute for Health and Productivity Management，IHPM）对此进行了精辟的论述："健康与生产效率管理整合与员工健康有关，从而影响其工作绩效的所有数据和服务，它不仅测量健康干预措施对员工健康的影响，还测量干预措施对企业生产效率的影响。"

当前，越来越多的国内企业认识到员工健康对于企业的重要性，疾病预防而非治疗获得了企业广泛的关注和认同。不少企业已将员工定期体检作为保障员工健康的一项重要举措。部分企业引入了员工健康风险评估项目。随着健康管理服务的不断深入和规范，针对企业自身的特点和需求，开展健康调查和体检后的健康干预与促进，实施工作场所的健康管理项目将是健康管理在企业中应用的主要方向。

（三）健康管理在社区卫生服务中的应用

社区卫生服务在我国的医疗卫生体系建设中扮演着重要角色，是人民群众接受医疗卫生服务的"守门人"，也是社区发展建设的重要组成部分。社区卫生服务以基层卫生机构为主体，以全科医师为骨干，合理使用社区资源和适宜的技术，以妇女、儿童、老年人和慢性病患者、残疾人等为服务重点，以解决社区主要问题、满足基本医疗卫生服务需求为目的，将预防、医疗、保健、康复、健康教育、计划生育技术服务融为一体，旨在提供有效、经济、方便、综合、连续的基层卫生服务。

结合社区卫生服务的特点和需要，健康管理可在以下三个方面提供帮助：第一，识别、控制健康危险因素，实施个体化健康教育；第二，指导医疗需求和医疗服务，辅助临床决策；第三，实现全程健康信息管理。健康管理个性化的健康评估体系和完善的信息管理系统，有望成为社区利用健康管理服务的突破点和启动点。

第二章 流行病学和统计学基础

第一节 医学统计学的基本知识

医学统计学是应用概率论和数理统计的基本原理和方法,结合医学实际,阐述统计设计的基本原理和步骤,研究资料或信息的收集、整理与分析的一门学科。

一、统计学方法概述

(一)统计学中的几个基本概念

1.总体和样本

根据研究目的确定的、同质的全部研究对象称作总体。例如,研究 2003 年中国 45 岁以上者的血清总胆固醇含量,测定值的全部构成一个总体。总体中的个体数有限,称为有限总体;总体中的个体数无限,则为无限总体(假设总体、虚拟总体)。例如,研究糖尿病患者的空腹血糖测定值,由于对时间和空间未加限制,全部糖尿病患者的空腹血糖测定值是一个无限总体。

根据随机化的原则从总体中抽取的有代表性的一部分观察单位组成的子集称作样本,如从糖尿病患者中随机抽取一组患者测得的空腹血糖测定值。抽取样本的过程称为抽样,用样本来推断总体的特征称作统计推断。

2.同质和变异

严格地讲,除实验因素外,影响被研究指标的非实验因素相同时被称为同质。

但是,在人群健康的研究中,有些非实验因素是难以控制或未知的,如遗传、营养、心理等。因此,在实际研究工作中,对被观测指标有影响的、主要的、可控制的非实验因素达到相同或基本相同时就可以认为是同质。同质是研究的前提。

在同质的基础上,被观察个体之间的差异被称作变异,如同性别、同年龄、同地区、同体重儿童的肺活量有大有小,称为肺活量的变异。变异是统计数据的特性。

3.参数和统计量

总体的统计指标称为参数,如总体均数(μ)、总体率(π)、总体标准差(σ)等;样本的统计指标称为统计量,如样本均数($\bar{x}$)、样本率(p)、样本标准差(s)等。例如,某地 1995 年全部正常成年男子的平均红细胞数(μ)即总体参数,而从该总体中随机抽取的 144 名正常成年男子的平均红细胞数(s)为样本统计量。一般情况下,参数是未知的,需要用统计量去估计。用统计量推论参数的方法,在统计学上称为参数估计和参数检验。

4.误差

医学科学研究中的误差,通常指测量值与真值之差,其中包括系统误差和随机测量误差,以及样本指标与总体指标之差,即抽样误差。

在进行抽样研究时,只对样本进行观察研究,然后用样本信息推断总体特征。从同一总体中抽样,得到某变量值的统计量和总体参数之间有差别,称为随机抽样误差,简称抽样误差。抽样误差同样是不可避免的,但有一定的规律性。在统计学中,可以根据抽样误差的分布规律,对总体进行统计学推断。

5.概率

概率是描述随机事件发生可能性大小的度量,常用 P 表示。P 值的范围为 $0\sim1$,$P\leq0.05$ 或 $P\leq0.01$ 的随机事件,通常称作小概率事件,即发生的可能性很小,统计学上认为小概率事件在一次抽样中是不可能发生的。

(二)统计资料的类型

统计分析需要有足够量的反映不确定性的数据。无论用何种方式收集数据,都应根据研究目的,划清同质总体的范围,确定研究对象和观察单位。观察对象的特征或指标称为变量,对变量的测量或观察结果称为变量值。变量值可以是定量的,也可以是定性的,分为数值变量和分类变量。

数值变量的变量值是定量的,表现为数值的大小,一般有计量单位,如溃疡患者的年龄(岁)、身高(cm)、体重(kg)、血压(mmHg)等。这类变量的观察值构成的资料也被称为计量资料或定量资料。

分类变量的变量值是定性的,表现为互不相容的类别或属性。根据类别之间是否有程度上的差别,又分为无序分类变量和有序分类变量。

无序分类变量的各类别之间无程度上的差别,有二分类和多分类两种情况。二分类观察结果只有两种相互对立的属性,如阴性和阳性、男性和女性、死亡和存活、正常和异常等。多分类的定性观察结果有两种以上互不包容的属性,如血型分为 A、B、O、AB 型等,然后分别清点各类别中的例数,这样得到的数据资料称为计数资料或无序分类资料。计数资料一般没有计量单位,是一种间断性的资料。

有序分类变量的各类别之间有程度上的差别,如对患者的治疗效果,可分为显效、有效、无效和恶化 4 个等级,然后分别清点各等级中的患者人数,这种数据资料称为等级资料。等级资料是介于计量资料和计数资料之间,通过半定量方法测定得到的,因此也称半定量资料或有序分类资料。

(三)统计工作的基本步骤

研究设计、收集资料、整理资料和分析资料是统计工作的 4 个基本步骤。这 4 个步骤是紧密联系不可分割的,无论哪一个环节发生问题,都将影响最终的统计分析结果。

1.研究设计

设计是统计工作最关键的一步,是整个研究工作的基础,通常包括调查设计和实验设计。调查设计主要是了解现场工作的实际情况。实验设计主要是了解干预措施的效果,主要特点是随机、对照、干预、前瞻。

2.收集资料

收集资料指选择得到资料的最佳途径和获取完整、准确、可靠的资料的过程。

3.整理资料

整理资料的目的是将收集到的原始资料系统化、条理化,便于进一步计算统计指标和深入分析。

4.分析资料

分析资料指根据研究设计的目的、要求,资料的类型和分布特征,选择正确的统计方法进行分析。常常从两个方面分析:一是进行统计描述,即计算平均值、发病率等;二是进行统计推断,即推断总体的特征,如推断总体均数等。

二、数值变量资料的统计描述

统计描述就是计算相应的统计指标(如均数和相对数),并选用适当的统计图表等方法,描述样本的数量特征及分布规律。作为统计分析的基础,统计描述的作用不可忽视。

(一)频数分布

频数表是由变量值的分组和各组段的例数构成的统计表,可以了解一组同质观察值的分布规律。

例 2-1 某市 1997 年 12 岁男童 120 人的身高(cm)原始资料中最大值为 160.9 cm,最小值为 125.9 cm,编制频数表步骤如下。

1.计算极差

找出观察值中的最大值和最小值,二者之差为极差或全距,常用 R 表示。本例最大值为 160.9 cm,最小值为 125.9 cm,极差 $R = 160.9 - 125.9 = 35(cm)$。

2.确定组数、组距和组段

百余例的资料一般设 8～15 个组,若例数更多则组数可适当增加。本例将组数初步定为 10。组距是相邻两组的下限的差值,用符号 i 表示。编频数表时为了计算方便,一般采用等距分组,所以 $i =$ 极差÷组数,然后取整。本例组数为 10,$i = 35 \div 10 = 3.5 \approx 4$ cm。每个组段的起点被称为该组的下限,终点为上限。第一个组段应包括最小值,下限取 124 cm,最后一个组段应包括最大值,上限取 161 cm。

3.列表划记

根据上述组段序列制成表 2-1,将原始数据采用划记法或计算机汇总,得到各个组段的例数,即频数,见表 2-1 第(2)栏。

(二)频数分布图

为了更直观地反映表 2-1 的分布特点,可进一步绘制频数分布图。绘制方法是以身高组段为底,相应频数或频率密度为高做一系列密闭的矩形。频数分布图又称直方图。

表 2-1　120 名男童身高的频数表

身高组段/cm(1)	频数(f)(2)	频率(3)=(2)/∑f
124～128(不含 128)	1	0.008 3
128～132(不含 132)	2	0.016 7
132～136(不含 136)	10	0.083 3
136～140(不含 140)	22	0.183 4
140～144(不含 144)	37	0.308 3
144～148(不含 148)	26	0.216 7
148～152(不含 152)	15	0.125 0
152～156(不含 156)	4	0.033 3
156～160(不含 160)	2	0.016 7
160～161	1	0.008 3
合计	120(∑f)	1.000 0

(三)描述集中趋势与离散趋势的指标

1.描述集中趋势的指标

平均数是描述一组同质观察值的平均水平或中心位置的指标。常用的平均数包括:算术平均数、几何平均数、中位数等。

(1)算术平均数:算术平均数简称均数,它是一组变量值之和除以变量值个数所得的商。总体均数用希腊字母 μ 表示,样本均数用 $\bar{x}$ 表示。其适用条件是资料呈正态分布(或近似正态或对称分布)。大多数正常生物的生理、生化指标,如血压、血糖等都适宜用均数表达其集中趋势。

(2)几何均数:几何均数用 G 表示,是将 n 个观察值 x 的乘积再开 n 次方的方根(或各观察值 x 对数值均值的反对数)。其适用条件:当一组观察值为非对称分布,且其差距较大时,用均数表示其平均水平会受少数特大或特小值影响;数值按大小顺序排列后,各观察值呈倍数关系或近似倍数关系。例如,抗体的平均滴度、药物的平均效价等。

(3)中位数与百分位数:中位数是把一组观察值按大小顺序排列,位置居中的变量值(n 为奇数)或位置居中的两个变量值的均值(n 为偶数)。

中位数是一个位次上的平均指标,以中位数为界,可将观察值分为左右两半。其适用情况:资料呈明显的偏态分布;资料一端或两端无确定数值(如大于或小于某数值);资料的分布情况不清楚。例如,某些传染病或食物中毒的潜伏期、人体的某些特殊测定指标(如发汞、尿铅等),其集中趋势多用中位数来表示。

百分位数(percentile,P_x)是把一组数据从小到大排列,分成 100 等份,各等份含 1% 的观察值,分割界限上的数值就是百分位数。取任意一个百分位数 P_x 可以把全部数值分为左右两半。中位数是第 50 百分位数,用 P_{50} 表示。第 5、第 25、第 75、第 95 百分位数分别记为 P_5、

P_{25}、P_{75}、P_{95},是统计学上常用的指标。

对于任何分布的资料都可以用中位数反映平均水平。中位数不受个别特大或特小值的影响,只受位置居中的观察值波动的影响。若资料呈对称或正态分布,理论上讲,中位数应和算术均数相等。百分位数用于描述一组资料在某百分位置上的水平,常常用于医学参考值范围的估计。

2.描述离散趋势的指标

平均水平指标仅描述了一组数据的集中趋势,可以作为总体的一个代表值。由于变异的客观存在,还需要描述资料的离散程度或变异情况。

(1)全距:亦称极差,全距用 R 表示,是一组资料的最大值与最小值之差。全距越大,说明资料的离散程度越大。但全距仅考虑两端数值之间的差异,未考虑其他数据的变异情况,不能全面反映一组资料的离散程度,且不稳定易受极端值大小的影响。样本含量越大,抽到更加极端变量值的可能性就大,全距可能会越大。故全距通常与其他离散趋势指标联合使用。

(2)四分位数间距:四分位数间距用 Q 表示,若将一组资料分为四等份,上四分位数 Qu(P_{75})和下四分位数 Q_L(P_{25})之差就是 Q。Q 值越大,说明资料的离散程度越大。四分位数间距通常用于描述偏态分布资料的离散程度。该指标的计算未用两端的数值,比全距稳定,而若偏态分布资料的一端或两端无确切的数值,只能选择 Q 作为离散趋势指标。由于 Q 值的计算仅采用上、下四分位数,未考虑每个观察值,也不能全面反映资料的离散趋势。

(3)方差和标准差:为了全面考虑每一个观察值,离散情况可考虑用总体中每个观察值 x_i 与总体均数 μ 之差的总和(称为离均差总和)反映资料的离散程度。若计算离均差平方和,结果不为 0,但受观察例数多少的影响,为了消除这一影响,取离均差平方和的均数,称作方差。总体方差用 σ^2 表示,样本方差用 S^2 表示,公式分别为:

$$\sigma^2 = \frac{\sum (x_i - \bar{x})^2}{N} \qquad\qquad 公式(2\text{-}1)$$

$$S^2 = \frac{\sum (x_i - \bar{x})^2}{n-1} \qquad\qquad 公式(2\text{-}2)$$

由于每一离均差都经过平方,原来观察值的计量单位(如 cm、mmHg 等)也都变为单位的平方值。为了还原为本来的计量单位和便于解释,将方差开平方,取平方根的正值,这就是标准差。

$$\sigma = \sqrt{\frac{\sum (x_i - \mu)^2}{N}} \qquad\qquad 公式(2\text{-}3)$$

$$S = \sqrt{\frac{\sum (x_i - \bar{x})^2}{n-1}} = \sqrt{\frac{\sum x_i^2 - \dfrac{(\sum x_i)^2}{n}}{n-1}} \qquad\qquad 公式(2\text{-}4)$$

$$S = \sqrt{\frac{\sum f_i x_i^2 - \dfrac{(\sum f_i x_i)^2}{\sum f_i}}{\sum f_i - 1}} \qquad\qquad 公式(2\text{-}5)$$

在此需要说明:公式(2-4)中的右边的式子是经过数学推导出来的,使计算相对简化;公式

(2-5)用于频数表资料计算标准差,其中 x_i 为各组的组中值。公式(2-4)中的 $n-1$ 和公式(2-5)中的 $\sum f_i - 1$ 为自由度。

方差和标准差都说明了资料的变异程度,其值越大,说明变异程度越大。由于与原始数据的单位一致,标准差在科技论文报告中经常与算术均数一起使用。标准差越小,说明观察值的离散程度越小,从而也说明用均数反映平均水平的代表性越好。

标准差的用途概括起来有 4 个方面:反映一组观察值的离散程度,标准差小,离散程度小,均数的代表性好;用于计算变异系数;计算标准误;结合均值与正态分布的规律估计医学参考值的范围。

(4)变异系数:变异系数用 CV 表示。CV 是将标准差转化为算术均数的倍数,以百分数的形式表示。CV 常常用于比较度量单位不同或均数相差悬殊的两组(或多组)资料的变异程度。公式为:

$$CV = \frac{S}{\bar{x}}$$ 公式(2-6)

三、分类变量资料的统计描述

(一)常用相对数指标及其意义

如前所述,分类资料的变量值是定性的,表现为互不相容的属性或类别。在一个样本中,相同情形出现的次数称为频数,将互不相容的各情形的频数用统计表的形式列出就是频数表。

1.比例

比例又称构成比,它指事物内部某一组成部分的观察单位数与该事物各组成部分观察单位总数之比,常用来说明事物内部各组成部分所占的比重或分布情况,可以用百分数表示,也称百分比。

$$构成比 = \frac{事物内部某一组成部分的观察单位数}{事物内部各组成部分观察单位总数}(或 \times 100\%)$$ 公式(2-7)

例 2-2 某市在一定时期内共收治某病患者 409 人,经一段时间的治疗后,其病情转归情况为:治愈出院的有 300 人;好转出院 70 人;死亡 26 人;转院 13 人。各种转归的构成见表 2-2。

表 2-2 409 名患者病情转归情况表

类别	频数	构成/%
治愈	300	73.35
好转	70	17.11
死亡	26	6.36
转院	13	3.18
合计	409	100.00

构成比的特点是各组成部分的构成比之和为 100% 或 1,其值在 0 和 1 之间变动。当某一部分所占比重增大时,其他部分会相应减小。

2.率

率又称频率指标,表示一定时间内,实际发生某现象的观察单位数与可能发生该现象的观察单位总数之比,用以说明某现象发生的频率或强度,常用百分率(%)、千分率(‰)、万分率(1/万)或十万分率(1/10 万)等表示。计算公式为:

$$率=\frac{实际发生某现象的观察单位数}{可能发生某现象的观察单位总数}\times100\%(或 1\ 000\ ‰\ ...)\qquad 公式(2-8)$$

例 2-2 中,409 名患者中除去因转院而结局未知 13 人,有治疗结局的为 409−13＝396 人,其中死亡 26 人。该病病死率为:

$$某病病死率=\frac{治疗期内因某病死亡人数}{同期有结局的某病患者总数}\times100\%=\frac{26}{409-13}\times100\%=6.6\%$$

3.比

比也称相对比,指两个有联系的指标比,常以百分数或倍数表示。

$$比=\frac{甲指标}{乙指标}(或\times100\%)\qquad 公式(2-9)$$

例如,某年某地出生婴儿中,男性婴儿有 185 人,女性婴儿有 176 人,则:

$$出生婴儿性别比=\frac{男性婴儿数}{女性婴儿数}=\frac{185}{176}=1.05$$

在计算比时,分子分母可以是性质相同的两指标,也可以是性质不同的两指标。

(二)应用相对数时应注意的问题

1.计算相对数的分母不宜过小

由于相对数是计算两个有联系的指标的比值得到的,只有当分母足够大时,结果才比较稳定,才能够正确反映实际情况。当观察例数过少时,不适合计算相对数,而要用绝对数表示。例如,某医师用"祖传秘方"治疗两名肝癌患者,一例有效,如果报道其有效率为 50%,显然是不可靠的。

2.构成比说明事物内部各组成部分所占的比重,不能用来说明单位时间内某现象的发生频率

要回答某现象在单位时间内是否容易发生,应计算率的指标,见表 2-3。

表 2-3　某年某单位各年龄组代谢综合征患病情况

年龄组/岁(1)	人数/人(2)	代谢综合征患者数/人(3)	各年龄组患者占总数的比率/%(4)	年龄别患病率/%(5)
20～30(不含 30)	150	11	2.9	7.33
30～40(不含 40)	198	36	9.5	18.18
40～50(不含 50)	498	141	37.2	28.31
50～60(不含 60)	230	97	25.6	42.17
60 及 60 以上	233	94	24.8	40.34
合计	1309	379	100.0	28.95

表 2-3 第(4)栏计算某年某单位各年龄组的代谢综合征患者在总例数中所占的比重,可以看到 40~50(不含 50)岁组的患者数最多,占全部患者的 37.2 %。但这并不能说明 40~50(不含 50)岁组最容易患代谢综合征,因为该组的患者数最多的同时,其人口基数也较多。如要比较各年龄组中哪个年龄组的患代谢综合征的可能性最大,则应分年龄段来计算患病率。公式为:

$$年龄别代谢综合征患病率=\frac{同年某年龄组的代谢综合征现患病例总数}{期内受检人口总数}\times100\ \%$$

由第(5)栏的结果看出,高年龄组的人群患代谢综合征的可能性较大。

3.正确计算总率

要计算表 2-3 的代谢综合征患病总率时,应当用合计的代谢综合征患者数除以总人数,即 379/1 309×100 %=28.95 %,而不能用各年龄组的患病率相加后平均的方法求总率。

4.注意资料的可比性

资料的可比性是指在比较两组或多组资料时,除处理因素外,其他对结果有影响的非处理因素在各组间应尽可能相同或相近。这主要是保证所比较资料的内部构成相同,若内部构成不同,则不能直接进行总率比较,只能分性别、分年龄别进行率的比较,或进行率的标准化后再做对比。

标准化法是指当要比较的两组或多组率的资料内部构成不同时,需要按"统一"的标准进行调整,使之具备可比性。经标准化校正后的总率,称为标准化率。

5.样本率或构成比的比较应进行假设检验

样本率或构成比是由抽样得到的,可能存在抽样误差,所以进行样本率或构成比比较时,不能仅凭借数值相差的大小下结论,应进行假设检验。

四、数值变量资料的统计推断

(一)假设检验的基本思想和基本步骤

假设检验是统计推断的核心,其目的是比较总体参数之间有无差别。

例 2-3 通过以往的大量调查,已知某地 45~60 岁男子平均收缩压为 126 mmHg。今随机抽取该地某单位 25 名 45~60 岁男子,测得其平均收缩压为 131 mmHg,标准差为 20 mmHg,问该单位男子平均收缩压是否比以往高。

该样本某单位 45~60 岁男子收缩压均值与已知以往大量调查的 45~60 岁男子收缩压均值不同,差异的来源有两种可能:一是抽样误差所致;二是该样本所代表的某单位 45~60 岁男子总体收缩压均数与当地以往 45~60 岁男子收缩压均值不同。若想探究究竟是哪一种可能引起的,可以通过假设检验来判断。

1.建立检验假设和确定检验水准

检验假设有两种:一种是无效假设,或称为零假设,记作 H_0,即假设差异是抽样误差所致,总体参数相同,在例 2-3 中,指该单位 45~60 岁男子的总体收缩压均值与当地以往 45~60 岁男子的总体收缩压均值相等($\mu=\mu_0$);另一种是备择假设,记作 H_1,即差别不是抽样误差所致,总体参数不同($\mu\neq\mu_0$ 或 $\mu>\mu_0$ 或 $\mu<\mu_0$)。如果根据专业知识,μ 既可能大于

μ_0 也可能小于 μ_0，则这种检验称为双侧检验；若认为 μ 只可能大于或等于 μ_0 而不可能小于 μ_0（或相反情况），称这种检验为单侧检验。如果根据专业知识不能确定单侧的情况时应采用双侧检验。

确定检验水准亦称显著性水准，用 α 表示，是预先规定的拒绝域的概率值，实际中取 $\alpha=0.05$ 或 $\alpha=0.01$。

2.选定检验方法，计算检验统计量

根据研究设计类型、资料特征和统计推断的目的，选用适当的检验方法和计算公式。假设检验的具体方法通常以选定的检验统计量来命名，如 t 检验、μ 检验、F 检验和 χ^2 检验。实际应用时，应注意各种检验方法的适用条件。

3.确定概率和做出统计推断结论

P 值的含义是指从 H_0 所规定的总体中做随机抽样，获得等于及大于（或等于及小于）现有样本的检验统计量值的概率。然后将概率 P 与检验水准 α 比较，从而得出结论。当 $P \leqslant \alpha$ 时，按所取检验水准 α，拒绝 H_0，接受 H_1，可以认为差别有统计学意义，两总体均数不相等；当 $P > \alpha$ 时，按所取的检验水准 α，不拒绝 H_0，差别无统计学意义，尚不能认为两总体均数不相等。然后结合实际资料做出专业结论。

本例 t 值为 2.674，在横轴上大于等于 2.674 对应的曲线外侧的面积远远小于 0.05。当 $P \leqslant \alpha$ 时，结论为按所取的 α 检验水准拒绝 H_0，接受 H_1；相反，若 $P > \alpha$，按所取的 α 水准不拒绝 H_0。本例 $t=2.674$，$t_{0.05/2.24}=2.064 < 2.674$，$P < 0.05$。按 $\alpha=0.05$ 水准，拒绝 H_0，接受 H_1，差别有统计学意义，可认为该地难产男婴出生体重均数高于正常男婴。

（二）数值变量两样本的比较

1.样本均数与总体均数的比较

总体均数是指大量观测所得到的稳定值或理论值，记作 μ_0，样本与总体均数比较的目的是推断样本所代表的未知总体均数 μ 与 μ_0 是否相同。

例 2-3 中样本均数与总体均数比较的例题，具体解答步骤如下。

（1）建立检验假设，确定检验水准。

$H_0: \mu=\mu_0=3.26$ kg，即该单位 45～60 岁男子收缩压均值与当地以往 45～60 岁男子收缩压均值相等。

$H_1: \mu \neq \mu_0$，即该单位 45～60 岁男子收缩压均值高于当地以往 45～60 岁男子收缩压均值，$\alpha=0.05$。

（2）选定检验方法，计算检验统计量。

因为总体标准差 σ 未知，所以选用样本均数与已知总体均数比较的 t 检验。

$\mu_0=126$ mmHg，$\bar{x}=131$ mmHg，$s=20$ mmHg，按以下公式：

$$t=\frac{\bar{x}-\mu_0}{s/\sqrt{n}}=\frac{131-126}{20/\sqrt{25}}=1.25, \mu=n-1=25-1=24$$

（3）确定 P 值，做出推断结论。

查 t 界值表，当 $\mu=24$ 时，双侧 $t_{0.05/2.24}=2.064$，本例 $t=1.25 < 2.064$，所以 $P > 0.05$。按

$\alpha=0.05$ 水准,不拒绝 H_0,还不能认为该单位 45～60 岁男子收缩压均数高于当地以往水平。

当样本含量 $n \geqslant 50$ 时,上式 t 值接近 μ 值,可直接与相应检验水准的 μ 值进行比较做出结论,省去查表的麻烦。

2.两个样本均数的比较

调查研究通过随机抽样或实验研究通过随机分组得到两个样本的资料,比较的目的是推断两个样本所代表的两个总体均数(μ_1、μ_2)是否相同。

(1)两个大样本均数的比较:当两个样本含量较大(均大于 50)时,自由度足够大,可用 μ 检验。按公式(2-10)计算检验统计量 μ 值:

$$\mu=\frac{\bar{x}_1-\bar{x}_2}{S_{\bar{x}_1-\bar{x}_2}}=\frac{\bar{x}_1-\bar{x}_2}{\sqrt{S_{\bar{x}_1}^2+S_{\bar{x}_2}^2}}=\frac{\bar{x}_1-\bar{x}_2}{\sqrt{\dfrac{S_1^2}{n_1}+\dfrac{S_2^2}{n_2}}} \qquad 公式(2\text{-}10)$$

式中 $S_{\bar{x}_1-\bar{x}_2}$ 为两样本均数差值的标准误。

例 2-4 某地随机抽取 20～30 岁健康男子 200 名,测得收缩压均数为 118 mmHg,标准差为 15 mmHg;随机抽取 20～30 岁健康女子 160 名,测得收缩压均数为 110 mmHg,标准差为 14 mmHg。问该地 20～30 岁健康男、女收缩压均数有无差别。

从专业知识无法认为男性收缩压水平应该高于或低于女性,故用双侧检验。

①建立假设,确定检验水准。

$H_0:\mu_1=\mu_2$,$H_1:\mu_1 \neq \mu_2$,$\alpha=0.05$。

②选择检验方法,按公式(2-10)计算检验统计量 μ 值。

$$\mu=\frac{\bar{x}_1-\bar{x}_2}{\sqrt{\dfrac{S_1^2}{n_1}+\dfrac{S_2^2}{n_2}}}=\frac{118-110}{\sqrt{\dfrac{15^2}{200}+\dfrac{14^2}{160}}}=5.219$$

③确定 P 值,判断结果:$\mu=5.219>1.96$,$P<0.05$,按 $\alpha=0.05$ 水准,拒绝 H_0,接受 H_1,差异有统计学意义,可认为该地 20～30 岁健康人收缩压均数男性高于女性。

(2)两个小样本均数的比较:推断 μ_1 是否等于 μ_2,做 $\bar{x}_1$ 与 $\bar{x}_2$ 比较的 t 检验,其检验统计量的计算公式为:

$$t=\frac{\bar{x}_1-\bar{x}_2}{S_{\bar{x}_1-\bar{x}_2}},\upsilon=n_1+n_2-2 \qquad 公式(2\text{-}11)$$

$$S_{\bar{x}_1-\bar{x}_2}=\sqrt{S_c^2\left(\frac{1}{n_1}+\frac{1}{n_2}\right)} \qquad 公式(2\text{-}12)$$

$$S_c^2=\frac{S_1^2(n_1-1)+S_2^2(n_2-1)}{n_1+n_2-2}=\sum x_1^2-(\sum x_1)^2/n_1 \qquad 公式(2\text{-}13)$$

$S_{\bar{x}_1-\bar{x}_2}$ 为两样本均数差值的标准误,S_c^2 为合并方差。

例 2-5 某医师为了解某一新降压药的效果,将 30 名高血压患者随机分为试验组和对照组,试验组采用新降压药治疗,对照组采用标准药物治疗,测得两组治疗前后的收缩压下降值(mmHg)如下。问新药和标准药物的疗效是否不同。

试验组:12 15 20 22 26 30 24 18 19 16 28 32 25 27 24

对照组：8　10　16　20　19　20　22　10　16　18　22　24　20　18　17

①建立检验假设，确定检验水准。

$H_0: \mu_1 = \mu_2$，即两药治疗前后收缩压下降值的总体均数相等。

$H_1: \mu_1 \neq \mu_2$，即两药治疗前后收缩压下降值的总体均数不等。

$\alpha = 0.05$。

②选定检验方法，计算检验统计量。

本例样本含量 n_1、n_2 均小于 50，且两总体方差齐，采用完全随机设计的两样本 t 检验。

试验组：$n_1 = 15$　$\bar{x}_1 = 22.53$　$S_1^2 = 33.409\,5$

对照组：$n_2 = 15$　$\bar{x}_2 = 17.33$　$S_2^2 = 22.238\,1$

$$t = \frac{\bar{x}_1 - \bar{x}_2}{S_{\bar{x}_1 - \bar{x}_2}} = \frac{\bar{x}_1 - \bar{x}_2}{\sqrt{S_c^2 \left(\frac{1}{n_1} + \frac{1}{n_2}\right)}} = \frac{\bar{x}_1 - \bar{x}_2}{\sqrt{\frac{(n_1-1)S_1^2 + (n_2-1)S_2^2}{n_1 + n_2 - 1} \left(\frac{1}{n_1} + \frac{1}{n_2}\right)}}$$

$$= \frac{22.53 - 17.33}{\sqrt{\frac{(15-1) \times 33.409\,5 + (15-1) \times 22.238\,1}{15 + 15 - 2} \left(\frac{1}{15} + \frac{1}{15}\right)}} = 2.699\,8$$

$\mu = 15 + 15 - 2 = 28$

③确定 P 值，做出推断结论。

查 t 界值表，当 $\mu = 28$ 时，$t_{0.05/2,28} = 2.048$，本例 $t = 2.699\,8 > 2.048$，所以 $P < 0.05$。按 $\alpha = 0.05$ 水准，拒绝 H_0，接受 H_1，差异有统计学意义，可认为新药和标准药的疗效不同，新药降压效果好于标准药。

五、分类变量资料的统计推断

同数值变量资料一样，分类变量资料的统计推断也包括参数估计和假设检验两个方面。此部分将介绍分类变量总体率的估计，以及分类变量资料的 χ^2 检验。

(一) χ^2 检验

χ^2 检验是一种用途很广的假设检验方法，可以推断两个（或多个）总体率及构成比之间有无差别。

1.四格表资料的 χ^2 检验

例 2-6　为了解生活方式综合管理在原发性高血压患者治疗中的效果，将 200 名高血压患者随机分为两组。试验组在用药的同时进行生活方式综合管理，对照组单纯用药，结果见表 2-4，问生活方式综合管理治疗原发性高血压是否有效。

表 2-4　两种疗法治疗原发性高血压疗效比较

组别	有效	无效	有效率/%
对照组	77(a)	43(b)	64.2
试验组	72(c)	8(d)	90.0
合计	149	51	74.5

在总体率等于74.5％的前提下,可分别计算四格表中四个实际数字相对应的理论频数。

对照组有效的理论值 $T_{11}=120×74.5％=89.4$。

对照组无效的理论值 $T_{12}=120-89.4=30.6$。

试验组有效的理论值 $T_{21}=80×74.5％=59.6$。

试验组无效的理论值 $T_{22}=80-59.6=20.4$。

由此可得出理论频数 T 的计算公式为:

$$T_{RC}=\frac{n_R n_C}{n} \qquad 公式(2\text{-}14)$$

式中: T_{RC} 表示第 R 行(row)、C 列(column)格子的理论频数; n_R 表示第 R 行的合计数; n_C 表示第 C 列的合计数; n 表示总例数。

χ^2 检验实际上是将两样本率的比较演绎为实际频数与理论频数之间的比较。若检验假设 H_0 成立,实际频数与理论频数相差就不应该很大,因此,得到较大 χ^2 值的可能性就比较小。反之,若实际频数与理论频数相差很大,则 $\sum\frac{(A-T)^2}{T}$ 相应地也大。当 $\chi^2 \geqslant \chi_\alpha^2$ 时,$P \leqslant \alpha$,则在 α 水准上,拒绝 H_0,接受 H_1,可认为两样本率来自同一总体的可能性比较小;若 $P>\alpha$,不拒绝 H_0,可认为两样本率来自同一总体的可能性比较大。

现以例 2-6 为例说明 χ^2 检验的步骤。

①建立检验假设及检验水准。

$H_0:\pi_1=\pi_2$,试验组和对照组的总体有效率相等。

$H_1:\pi_1 \neq \pi_2$,试验组和对照组的总体有效率不等。

$\alpha=0.05$。

②计算检验统计量。

按公式(2-14)计算理论频数:

$T_{11}=120×74.5％=89.4,T_{12}=120-89.4=30.6$。

$T_{21}=80×74.5％=59.6,T_{22}=80-60.0=20.4$。

③确定 P 值并做出统计推断。

查 χ^2 界值表,$\chi_{0.05(1)}^2=3.84$。因为 $\chi^2>\chi_{0.05(1)}^2$,拒绝 H_0,接受 H_1,可认为两组治疗原发性高血压的总体有效率不等,试验组有效率高于对照组。

2.成组四格表资料 χ^2 检验的专用公式

对于成组四格表资料,为方便计算还可以直接用四格表专用公式(2-15)计算 χ^2 值。

$$\chi^2=\frac{(ad-bc)^2 \cdot n}{(a+b)(c+d)(a+c)(b+d)} \qquad 公式(2\text{-}15)$$

公式中 a、b、c、d 分别代表四格表中的 4 个实际频数,总例数 $n=a+b+c+d$。

3.四格表资料 χ^2 检验的校正公式

利用公式(2-15)算得的 χ^2 值在 $n>40$,且所有理论频数 $T \geqslant 5$ 时是准确的;而当 $n>40$,但有 $1<T<5$ 时,χ^2 值需做连续性校正。

四格表 χ^2 检验的校正公式可用公式(2-16)或公式(2-17):

$$\chi^2 = \sum \frac{(|A-T|-0.5)^2}{T} \qquad 公式(2\text{-}16)$$

$$\chi^2 = \frac{\left(|ab-bc|-\frac{n}{2}\right)^2 n}{(a+b)(c+d)(a+c)(b+d)} \qquad 公式(2\text{-}17)$$

当 $n \leqslant 40$，或 $T \leqslant 1$ 时，需用确切概率法计算(参见相关统计书)。

(二)行×列表资料 χ^2 检验

前面讲过四格表资料，为 2 行 2 列，又称 2×2 表。如果是多个($R \geqslant 2$)独立样本资料的比较，其基本数据有 R 行 2 列，构成 $R\times2$ 表。如果有 R 个分为 C 类的构成比，其基本数据有 R 行 C 列，称为 $R\times C$ 表。上述各类表格统称为 $R\times C$ 表，或行×列表。多个样本率或构成比 χ^2 检验的目的是推断其总体率或构成比是否不同。

行×列表资料的 χ^2 检验的专用公式为：

$$\chi^2 = n\left(\sum \frac{A^2}{n_R n_C} - 1\right) \qquad 式(2\text{-}18)$$

公式中 n_R 为相应行的合计，n_C 为相应列的合计，n 为总例数。

行×列表资料 χ^2 检验时需要注意以下事项。

1.行×列表 χ^2 检验对理论频数有要求

一般不宜有 1/5 以上的格子理论频数小于 5，或有一个格子的理论频数小于 1，否则会导致分析结果偏性加大。若出现上述情况，可通过以下方法解决：①适当增加样本例数以增大理论频数；②将理论频数太小的行或列与性质相近的邻行或邻列合并；③删去理论频数太小的格子所对应的行或列。但后两种处理方法有可能损失资料原有信息，也可能会损害样本的随机性，不同的合并方式所得结果也不一样，故不宜作为常规方法使用。

2.多个样本率(或构成比)的比较

当多个样本率(或构成比)比较时，如结论为拒绝检验假设，只能认为各总体率或总体构成比之间总的来说有差别，但并不能说明它们彼此之间都有差别，或某两者之间有差别。

六、常用统计表和统计图

统计表与统计图是分析统计资料的重要工具，也是统计结果表述的形式。统计表是以表格的形式列出统计指标，统计图是以各种几何图形显示统计数据的大小、升降、分布、结构及关系等。

(一)统计表

统计表是将分析事物及其指标用表格的形式列出，用以表达被研究对象的特征、内部构成及研究项目之间的数量关系，其目的是简洁、清晰、直观，方便对比和阅读。因此，统计表制作合理与否，对统计分析质量的好坏有重要影响。

1.统计表的编制原则和结构

(1)统计表的编制原则：①重点突出，简单明了，即一张表一般只包括一个中心内容，使人一目了然，不要"包罗万象"；②主谓分明，层次清楚，即主语和谓语的位置一般不要错乱，标目安排及分组层次要清楚，并且要符合专业知识结构要求；③数据表达规范，文字和线条尽量从简。

(2)统计表的结构:统计表外观由标题、标目、线条、数字和备注等部分组成,见表 2-5。

表 2-5　某地 1998 年 10 岁小学生和 20 岁青年患龋率比较

年龄组/岁	调查人数/人	患龋人数/人	患龋率/%
10	100	70	70.00
20	120	60	50.00
合计	220	130	59.09

①标题:简明扼要地说明表的中心内容,必要时注明研究事物现象发生的时间、地点等。标题一般写在表的正上方。②标目:表内所列的项目,分横标目和纵标目两种。横标目位于表的左侧,用来指明表内同一横行数字的含义,它在表中作主语,表示被研究事物。纵标目则用来指明表内同一纵列数字的含义,它在表中作谓语,表示被研究事物的各项统计指标。如果将横、纵标目连在一起阅读,可以组成一句完整而通顺的话。此外,标目的文字应简明,有单位的应给予注明。③线条:一般采用三横线表,即顶线、底线和标目线,不宜使用竖线和斜线。如果某些标目或数据需要分层表示,可用短横线分隔。④数字:表内数字一律用阿拉伯数字表示,同一指标的小数位数保留,单位和精度应一致,上下位次要对齐。表内不留空格,数据暂缺或未记录可用"…"表示,数据不可能得到时用"—"表示,数据为"0"时,则填明"0"。⑤备注:不是统计表的必备部分,一般不列入表内,必要时可用"*"号标出,写在表的下面。

(二)统计图

统计图用几何图形的位置、大小、长短、面积等特征来表现数据信息,将数据形象化。

1.统计图的结构与种类

(1)统计图的结构:统计图的形式多种多样,通常由 5 部分组成。

①标题:概括图的内容,应简明确切,一般置于图域的下方。一篇文献中有多幅统计图时,标题前应标注序号。②图域:制图空间,从视觉舒适度出发,图域的长宽比例为 7∶5 或 5∶7。③标目:统计图一般有横轴和纵轴。纵轴的左侧和横轴的下方分别放置纵标目和横标目,并指明纵、横轴表示的指标与单位。④刻度:常用算术尺度和对数尺度,刻度值一般标注于纵轴外侧和横轴上侧。⑤图例:对于较复杂的统计图,常用图例来说明图中不同线条或颜色所表达的内容。图例一般放置在横标目的下方,图域中若有较多的空间,亦可放在图域中。

(2)统计图的种类:按图示形式有直条图、百分条图、圆图、普通线图、半对数线图、直方图和散点图等。应根据资料的性质和分析目的选择适当的图形。

2.常用统计图及其绘制要求

(1)直条图:直条图是用等宽直条(柱)的长短表示指标值的大小,适用于彼此相互独立的现象间相同指标的比较。直条尺度必须从 0 开始,各直条宽度相等。直条可横放或竖放(表 2-6)。

表 2-6　某年某地三种疾病的死亡率(1/10 万)

死因	死亡率/(1/10 万)
肺结核	27.4
心脏病	83.6
恶性肿瘤	178.2

表 2-6 的肺结核、心脏病及恶性肿瘤 3 种疾病的死亡率不会相互影响,所以可以采用直条图来比较它们的数值大小。

(2)构成图:用于表示全体中各部分的比例,适用于构成比资料,常用的构成图有圆图和百分条图。

(3)线图:用线段的升降来描述某指标随时间或条件而变动的趋势,或某现象随另一现象变迁的情况。表 2-7 的数据就可以采用线图来进行比较。

表 2-7　某市城区和郊县 1989—1998 年糖尿病死亡情况(死亡率为 1/10 万)

	1989	1990	1991	1992	1993	1994	1995	1996	1997	1998
城区	4.45	4.77	4.65	5.64	5.78	6.85	7.45	7.73	8.91	10.59
郊县	2.12	2.46	2.89	3.56	3.87	4.12	4.28	4.59	5.32	6.22

(4)半对数线图:用于表示事物、现象发展变化的速度(相对比)。半对数线图的横坐标是算术尺度,纵坐标是对数尺度。常用于两个或多个事物、现象在发展速度上的对比。

(5)直方图:又称频数分布图。常用于描述某连续性资料的频数分布。直方图以各直条的面积表示各组频数的分布情况,面积总和相当于各组频数的总和。

(6)散点图:用点的密集程度和趋势表示两事物、现象间的相互关系,适用于双变量统计分析资料。

第二节　流行病学的基本知识

一、基本概念

(一)流行病学的定义

流行病学的定义是随时代的发展和医学模式的转变而发展的。我国流行病学家根据现代医学卫生实践,对流行病学所下的定义是:"流行病学是研究人群中疾病与健康状况的分布及其影响因素,并研究防治疾病及促进健康的策略和措施的科学。"

(二)流行病学的任务

流行病学的任务大致分为 3 个阶段:第一阶段的任务是"揭示现象",即揭示流行(主要指传染病)或分布(其他疾病、伤害和健康)的现象;第二阶段的任务是"找出原因或影响因素",即从分析现象入手找出流行与分布的规律、原因或影响因素;第三阶段为"提供措施",即合理利用前两阶段的结果,找出预防或处置的策略与措施。

二、流行病学基本研究方法及用途

(一)基本研究方法

1.观察法

(1)描述性研究:流行病学研究的基础。通过描述疾病和健康状况在人群中的分布,为建立病因假设提供线索,为疾病防治提出重点地区、时间和人群,亦为制定卫生决策提供参考。描述性研究中常用的方法有现况研究、筛检和生态学研究。

(2)分析性研究:对由描述性研究提出的病因或流行因素的假设进行进一步分析检验的研究方法。分析性研究有两种主要的方法:病例对照研究和队列研究。

2.实验法

实验法与观察法的不同之处在于:在实验法中,实验者可人为控制研究因素的条件,因而结果更为真实可靠。流行病学实验主要有两类:临床试验和现场试验。

3.数理法

数理法抽象地用数学模型来研究疾病流行的规律,定量反映病因、宿主和环境对疾病发生的影响及其动态变化。

(二)用途

(1)描述疾病或健康状况的分布。

(2)探讨病因与影响流行的因素。

(3)临床诊断、治疗和估计预后。

(4)疾病监测。

(5)卫生政策和策略的制定和评估。

三、常用指标

(一)发病率

1.定义

发病率表示在一定时期内,一定人群中某病新发生的病例出现的频率。

$$发病率=(一定时期某人群中某病新病例数/同期暴露人口数)×K$$

$$K=100\%、1\ 000\%、10\ 000/万或\ 100\ 000/10\ 万$$

计算发病率时,观察时间可根据所研究的疾病病种及研究问题的特点来决定,一般多以年为观察时间。

2.分子和分母的确定

分子为一定期间内的新发患者数。若在观察期间内一个人多次发病,则应分别记为几个新发病例。对发病时间难以确定的疾病(如肿瘤等),可将初次诊断的时间作为发病时间。

分母中所规定的暴露人口数是指观察地区内可能发生该病的人数。对于那些不可能发病的人(如研究传染病时,因已经感染了传染病或因接种疫苗而获得免疫力者),理论上不应记入分母中。

3.用途

发病率可用来描述疾病的分布,其变化可能是某些自然状况导致的波动,可能反映了病因因素的变化,也可能是某些有效措施的结果。通过比较不同特征人群某病的发病率,可用于病因学的探讨和防治措施的评价。

在比较不同地区人群的发病率时,应注意地区之间年龄、性别等特征构成的不同,如果两个人群构成不同,则应对发病率进行标准化,然后再进行比较。

(二)患病率

1.定义

患病率是指某特定时间内一定人群中某病新旧病例所占比例。

$$患病率＝(特定时间内某人群中某病新旧病例数/同期观察人数)×K$$

$$K＝100\ \%、1\ 000\ ‰、10\ 000/万或\ 100\ 000/10\ 万$$

2.患病率与发病率、病程的关系

当某地某病的发病率和该病的病程在相当长的时间内保持稳定时,患病率、发病率和病程三者的关系是:

$$患病率＝发病率×病程$$

3.用途

患病率是现况研究常用的指标,通常反映病程较长的慢性病的流行情况,可反映某地区人群对某疾病的疾病负担程度。患病率可为医疗设施规划、估计医院病床周转、卫生设施及人力的需要量、医疗费用的投入等提供科学的依据。

(三)死亡率

1.定义

死亡率表示一定时期内,一定人群中死于某病(或死于所有原因)的频率

$$死亡率＝某期间内(因某病)死亡总数/同期平均人口数×K$$

$$K＝100\ \%、1\ 000\ ‰、10\ 000/万或\ 100\ 000/10\ 万$$

死于所有原因的死亡率也称全死因死亡率或粗死亡率。死亡率也可按年龄、性别、种族、病种等不同特征分别计算,如年龄别死亡率、某病死亡率等。计算时应注意分母必须是与分子相对应的人口。比较不同地区的死亡率时,若人口构成不同,需要先对死亡率进行标准化,再进行比较。

2.用途

死亡率用于衡量某一时期,一个地区人群死亡危险的大小。它可反映一个地区不同时期人群的健康状况和卫生保健工作的水平,也为该地区卫生保健工作的需求和规划提供科学依据,此外也可用于探讨病因和评价防治措施的效果。

(四)病死率

1.定义

病死率表示在一定时期内,患某病的全体患者中因该病死亡者所占的比例。

$$病死率＝某时期内因某病死亡的人数/同期患某病的人数×100\ \%$$

2.用途

病死率多用于急性病的统计,可反映疾病的严重程度,以衡量疾病对人生命威胁的程度。病死率受疾病严重程度和医疗水平的影响,同时也与能否被早期诊断、诊断水平高低及病原体的毒力强弱有关。因此,用病死率评价不同医院的医疗水平时,应注意不同医院入院患者的病情严重程度及医院的医疗设备条件等因素的影响。

四、现况调查

(一)概念

现况调查属于描述性研究,是流行病学研究方法中的一种基础性研究方法,指在某一时点或短时期内,按照研究设计的要求,在一定的人群中应用普查或抽样调查的方法,收集有关疾病或健康状况的资料,以描述疾病或健康状况的分布及观察某些因素与疾病或健康状况之间的关联。

现况调查在流行病学研究方法中应用比较广泛。进行现况调查时,所调查的疾病或健康状态与某些特征或因素是同时存在的,即在调查时因与果并存,因而在病因分析时只能对病因提出初步线索,不能得出有关病因因果关系的结论。

现况调查强调在一定时间内完成,这个时间要尽可能短,若调查的时间跨度过大,就会给调查结果的分析和解释带来困难。现况调查主要用于调查疾病现患情况和人群的健康状态,也可用于调查感染率、带菌状况或免疫水平等。一般说来,现况调查多适用于病程较长而发病频率较高的疾病(如慢性疾病)。

(二)目的

(1)描述疾病或健康状况的分布。

(2)发现病因线索。

(3)确定并监测高危人群。

(4)确定各项生理指标和正常参考值范围。

(5)评价疾病监测、预防接种等防治措施的效果。

(6)为卫生保健工作的计划和决策提供科学依据。

(三)研究特点

(1)研究开始时一般不设对照组。

(2)研究周期尽可能短。

(3)确定因果关系时受到限制。

(4)对不会发生改变的暴露因素(如性别、种族、血型等),可以提示因果关系。

(四)研究类型

1.普查

(1)概念:普查(census)是为了解某病的患病率或某人群的健康状况,于一定时间内对一定范围的人群中每一个成员所做的全面调查或检查。特定时间应该较短,甚至指某时点,为1～2天或1～2周,大规模的普查最长不应超过3个月。

(2)目的:①早期发现和及时治疗病例,这是普查的主要目的;②了解疾病的分布;③了解健康水平,建立生理指标的正常值范围;④了解某病的患病率及流行病学特征。

(3)优点:①普查可以同时调查几种疾病,并能发现人群中的全部病例,使其能及早得到治疗;②由于是调查某一人群的所有成员,确定调查对象比较简单;③将普查资料制成相应的图、表,可较全面地描述和了解疾病的分布与特征,有时还可揭示明显的规律,为病因分析提供线索。

(4)缺点:①当普查工作量大、调查期限短暂时,工作不易细致,难免遗漏,造成偏倚;②参加普查工作的人员多,掌握调查技术和检验方法的熟练程度不等,常导致调查质量不易控制;③通常普查所用的诊断工具比较简单,诊断不能达到所要求的标准;④对患病率低、诊断技术复杂的病不宜开展普查。

2.抽样调查

(1)概念:抽样调查(sampling survey)是现况调查中最常用的方法,它是从研究人群的全体对象中随机抽取有代表性的一部分人进行调查,根据调查结果估计出该人群某病的患病率或某些特征的情况,是一种以局部推论整体的调查方法。在实际工作中,如果不是为了查出人群中的全部患者,而是为了揭示某种疾病的分布规律或流行水平,就不需要采用普查的方法,而应该采取抽样调查的方法。

(2)优点:①抽样调查比普查花费少、速度快;②抽样调查范围远远小于普查范围,容易集中人力、物力、时间,因而具有调查精确、细致等优点。

(3)缺点:①不适用于患病率低的疾病;②不适用于个体间变异过大的人群调查;③设计、实施和资料的分析均较复杂。

(4)抽样方法:单纯随机抽样、系统抽样、整群抽样、分层抽样和多级抽样。

①单纯随机抽样:最简单的抽样方法,也是理解其他抽样方法的基础。它从总体 N 个单位中随机抽取 n 个单位构成所需的样本。使用随机数字表是比较简单、可靠并且常用的随机化方法。

②系统抽样:又称机械抽样或等距抽样,是按一定比例或一定间隔抽取调查单位的方法。利用这种方法,从 N 个总体中选取 n 个单位作为样本时,首先给每个单位编号,然后确定抽样间距 r,即确定每隔 r 个单位抽取一个单位进入样本,再应用随机的方法从 1 至 r 中随机选出一个数,把它作为抽样起点,之后每隔 r 个单位选一个单位进入样本。系统抽样方法的优点是简便易行,如果样本的观察单位在总体中分布均匀,则抽样误差比单纯随机抽样法小。

③整群抽样:抽样的单位不是个体,而是由个体所组成的集体(群体),如村、车间、班级、连队、居民小组等。这些群体是从相同类型的群体中随机抽出的,被抽到的单位的所有成员都是研究对象。整群抽样的主要优点是便于组织,节约人力、物力和财力,容易控制调查质量,因而多用于大规模调查。缺点是当样本含量一定时,其抽样误差一般大于单纯随机抽样。

④分层抽样:将调查的总体按照不同的特征,如性别、年龄、疾病的严重程度等分成若干层,然后在各层中运用单纯随机抽样或系统抽样法抽取一定数量的观察单位,合起来组成样本。

⑤多级抽样:又称为多阶段抽样,是将上述抽样方法综合运用的方法。具体方法是从总体

中先抽取范围较大的单元,称为一级抽样单元,再从每个抽中的一级单元中抽取范围较小的二级单元,最后抽取其中部分范围更小的三级单元作为调查单位。进行大规模调查时常用此种抽样方法。

(5)样本含量的估计:任何一项抽样调查都必须考虑到样本含量。样本含量过大会造成人力和物力的浪费,而且因为工作量大,不能保证调查质量而使结果出现偏倚;而样本含量过小则抽样误差偏大,调查结果不真实。

样本含量的决定因素:①预期现患率。②变异程度。调查个体之间的差别:总体标准差(σ)越大,所需要的样本含量就越大;反之,则样本含量可以小些。③精确度(α):α 一般定为0.05或0.01。α 越小,精确度越高。④把握度(power$=1-\beta$):β 为第二类错误(假阴性错误)的概率,一般规定为0.10。

确定样本含量的方法:①经验法;②公式法;③查表法。

(五)资料收集

①常规登记和报告:利用日常工作中已有的资料进行资料收集,如疾病报告登记、体检记录、医疗记录、职业档案或其他现有的有关记录资料。

②专题调查:需要设计专门的调查表,进行资料收集。

专题调查首先根据调查目的和研究内容制定调查表。根据调查方法和调查对象的情况,所设计的调查表分为自评问卷和他评问卷。

调查中应注意调查对象的无应答率。一般认为调查的无应答率不得超过10%,否则将会影响结果的真实性。

专题调查可以有下面几种形式:现场访问调查、信函调查、电话询问调查。调查者可根据具体情况选择相应的调查方法,上述调查形式中以现场访问调查最为常用。

③体格检查及实验室检查:如身高、体重、血压、血糖、血脂等,这些检查往往与上述两种形式结合进行。

(六)资料分析与结果解释

资料分析包括下列步骤:资料核查、资料整理、指标的计算(可计算均数、率等指标)。

根据研究目的并结合分析的结果进行结果解释。如果现况调查的目的是了解疾病的分布,可根据"三间"分布特征的结果,结合有关因素解释疾病的分布特点。如果现况调查的目的是提供病因线索,可将描述性资料进行对比分析,寻找规律,为进一步进行分析性流行病学研究建立病因假设提供证据。

(七)研究实例

我国于1993年公布的全国第三次高血压抽样调查的结果是:我国15岁以上人口高血压患病率为11.19%,与1979年相比,升高了约25%。其后,我国高血压人群呈"井喷"之势:2007年达1.6亿人;2009年已突破2亿人;2013年5月,权威人士宣布中国高血压人数超过3.3亿。但从全球情况看,我国还不是最严重的。2007年的一份研究报告说:美国有1/3的成年人患高血压;英国、瑞典、意大利等国为38%;西班牙为45%;德国竟高达55%。

五、病例对照研究

(一)定义

病例对照研究(case-control study)是以现在确诊的患有某特定疾病的人群作为病例组,以不患该种疾病但具有可比性的人群作为对照组,调查两组人群过去暴露于某种可能危险因素的比例,判断暴露危险因素是否与疾病有关联及其关联程度大小的一种观察性研究方法。

(二)病例对照研究的类型

1.病例与对照不匹配

在设计所规定的病例和对照人群中,分别选取一定数量的研究对象,无其他特殊规定。其特点是简便易行,可以获得较多的信息。

2.病例与对照匹配

(1)匹配的概念:匹配(matching)是以对结果有干扰作用的某些因素或特性作为匹配因素,使对照组与病例组在匹配因素上保持一致的一种限制方法。匹配的目的首先在于可以用较小的样本增加分析时的统计学和流行病学效率,其次在于控制混杂因素的作用。

(2)成组匹配:对照组与病例组在匹配因素的比例上相同,如病例组男女各半,45 岁以上者占 2/3,对照组同样如此。

(3)个体匹配:病例与对照以个体为单位进行匹配。进行 $1:1$ 匹配时称为配对,进行 $1:2$、$1:3$……$1:M$ 匹配时则称为匹配。

(三)病例对照研究的用途

(1)探索疾病的可疑危险因素。

(2)检验病因假说。

(3)提供进一步研究的线索。

(四)研究对象的来源与选择

1.病例的选择

病例尽量采用国际通用或国内统一的诊断标准。需要自定标准时,要同时考虑诊断标准的假阳性率及假阴性率的大小。

病例的类型:可选择新发病例、现患病例和死亡病例 3 种类型的病例。

比较而言,新发病例尚未受到预后因素的影响,且暴露时间接近而患者回忆准确,可以获得较为全面而真实的信息,因而应作为首选病例类型。

病例的来源:一般以社区来源为优,其代表性强,但不易获得。使用医院的病例,可节省费用,容易获得,依从性好,所获得的信息较完整、准确,但容易发生选择偏倚。

2.对照的选择

应以采用与病例相同的诊断标准明确排除的非患者作为对照,并使对照的人口学和其他外部特征与病例保持相同。

3.对照的来源

(1)从医院的其他患者中选择对照:注意病种以越复杂越好。但要特别注意,对照组患者所患疾病的病因,一定不能与所研究疾病的病因相同或相互有影响。

（2）当病例是某一地区的全部或大部分病例时，可以从该地区未患该病的人群中选择对照，如病例的邻居、社会团体人群中非研究疾病的患者或健康人，其优点是对照有代表性，研究结论推及总体的真实性好。

(五)资料的收集

1.资料的来源

资料的来源有访问调查、通信调查、登记报告、医疗记录、职业史记录等。

2.暴露因素的收集

暴露因素的收集方式主要是在研究现场以询问方式或填写调查表。

(六)资料的分析

1.描述性分析

描述研究对象（病例和对照）的一般特征，如性别、年龄、职业、出生地、居住地、疾病类型的分布等并进行均衡性检验，目的是考察病例组和对照组间的可比性。通常应用统计学 t 检验和 χ^2 检验。

2.统计推断

（1）不匹配或频数匹配不分层的资料分析，见表 2-8。

表 2-8 病例对照研究（不匹配或频数匹配不分层）资料整理表

暴露史或特征	病例	对照	合计
有	a	b	$a+b=n_1$
无	c	d	$c+d=n_0$
合计	$a+c=m_1$	$b+d=m_0$	$a+b+c+d=n$

统计学假设检验：检验病例组和对照组的暴露率差异是否有统计学意义，采用 2×2 四格表的 χ^2 检验。

$$\chi^2=\frac{(ad-bc)^2n}{(a+b)(c+d)(a+c)(b+d)}$$

若两组差异有统计学意义，说明该暴露因素与疾病的关联不是由抽样误差造成的，则可以进一步计算暴露与疾病的关联强度。

计算暴露与疾病的关联强度：计算"比值比"（odds ratio，OR）来估计暴露因素与疾病的关联强度。

$$比值比\ OR=\frac{病例组的暴露比值}{对照组的暴露比值}=\frac{a/c}{b/d}=\frac{ad}{bc}$$

OR 的含义：与相对危险度（relative risk，RR）相同（见本章的"队列研究"）。OR 的置信区间可采用 Miettinen 法计算。

（2）配对资料的分析。

字母 a、b、c、d，分别代表四种情况的对子数，a 代表病例与对照均有暴露史的对子数，b 代表病例无暴露而对照有暴露的对子数，c 代表病例有暴露而对照无暴露的对子数，d 代表病例和对照均无暴露的对子数。$a+b+c+d$ 是总对子数，$2\times(a+b+c+d)$ 是总人数。

χ^2 检验，采用下列公式计算：

$$\chi^2=\frac{(b-c)^2}{b+c}$$

计算 OR，其专用公式为：

$$OR=c/b(b\neq0)$$

计算 OR 的 95 ％置信区间：

$$OR_L,OR_U=OR$$

(七)优缺点

1.优点

(1)特别适用于罕见病的研究。

(2)研究时间较短，节省人力物力，容易组织，所需样本较少，出结果较快。

(3)在一次调查中可以调查一个(或多个)因素与一种疾病的联系。此外，当一种疾病病因不明，需探讨多种因素的作用时比较适用。

2.缺点

(1)不适用于研究人群中暴露比例很低的因素。

(2)暴露信息是通过调查对象回忆得到的，难以避免回忆偏倚。

(3)通常病例不能代表全部病例，对照也不能代表所属的人群，因而易产生选择偏倚。

(4)由于不知道总人口中的病例数和未病者人数，一般不能计算发病率、死亡率，故不能直接分析相对危险度，只能计算 OR。

(5)不能确切地证实某因素与某疾病的因果关系。

六、队列研究

(一)定义

队列研究(cohort study)是选定暴露和未暴露于某种因素的两种人群，追踪其各自的发病结局，比较两者发病结局的差异，从而判断暴露因素与发病有无因果关联及关联大小的一种观察性研究方法。

(二)用途

(1)检验病因假设。

(2)描述疾病的自然史。

(3)评价自发的预防效果。

(三)研究对象的选择

1.暴露人群的选择

(1)特殊暴露人群。

①职业人群：选择由于特殊职业原因暴露于某种特殊危险因素的人群作为暴露人群，不但所需要的人数较少，而且较易发现暴露与疾病之间的关联。

②特殊暴露人群：选择由于特殊原因暴露于特殊因素的人群作为暴露人群，如暴露于核泄

漏事故的人群。

（2）一般人群。

①一般居民：选择一个地区的全部人口或其无偏样本中的暴露者作为暴露人群。若可疑病因有较高的人群暴露率，就适合在一般居民中进行队列研究。

②有组织的人群团体：虽然此类样本对全人群的代表性可能稍差，但是此类人群有利于医疗就诊和随访观察结果，还可以节省人力、物力，并提高随访质量和结果判断的可靠程度。

2.对照人群的选择

对照组应与暴露组具有可比性，即暴露因素以外的其他因素在两组人群中均衡可比。

（1）内对照组：按照人群内部的暴露情况分为暴露组和非暴露组，该非暴露组称为内对照组。

（2）外对照组：在某人群中选择一组有暴露的人群作为暴露组，在另一人群中选择一组非暴露的人群作为对照组，称为外对照组。

（3）多重对照：为了增强判断依据，可将上述方法综合起来，设立多种对照，进行多重比较。

（四）资料收集

（1）收集人口学资料：如年龄、性别、婚姻状况、文化程度、经济收入等。

（2）收集环境资料：包括家庭环境、居住环境、工作环境、区域环境等资料。根据不同的研究假设，可做不同暴露的测定，收集各类资料。

（3）查阅记录和档案：特殊暴露人群的职业史或医疗记录常有暴露水平或个体暴露剂量的资料，这是暴露史的可靠来源。

（4）询问调查研究对象或知情人：通常采用调查表方式由调查员询问填写或通信调查，也可以采用由调查对象自行完成的自评问卷方式调查。

（5）医学检查或检验以收集客观资料：有些研究因素属于研究对象的生理特征或生化指标，必须通过检查或检验才能获得数据，如血压、身高、体重、血脂、血糖等。

（五）资料分析

队列研究的资料分析主要是检验各组的发病率或死亡率是否有显著性差异，从而分析暴露因素与疾病是否有联系。如有联系，进一步计算有关指标以分析联系的强度。队列研究的基本数据可按四格表形式归纳，见表2-9。

表 2-9　队列研究资料整理表

	病例	非病例	合计	发病率
暴露组	a	b	$N_1 = a + b$	a/N_1
非暴露组	c	d	$N_0 = c + d$	c/N_0
合计	$M_1 = a + c$	$M_0 = b + d$	T	$(a+c)/(N_1+N_0)$

1.率的计算

（1）累积发病率（cumulative incidence rate，CIR）：当研究对象人数较多，但比较固定，且观察时间较短时，可用固定的人口数作分母来计算累积发病率。累积发病率等于期内发病例数(D)除以随访期开始的人数(N)。

$$CIR = \frac{D}{N}$$

（2）发病密度（incidence density，ID）：当人数较多，观察时间较长，人数不断变化而难以稳定的时候，用发病密度来计算发病率。发病密度又称人年发病率，是一定时期内的平均发病率。其分子仍是期内发病数（D），分母则采用随访人年（person-years，PY），即观察人数乘以随访年限。

$$ID = \frac{D}{PY}$$

2.率的差异显著性检验

差异显著性检验也可以采用四格表资料的 χ^2 检验。以上检验方法可以参阅有关统计学书籍。

3.计算暴露与疾病的关联强度

（1）相对危险度（relative risk，RR）：暴露组发病率与非暴露组的发病率的比值。它反映暴露与发病（死亡）的关联强度，说明暴露组发病或死亡为非暴露组的多少倍。

RR 的计算公式如下：

$$RR = \frac{I_e}{I_0} = \frac{\dfrac{a}{N_1}}{\dfrac{c}{N_0}}$$

式中 I_e 或 a/N_1 为暴露组的发病率，I_0 或 c/N_0 为非暴露组的发病率。计算 RR 后，考虑到抽样误差的存在，需计算 RR 的 95 ％置信区间，估计 RR 值的总体所在范围。

其数值的意义为：RR＞1，说明暴露因素与疾病有"正"的关联，暴露越多，发病越多，是致病的危险因素；RR＝1，说明暴露因素与疾病无关联；RR＜1，说明暴露因素与疾病有"负"的关联，暴露越多，发病越少，具有保护意义。

计算 RR 的 95 ％置信区间，可用 Woolf 法。

$$V_{ar}(\ln RR) = \frac{1}{a} + \frac{1}{b} + \frac{1}{c} + \frac{1}{d}$$

$\ln RR$ 的 95 ％置信区间＝$\ln RR \pm 1.96 \sqrt{V_{ar}(\ln RR)}$。

其反自然对数即 RR 的 95 ％置信区间。

（2）归因危险度（attributable risk，AR）：暴露组发病率（或死亡率）与非暴露组发病率（或死亡率）的差值。AR 表示疾病危险完全特异地归因于暴露因素的程度。

$$AR = I_e - I_0 = \left(\frac{a}{N_1}\right) - \left(\frac{c}{N_0}\right)$$

相对危险度和归因危险度的意义：RR 和 AR 同为估计暴露与疾病关联强度的指标，彼此关系密切，但其公共卫生学意义不同。RR 说明个体在暴露情况下比非暴露情况下增加暴露因素所致疾病的危险程度的倍数，具有病因学意义；AR 则是对于人群来说，在暴露情况下比非暴露情况下增加暴露因素所致疾病的超额数量,消除暴露因素,就可以减少这一数量的疾病,具有疾病预防和公共卫生学意义。

(六)队列研究的优缺点

1.优点

(1)较适用于常见病。

(2)在疾病发生前按是否暴露于某因素分组,由"因"至"果"观察,故回忆偏倚少,论证因果关系的能力强。

(3)能测量两组间的相对危险度和归因危险度,直接估计暴露因素与发病的关联强度,所得结果真实可靠,可以充分而直接地分析病因的作用。

(4)可以同时调查多种疾病与一种暴露的关联,一次调查可观察多种结局。

(5)能了解人群疾病的自然史。

(6)可计算"剂量-反应关系",故其检验病因假说的能力比病例对照研究强。

2.缺点

(1)不适用于研究人群中发病率很低的少见病的病因研究。

(2)观察时间长而难以避免失访,不易收集到完整可靠的资料。

(3)设计的科学性要求高,实施复杂,耗费人力、财力,花费的时间长;暴露人年计算工作量较为繁重。

(4)每次只能研究一个或一组暴露因素,有多种病因的疾病不适用此方法。

(七)研究实例

20世纪上半叶,英国发现肺癌的死亡率与支气管炎、肺结核及其他呼吸系统疾病不同,呈上升的趋势,而且与烟草的销售量呈平行关系。这种状况使卫生工作者考虑肺癌与吸烟之间是否存在联系。1948年,有医学专家开始进行吸烟与肺癌的病例对照研究,发现肺癌患者中吸烟的比例明显高于非肺癌组,且具有统计学意义,因此推论吸烟可能是肺癌的病因。为了进一步论证吸烟和肺癌的关系,他们从1951年开始又开展了队列研究,以证实此病因假设。他们选择英国医生作为研究对象,发函调查了59 600名医生的一般情况与吸烟状况,有40 701名医生的调查表有效。将这些资料按照是否吸烟分为暴露组和非暴露组,然后进行随访,详细记录发病和死亡情况。此研究持续了几十年,1964年报告资料表明,35岁及35岁以上年龄组,每年不吸烟者的肺癌死亡率为0.07%。而在吸烟者中:每日吸烟1~14支者的肺癌死亡率为0.57%,为不吸烟者的8.1倍;每日吸烟15~24支者的肺癌死亡率为1.39%,为不吸烟者的19.8倍;每日吸烟25支及25支以上者的肺癌死亡率为2.27%,为不吸烟者的32.4倍。这些数据表明吸烟者患肺癌的危险性高于不吸烟者,且呈现明显的剂量反应关系。

七、实验性研究

(一)定义

实验性研究是将来自同一总体的研究人群随机分为实验组和对照组,研究者对实验组人群施加某种干预措施后,随访并比较两组人群的结局变化情况有无差别及差别大小,从而判断干预措施效果的一种前瞻性、实验性研究方法。

实验性研究与上述观察性研究不同：观察性研究是利用一些方法，在不干预的自然情况下描述现状、分析规律；实验性研究则是利用一些人为方法改变一个或多个因素，并前瞻性地观察其效应的研究。

(二)研究类型

1.临床试验

临床试验是以患者为研究对象的实验性研究，常用于评价药物或治疗方法的效果。

2.现场试验

现场试验是在社区或其他现场环境下进行的实验，以尚未患所研究疾病的人群作为研究对象。根据接受干预的基本单位不同，可分为个体试验和社区试验。个体试验以自然人群中的个体为干预单位，常用于评价疾病预防措施的效果，如评价疫苗预防传染病的效果。社区试验也称为生活方式干预试验，它是以社区人群整体为干预单位的实验性研究，常用于评价人群预防措施的效果，如评价人群血脂的控制对防治心脑血管疾病的效果。

(三)研究设计的主要原则

由于健康管理师往往很少涉及临床试验和个体试验，下面以现场试验中的社区试验为主进行阐述。

1.研究对象的选择

(1)对干预措施有效的人群：应选择某病的易感人群为研究人群。

(2)预期发病率较高的人群。

(3)干预对其有益，或至少无害的人群：要充分估计干预措施可能产生的不良反应，若干预措施对其有害，一定不能选其作研究对象。

(4)容易随访的人群：可选择有组织的人群、离实验中心不太远的人群。

(5)依从性好，能将试验坚持到底的人群：由于各种原因有可能中途退出的人群尽量不要选作研究对象。

2.确定研究现场

(1)人口稳定，流动性小，并有足够的人群数量。

(2)疾病发病率在该地区较高而且稳定。

(3)有较好的医疗卫生条件。

(4)领导重视，群众愿意接受，协作条件较好。

3.随机化分组

(1)简单随机分组：以个人为单位用掷硬币、抽签、使用随机数字表等方法，将患者随机分为两组。此方法简单易行，但是需要在分组前对所有研究对象进行编号，当研究对象数量较大时，较难以操作。

(2)分层随机分组：按研究对象的特征先进行分层，然后在每层内将研究对象分为实验组和对照组。此方法可增加组间的均衡性，但是同样存在简单随机分组的缺点。

(3)整群随机分组：以社区或较大群体为单位进行随机分组。这种方法比较方便，但必须保证两组资料的可比性。

4.常用的对照方式

(1)标准方法对照:实验性研究常用的一种对照方式,是以常规的预防措施做对照。

(2)自身对照:实验前后以同一组人群做对比。

5.盲法的应用

为了避免来自研究对象和研究者的主观因素的影响,在资料收集过程中应采用盲法收集资料,避免产生信息偏倚。所谓盲法就是避免知晓研究对象获何种处理的策略。根据"盲"设置的程度,一般分为单盲、双盲和三盲。

虽然盲法是实验性研究设计的基本原则之一,但是盲法不是所有研究都必须采用的或都能实行的。在有客观评价指标的试验中就可以采用非盲试验,如在某些社区生活方式干预(如饮食、锻炼、吸烟等)研究项目中,就可以采用客观的评价指标进行效果的评价,从而采用非盲试验的方法。

6.评价指标的选择

(1)选择评价指标的基本原则:①尽可能采用客观的定量指标;②测量方法有较高的真实性和可靠性;③要易于观察和测量,且易为受试者接受。

(2)常用评价指标:在社区干预试验中可以使用保护率和效果指数进行效果评价。对慢性非传染性疾病的评价指标常采用中间结局变量进行评价:①人群知识、态度、行为的变化;②行为危险因素的变化,如吸烟、膳食、体育运动等;③生命质量的变化,包括生理机能、心理机能、对健康总的感受和满意程度等。

此外,还可采用卫生经济学指标进行评价,如成本效果比、成本效益比、成本效用比等。

(四)实验性研究的优缺点

1.优点

(1)不存在回忆误差带来的信息偏倚。

(2)研究对象随机分组,均衡性好,能较好地控制研究中的混杂偏倚。

(3)为前瞻性研究,实验组和对照组同步比较,研究因素事先设计并人为控制,因而检验假设的能力比队列研究强。

(4)有助于了解疾病自然史,并且可以获得一种干预与多种结局的关系。

2.缺点

(1)研究费时间、费人力、花费高。

(2)受干预措施适用范围约束,所选择的研究对象代表性不够,影响从结果到总体的推论。

(3)依从性不易做好,影响实验效应的评价。

(4)如果观察时间长,人群流动性大,长期的随访造成的失访难以避免。

(5)由于研究因素是研究者人为地施加于研究对象,容易涉及伦理问题。

八、筛检试验

(一)定义

筛检(screening)是运用快速简便的试验、检查或其他方法,在一般人群中将表面上健康,但患有或可疑患有某疾病的人鉴别出来,以便进一步诊断和治疗的一种方法。用于筛检的试验称为筛检试验(screening test)。筛检通常是在人群中针对某种潜在疾病所开展的一种简便、快速的筛选和探查,目的是尽早发现患者,尽早治疗患者。

(二)特点

(1)从疾病的防治过程看,筛检属于第一级预防和第二级预防的范畴。

(2)从筛检的对象和目的来看,筛检具有突出的公共卫生学意义。

(3)从筛检的实施来看,筛检强调检测方法快速、简便、经济、安全。

(4)筛检试验的目的是将可疑患病而实际无病的人与患者区别开来。

(5)筛检一般不具有临床确诊的目的和价值,筛检试验的结果要经过诊断试验加以确诊。

(6)筛检试验主要用于社区人群的健康体检、普查、普治或某些特殊意义的研究。

(三)筛检的应用原则

(1)筛检的疾病应是当地当时重大的公共卫生问题。

(2)筛检的疾病应具备有效的治疗方法。

(3)筛检阳性者应有进一步检查的方法和条件。

(4)筛检疾病的自然史应清楚。

(5)筛检的疾病应有较长潜伏期或可识别的临床前期指征。

(6)有适当的、安全有效的且易于接受的筛检方法。

(7)预期有良好的效益,方法经济、三早预防、改善预后。

(四)筛检试验的设计

研究新的筛检最基本的方法是将待评价试验与诊断该病的"金标准"(gold standard)进行盲法和同步比较,用以评价其对疾病诊断的真实性和价值。具体步骤为:首先,选择一个"金标准",用"金标准"去筛选一定数量的患者和非患者作为研究对象;其次,用待评价试验再对这些研究对象进行一次测试;最后,将所获得的结果与"金标准"的诊断结果进行比较,用一些指标评价待评价试验。这就是筛检或诊断试验的设计与评价程序。

1.金标准的确定

金标准是目前医学界公认的诊断某种疾病最准确的方法,如病理学检查、手术探查、特殊影像学检查等,也可应用由专家制定并得到公认的临床诊断标准为金标准(如心绞痛的诊断、某些精神疾病和急性风湿热的临床诊断标准)。对于一些非自限性疾病,如大部分癌症和退行性疾病,长期随访所获得的确切诊断也可以用作金标准。使用金标准的目的是准确区分患者和非患者,防止错误分类误差。

2.研究对象的选择

考虑到试验方法的普遍适用性和鉴别疾病的能力,病例组选择的总原则为:病例组应当包括所研究疾病的各种临床类型,以使病例组对该病的患者总体具有代表性。

非病例组应选自确实无该病的健康人和其他病例,尤其应包括容易与该病产生混淆的其他疾病患者,其目的主要是考察待评价筛检试验对疾病的鉴别诊断能力。

3.样本含量的估计

样本含量的大小与下列因素有关:①灵敏度的大小,一般用于疾病筛检的试验要求灵敏度较高;②特异度大小,一般用于诊断的试验要求特异度较高;③允许误差的大小。

(五)评价结果的整理与分析

1.资料的整理

可以将检测结果整理成表格。其结果有 4 种情况:待评价试验检测阳性而实际患病,即真阳性;待评价试验检测阴性而实际无病,即真阴性;待评价试验检测阳性而实际无病,即假阳性;待评价试验检测阴性而实际患病,即假阴性。

2.筛检试验的评价

(1)真实性评价:真实性又称为准确度和效度。真实性是指一种测量工具的实际测量结果与真值之间的接近程度。主要评价指标包括灵敏度、特异度、假阳性率(误诊率)和假阴性率(漏诊率)、约登指数和似然比。

①灵敏度:又称真阳性率,指在金标准确诊的患者中待评价的试验检测为阳性人数所占百分比。

②假阴性率:又称漏诊率,指在金标准确诊的患者中待评价的试验检测为阴性人数所占百分比。假阴性率=1-灵敏度。

③特异度(specificity):又称真阴性率,指在金标准确诊的非患者中待评价的试验检测为阴性人数所占百分比。

④假阳性率:又称误诊率,指在金标准确诊的非患者中待评价的试验检测为阳性人数所占百分比。假阳性率=1-特异度。

在上述指标中,当患者分布与健康人分布有重叠时,灵敏度和特异度、误诊率和漏诊率是两对矛盾的指标,即同一诊断或筛检试验,要提高灵敏度则必然降低特异度,若降低假阳性率(误诊率)就会使假阴性率(漏诊率)增加。

⑤约登指数(Youden's index):又称正确诊断指数。约登指数=灵敏度+特异度-1。

⑥似然比(likelihood ratio, LR):患者中出现某种检测结果的概率与非患者中出现相应结果的概率之比,说明患者出现该结果的机会是非患者的多少倍。分为阳性似然比(positive likelihood ratio)和阴性似然比(negative likelihood ratio)。

阳性似然比是真阳性率与假阳性率之比,说明正确判断阳性的可能性是错判阳性可能性的倍数,表明试验结果呈阳性时患病与不患病机会的比例,比值越大,患病的概率越大。计算公式如下:

$$阳性似然比=灵敏度/(1-特异度)=灵敏度/假阳性率$$

阴性似然比是假阴性率与真阴性率之比,表示错判阴性的可能性是正确判断阴性可能性的倍数,即试验结果呈阴性时患病与不患病机会的比例。计算公式如下:

$$阴性似然比=(1-灵敏度)/特异度=假阴性率/特异度$$

+LR 值越接近 100,-LR 值越接近 0,试验的诊断价值越高。似然比与灵敏度和特异度一样,是一个相对稳定的评价指标,似然比不受患病率的影响。

(2)可靠性评价:相同条件下对相同人群,同一筛检试验或重复检测获得相同结果的稳定程度。可靠性评价高,说明试验结果受随机误差的影响不大。

①变异系数(coefficient of variation):适用于数值变量资料的可靠性分析。

②符合率(agreement)：也称为准确度(accuracy)或一致率(consistency)，适用于分类变量资料可靠性的分析。同一个试验在相同条件下对同一研究对象做两次相同的检测，符合率指两次检测结果相同的人数占受试者总数的百分比。

③影响试验可靠性的因素有以下几点。

受试者的生物学变异：受试者的各种生理、生化测量值均随测量时间、条件等的变化而不断变化，即由一个测量员使用同一测量方法测量同一个人的血压、脉搏、血清总胆固醇水平，可因受试者的生物学变异和不同的测量时间而出现变异。

试验方法与条件的变异：试验的温度、湿度，试剂与药品的质量及配制方法，仪器是否校准，以及操作者的熟练程度等。

观察者的变异：由观察者对测量结果判断的不一致所致的差异。包括不同观察者之间对同一试验结果判断不一致和同一观察者在不同时间、条件下重复进行同一试验时所得结果的不一致性。

(3)收益评价：对试验收益的评价最终需要成本效益分析、成本效果分析和成本效用分析，在此仅介绍能间接反映试验收益的指标，即预测值。

预测值(predictive value)是指在已知试验结果时来估计患病可能性的大小。预测值包括阳性预测值(positive predictive value，记为 PV＋)和阴性预测值(negative predictive value，记为 PV－)。阳性预测值是指试验阳性的人中真正患病的概率；阴性预测值是指试验阴性的人中真正无病的概率。

3.提高试验效率的方法

(1)联合试验。

①并联试验：同时采用几项试验去检测疾病，只要有一项试验呈现阳性即视为阳性。并联试验可提高灵敏度，但特异度降低。在实际工作中，当急需对患者迅速做出诊断，或需要灵敏度较高的试验，但目前可供利用的试验方法灵敏度较低时，可采用并联试验。

②串联试验：先后采用几项试验去检测疾病，只要有一项试验呈现阴性即视为阴性。串联试验可提高特异度，但灵敏度降低。该方法主要用于无须对患者做出快速诊断，而强调诊断的准确性时；当误诊能造成严重后果，需要高特异度的方法时，也可采用串联试验。

(2)选择高危人群：当诊断试验的灵敏度和特异度固定时，随着患病率的升高，阳性预测值增大，阴性预测值减小。在临床上，为获得更多的病例，可通过选择高危人群、有特殊临床症状和体征的人群进行筛查，以及设立专科门诊、对疑难病例转诊或会诊等手段来提高被检查人群的患病率。

第三节　循证医学的基本概念

随着医学模式的转变，单纯以临床医生对同种疾病治疗的成功经验为依据是不够的。医务人员必须将个人的临床专业知识和临床经验与现有的最佳临床研究结果和患者的选择相结合，为患者制定最佳的医疗决策，这就是循证医学的核心思想。近 10 年来，随着循证医学的进一步发展,循证医学已不再像其发展初期一样仅仅局限于临床患者,而是扩展到整个保健系统,因此有人提出了循证保健的概念。但是,在信息爆炸的年代,如何从大量的信息中收集到医学实践中所需要的、有价值的资料或信息,是众多医学工作者所面临的问题。现在,循证医学为解决这些问题提供了有效的途径。

健康管理工作虽然与临床医疗工作在形式上可能有些不同,但最终目的是相同的。为了较好地开展健康管理工作,健康管理师仍然需要掌握循证医学和循证保健的基本思想和方法。

一、循证医学相关概念

(一)循证医学基本概念

1.什么是循证医学

医学是一门古老的科学,循证的思想在很久以前就已有其雏形,但是尚没有形成系统的思想。1992年,加拿大麦克马斯特大学(McMaster University)的循证医学工作组正式提出了循证医学(evidence-based medicine, EBM)的概念。随着对循证医学的认识的不断加深,人们一致认为,循证医学是指在疾病的诊治过程中,将个人的临床专业知识与现有的最佳研究证据、患者的选择结合起来进行综合考虑,为每个患者做出最佳医疗决策。可以简单地将其描述为:循证医学是最佳的证据、临床经验和患者价值的有机结合。其核心思想是医务人员应该认真、明智、慎重地应用从临床研究中获得的最新、最佳研究信息来诊治患者。最佳研究证据是指与临床相关的研究,包括基础医学研究,特别是以患者为研究对象的临床研究及其系统评价或 meta 分析;患者的选择是指在临床决策中,患者对自身疾病状况的关心程度、期望和对诊断、治疗措施的选择。

2.循证医学与传统医学的关系

传统医学以经验为主,依靠临床医生的直觉、经验或病理生理机制进行医疗决策。病理生理机制对于我们认识疾病的发生、发展规律,了解疾病的基础知识来说是必不可少的,但是实验室、动物实验和离体组织研究所获得的结果与复杂人体的情况间存在一定的距离,用于指导临床实践是不够的。而循证医学强调遵循以人体为研究对象的临床研究证据,正确地认识各种诊断和干预措施的真正价值。但是,循证医学并不能取代临床经验、临床技能,任何临床研究证据必须结合患者的具体情况、临床医生的经验,才能决定能否应用于患者。循证医学使传统医学实践更完善、更科学,两者之间的关系见表2-10。

表 2-10　传统医学与循证医学的关系

考查角度	传统医学	循证医学
证据查寻	不系统、不全面	系统、全面
证据来源	基础研究、零散临床研究、动物实验	以患者为研究对象的临床研究
评价证据	缺乏明确标准,不重视	标准明确,受重视
判效指标	中间指标:实验室指标,影像检查结果	终点指标:事件发生率、死亡、生存质量
治疗依据	以临床经验为主,参与可获得的信息	以最新、最佳的研究为依据,结合临床经验和患者的选择
医疗模式	以疾病/医生为中心	以患者为中心

(二)循证保健与循证实践

20 世纪末,随着循证医学的发展,它已不仅仅局限于临床患者,而是扩展到整个保健系统,并且提出了循证保健的概念。循证保健强调对个人、群体的任何保健策略的制定不仅要考虑资源和价值,还要以当前科学研究的最佳成果为依据。循证保健包括循证政策、循证采购、循证管理等内容,其与循证医学的主要不同之处在于循证保健是把最好的证据用于患者群体和人群,而后者只限于患者个体。随着循证思想的日渐深入发展,循证医学与循证保健已不存在明显的界限,人们开始使用循证实践来概括风险、评价,并应用科学证据制定临床决策和进行保健系统管理的整个过程。

二、循证医学实践的基本步骤

循证医学实践分为 5 个步骤,具体如下。

(一)提出问题

在实际工作中发现一个明确的健康问题是整个循证实践的第一步,是否能完成第一步关系到一名医生或健康管理师能否为服务对象提供令其满意的服务。健康问题可以来自医学实践的各个环节。

(二)检索文献,寻找最佳的研究证据

对于提出的问题,循证医学强调寻找“最佳证据”,这些信息可以来源于高质量期刊上发表的原始研究论著,也可以来自系统综述的各种出版物或数据库。目前,有一些刊物或电子出版物刊登的文献资料已经过严格的评价,具有较好的真实性、可靠性和临床重要性,如 *Medline*、Cochrane Library、*Clinical Evidence*、中国生物医学文献数据库(CBM database)等。

(三)严格评价证据

科学研究质量参差不齐,内容丰富多彩,因此对于检索到的文献资料,应根据临床流行病学和循证医学评价文献的原则进行严格评价,评价证据的真实性、临床重要性,而不能盲目相信。不同研究类型的文献资料有不同的评价方法。

证据的分级:各种研究方法对检验因果关系和评价干预效果的论证强度不同,由强到弱依次为系统综述、随机对照试验、队列研究、病例对照研究、描述性研究。

(四)应用证据

评价的目的是指导实践,应用评价后的结果,结合专业知识、患者的选择解决实际问题。但是,研究证据并不能取代临床判断,文献所获得的结果是所有研究对象的平均效应,由于服务对象与文献中的人群诸多特征上的差别,真实、可靠且具有价值的研究证据并不一定能直接应用于每一个服务对象,健康管理师必须结合专业知识、服务对象的具体情况、服务对象的选择进行综合考虑,做相应的调整。

通常各种社区预防服务指南都是经过严格评价、得到肯定的最佳证据,作为一名健康管理师,可以直接使用这些指南指导自己日常的实践工作。

(五)自我评估

循证实践的最后一步是自我评估。实际上,这种评估应该贯穿循证实践的每一过程。

三、循证医学实践中最佳证据的来源

(一)循证医学实践中最佳证据的类型

最佳研究证据主要有以下两种类型。

1.一次研究证据

一次研究证据也称为一次文献,是作者根据自己的工作实践经验和科研成果写成的原始论文,主要涉及病因、诊断、治疗和预后,即原始论著,分为试验性研究和观察性研究。

2.二次研究证据

二次研究证据也称为二次文献,是对一次文献进行系统阅读、综合分析、加工提炼而成的,包括 meta 分析、系统评价、综述、评论、述评、实践指南、决策分析和经济学分析等。

(二)循证医学实践中最佳证据的来源

下面介绍一些常用的循证医学证据来源。

1.Cochrane 图书馆

Cochrane 图书馆(Cochrane Library)是国际 Cochrane 协作网和英国国家卫生服务中心(系统评价传播)等组织的主要产品,1996 年由英国牛津 Update Software 公司以光盘作为主要出版形式发行,并可通过其网站(http://www.cochranelibrary.com)查询摘要。Cochrane 图书馆的主要研究证据为系统评价。

2.循证医学杂志和网站

部分期刊组织相关专家,根据明确的标准,对医学杂志上发表的文章进行严格评估,以结构摘要的形式二次出版并附有专家评述。这样可帮助阅读者节约时间、精力,避免阅读一些低质量的研究证据,较快获得所需的最佳研究证据。这类杂志有 *Evidence-based Medicine*(http://ebm.bmjjournals.com)、*Evidence-based Mental Health*(http://ebmh.bmjjournal.com)、*Evidence-based Nursing*(http://ebn.bmjjournals.com)、*Evidence-boased Health Care Policy and Practice* 和 *Evidence-based Cardio-vascular Medicine* 等。

此外还有些著名的医学杂志,刊登了许多高质量的论著和系统评价,且在网上发表,部分杂志可限时免费下载全文,保证使用者能及时获得最新的信息。如英国医学杂志(BMJ,http://www.bmj.com)、美国医学会杂志(JAMA,http://jama.ama-assn.org)、*The Lancet*(http://www.thelancet.com)等。

3.综合性循证医学数据库及网站

(1)TRIP index:TRIP index(http://www.tripdatabase.com)。提供快捷的网上循证资源检索,可与收集循证医学信息的最大网站相链接,也可进入一些高质量的在线医学专业杂志如 BMJ、JAMA 和 NEJM 等。每次检索可同时显示多个数据库的结果,采用不同颜色表示,方便浏览。

(2)Netting the Evidence:Netting the Evidence(http://www.nettingtheevidence.org.uk)提供循证保健的工具、资源、指南的各种链接,包括循证医学相关机构、教学材料,循证医学虚拟图书馆,软件和循证医学专著,循证医学专业杂志等方面的信息。

(3)AHRQ:AHRQ(http://www.ahcpr.gov)为美国负责卫生保健研究质量的官方机构,为临床医生、用户和患者提供信息。内容包括:循证实践,结局和效力,技术评估,预防服务和临床实践指南,医疗质量和戒烟等。

(4)临床实践指南:临床实践指南(clinical practice guideline)是基于对研究证据的综合分析所制定的指导实践的原则,世界各国均根据自己的情况制定了指南,有关网站非常多,可互相参考。

①美国 National Guideline Clearinghouse：该网站（http：∥www.guideline.gov）由美国卫生保健研究质量机构（Agency for Healthcare Research and Quality，AHRQ）、美国医学会（American Medical Association，AMA）和美国医院规划协会（American Association of Health Plans）主办，收集了近 2 000 个指南，并定期更新。

②EBM Guidelines：该网站（http：∥www.ebm-guidelines.com）收集了根据现有的最佳研究证据所制定的循证医学指南，包括 1 000 种基于问题或疾病的指南，1 700 篇支持提出建议的科学证据报告，有关诊断试验和药物剂量的详细推荐意见。用户获取指南需要注册。

（5）卫生技术评估：卫生技术评估（health technology assessment，HTA）是指对卫生技术的技术特性、安全性、有效性（效能、效果和生存质量）、经济学特性（成本－效果、成本－效益、成本－效用）和社会适应性（社会、法律、伦理、政治）进行系统全面的评价，为各层次的决策者提供合理选择卫生技术的科学信息和决策依据，对卫生技术的开发、应用、推广与淘汰实行政策干预，从而合理配置卫生资源，提高有限卫生资源的利用质量和效率。全世界有许多卫生技术评估机构，根据政府、医疗机构和用户的需求对某些高新、昂贵的卫生技术进行了严格评估，以杂志、专著形式发表系列评估报告或在网上发表。例如，国际卫生技术评估机构网络（International Network of Agencies for Health Technology Assessment，INAHTA，收集了有关卫生技术评估的信息、评估报告、卫生技术评估数据库等）、国际卫生保健技术评估协会（International Society of Technology Assessment in Health Care，ISTAHC，为医务人员和决策者提供针对某一题目的详细资料、技术报告等）。

4.综合性生物医学文献数据库

此数据库为原始文献数据库，其收集的文献资料未经过严格评价，包括 Medline（美国国立图书馆研发，当前世界上检索生物医学文献的权威性数据库，网址为 http：∥www.ncbi.nlm.nih.gov/Pubmed/）和我国的中文生物医学文献数据库（CMB database，网址为 http：∥www.imicams.ac.cn）。

第三章　健康教育的基本理论与方法

健康教育和健康促进的理论与实践与健康管理有着密切的联系。两者在分析问题、解决问题的思路上基本一致，都是以资料收集—需求评估—干预实施效果评价为主线，只是在方法上，健康管理引入了健康风险评估和管理学的理念。另外，两者关注的重点不尽相同，健康教育本身就是健康管理干预实施过程中的主要手段之一。因此，学习健康教育的理论与方法对理解、丰富健康管理的理论和实践大有帮助。

第一节　健康教育与健康促进概述

20 世纪 70 年代以来，健康教育在全球迅速发展，完整的学科体系已逐步形成。尤其是近 20 年来，全球性健康促进活动的兴起，使健康教育与健康促进在卫生保健总体战略中的地位得到了全世界的关注，健康教育与健康促进的内涵、特征、研究领域等诸多问题正处于不断明晰和完善之中。

一、健康教育、健康促进的含义与联系

(一)健康教育的含义

健康教育(health education)是通过信息传播和行为干预，帮助个人和群体掌握卫生保健知识，树立健康观念，自愿采纳有利于健康的行为和生活方式的教育活动与过程。其目的是消除或减轻影响健康的危险因素，预防疾病，促进健康和提高生活质量。

健康教育的实质是有计划、有组织、有评价的教育活动和过程，这就与传统意义上的卫生宣传有着较大的差别。卫生宣传通常只指卫生知识的单向传播，其特点：宣传对象比较泛化；不注重反馈信息和行为改变效果；主要实际效果侧重于改变人们的知识结构和态度。而健康教育具有对象明确，以双向传播为主，注重反馈和行为改变效果等特点，是卫生宣传在内容上的深化、范围上的拓展和功能上的扩充。当前，卫生宣传多作为健康教育的一种重要手段。

健康教育的着眼点是促进个人或群体改变不良的行为与生活方式。行为的改变以知识、信念、健康观的改变为基础，因此首先要使个体或群体掌握卫生保健知识，提高认知水平和技能，建立起追求健康的理念，并为此自觉自愿地，而不是勉强地改善自己的行为与生活方式。

世界各国的健康教育实践经验表明，行为改变是长期的、复杂的过程，许多不良行为生活方式仅凭个人的主观愿望仍无法改变，要改变行为必须依赖于支持性的健康政策、环境、卫生服务等相关因素。单纯的健康教育理论在许多方面已无能为力，已经满足不了社会进步与健康发展的新需要，在这种情况下，健康促进开始迅速发展。

(二)健康促进的含义

世界卫生组织给健康促进(health promotion)下的定义是："健康促进是促进人们维护和提高他们自身健康的过程，是协调人类与他们所处的环境之间的战略，规定个人与社会对健康

各自所负的责任。"美国健康教育学家劳伦斯·W. 格林(Lawrence W. Green)指出:"健康促进是指一切能促使行为和生活条件向有益于健康改变的教育与环境支持的综合体。"其中环境包括社会的、政治的、经济的和自然的环境,而支持即指政策、立法、财政、组织、社会开发等各个系统的支持。1995 年,世界卫生组织西太区办事处发表《健康新视野》(New Horizons in Health)重要文献,指出"健康促进是指个人与其家庭、社区和国家一起采取措施,鼓励健康的行为,增强人们改进和处理自身健康问题的能力"。健康促进的基本内涵包含了个人和群体行为改变,以及政府行为(社会环境)改变两个方面,并重视发挥个人、家庭、社会的健康潜能。

1986 年,在首届国际健康促进大会上通过的《渥太华宣言》明确指出,健康促进涉及以下 5 个主要活动领域。

1.建立促进健康的公共政策

健康促进的含义已超出卫生保健的范畴,各个部门、各级政府和组织的决策者都要把健康问题提到议事日程上。明确要求非卫生部门建立和实行健康促进政策,其目的就是使人们更容易作出更有利健康的抉择。

2.创造健康支持环境

健康促进必须为人们创造安全的、满意的和愉快的生活和工作环境,并系统地评估快速变化的环境对健康的影响,以保证社会和自然环境有利于健康的发展。

3.增强社区的能力,确定问题和需求是社区能力建设最佳的起点

社区人民有权、有能力决定他们需要什么,以及如何实现其目标。因此,提高社区人民生活质量的真正力量是他们自己。应充分发动社区力量,积极有效地参与卫生保健计划的制订和执行,挖掘社区资源,帮助他们认识自己的健康问题,并提出解决问题的办法。

4.发展个人技能

通过提供健康信息,教育并帮助人们提高作出健康选择的技能,来支持个人和社会的发展。这样就使人们能够更好地控制自己的健康和环境,不断地从生活中学习健康知识,有准备地应付人生各个阶段可能出现的健康问题,并很好地应付慢性病和外伤。学校、家庭、工作单位和社区都要帮助人们做到这一点。

5.调整卫生服务方向

健康促进中的卫生服务责任由个人、社会团体、卫生专业人员、卫生部门、工商机构和政府等共同分担。他们必须共同努力,建立一个有助于健康的卫生保健系统。同时,调整卫生服务类型与方向,将健康促进和预防作为提供卫生服务模式的组成部分,让最广大的人群受益。

(三)健康教育与健康促进的联系

健康促进是一个综合调动教育、社会、经济和政治的广泛力量,改善人群健康的活动过程。它不仅包括一些旨在直接增强个体和群体知识技能的健康教育活动,也包括那些直接改变社会、经济和环境条件,以减少它们对个体和大众健康的不利影响的活动。健康教育是健康促进的基础和先导。一方面,健康教育在促进行为改变中起重要作用;另一方面,健康教育对激发领导者拓展健康教育的政治意愿,促进群众的积极参与,促成健康氛围的形成有着重要的作用。因此,离开了健康教育,健康促进就是无源之水、无本之木。同时,政府的承诺、政策、法律、组织等社会支持条件和社会、自然环境的改善对健康教育是强有力的支撑,而健康教育如

不向健康促进发展,其作用就会受到极大的限制。

二、健康教育在健康管理中的应用

(一)健康教育与健康管理的区别与联系

从健康教育和健康管理的内涵和基本操作步骤来看,两者都运用了资料收集—计划实施—评价的管理过程,在计划前的研究和评估中,都会采用定量的问卷调查和一些定性的方法寻找问题的原因和可能的解决问题的办法,只不过健康教育主要侧重在知识、态度、信念、行为方面,而健康管理还重视从体格检查的资料获得信息,强调对于生活方式和行为的长期、连续的管理。在制订计划时,健康教育更加重视目标人群的知识、态度和行为的改变,而健康管理的计划要在风险评估的基础上,提出针对个人的个性化的措施。在实施的过程中,健康教育通常运用教育、传播乃至政策的策略,针对目标人群进行教育和干预,而健康管理通常对个体进行生活方式的干预和健康、疾病的咨询和指导。在评价方面,健康教育进一步细分为过程评价、效应评价和结局评价,健康管理也类似,只是内容更侧重于行为的监测和健康指标的改善,以及健康风险的变化(表 3-1)。

表 3-1　健康教育与健康管理的区别和联系

内容	健康教育	健康管理
内涵	有计划、有组织、有评价的教育活动和过程	健康监测、健康维护及生活方式管理、疾病管理的过程
侧重点	改变知识、信念和行为,提高人们的健康素养	健康风险评估和健康危险因素管理,提高人们的健康水平和素质
对象	个体和群体,侧重群体	个体和群体,侧重个体
详细步骤	需求评估计划制订—干预实施—评价	信息收集—风险评估干预、咨询、指导—效果评估
干预方法	信息传播、行为干预	行为干预、健康和疾病的咨询与指导、生活方式管理、疾病管理
评价	活动实施、人群参与情况,知识、信念、行为的变化,健康指标的改善	健康相关行为、生活方式的改变 健康指标的改变 健康状况的提高、病情的改善 疾病或死亡风险的改变

(二)健康教育在健康管理中的作用

健康管理是把健康监测和维护、健康相关行为,以及治疗和康复都纳入管理并实施干预,干预手段主要是非临床的方法,即教育和管理。所以,无论是针对个体的健康管理,还是针对群体的健康管理,健康教育都是一种非常基本和重要的方法和策略。因此,也可以说,健康管理是将迄今为止主要由公共卫生与预防医学工作者提倡,由政府支持的,以群体为主的健康教育、健康促进活动与临床医学结合,开展生活方式和疾病管理,形成兼顾个体性,具有可操作性并且可以持续的慢性病综合防治模式。

1.在个体健康管理中的作用

针对个体的健康信息收集问卷的设计原理与健康教育常用的问卷相似,内容中所包含的与行为和生活方式相关的问题及健康教育需求等问题在健康教育的问卷中也经常问及。在对个体进行健康教育干预时,要应用健康教育中常用的人际传播和行为干预策略,因此熟悉和掌握健康教育的理论和实践技能是实现有效的个体健康管理的基础。

2.在群体健康管理中的作用

在健康管理领域,健康管理师除了要做个体化的健康管理,还面临着社区、企事业单位、学校等以场所、人群为基础的群体健康干预。健康教育和健康促进是群体健康管理工作的重要工具、方法和策略。健康教育计划设计、实施和评价的基本步骤与健康管理一致。与个体信息收集相类似,群体信息收集的问卷内容也与健康教育常用的问卷相近。在群体健康干预中,健康管理师要运用到比针对个体更加全方位、多样化的手段,创造有利于健康的社会/社区环境及工作和家庭氛围,包括健康促进的社会动员策略、群体行为干预的理论与方法、大众传播和人际沟通的技巧与方法。

第二节 健康传播

健康传播是健康教育、健康管理重要的干预措施之一。要成功地达到预防疾病、促进健康的目的,必须依赖于个体和社会的有效参与,因此需要广泛深入地开展健康传播活动。

一、传播的基本概念、分类与模式

(一)传播的基本概念

传播一词的本意为"共同分享",它通常是指人与人之间通过一定的符号进行的信息交流与分享,是人类普遍存在的一种社会行为。1988年出版的我国第一部《新闻学词典》将传播定义为:"传播是一种社会性传递信息的行为,是个人之间、集体之间,以及集体与个人之间交换、传递新闻、事实、意见的信息过程。"

健康传播是传播学的一个分支和部分,它是指以"人人健康"为出发点,运用各种传播媒介、渠道和方法,为维护和促进人类健康的目的而制作、传递、分散、交流、分享健康信息的过程。健康传播是一般传播行为在医学领域的具体和深化,并有其自身的特点和规律。健康传播是健康教育与健康促进的重要手段和策略。

(二)传播的分类

人类的传播活动纷繁复杂、形式多样。按传播的规模,可将人类传播活动分为五种类型。

1.自我传播(intrapersonal communication)

自我传播又称人的内向传播、人内传播,指个人接收外界信息后,在头脑内进行信息加工处理的心理过程,如独立思考、自言自语等。自我传播是人最基本的传播活动,是一切社会传播活动的前提和生物学基础。一般来讲,自我传播属于心理学的研究范畴。

2.人际传播(interpersonal communication)

人际传播又称人际交流,是指个人与个人之间直接的信息交流。人际传播是最典型的社会传播活动,是人际关系得以建立的基础,也是人与人社会关系的直接体现。

3.群体传播(group communication)

每一个人都生活在一定的群体中,群体是将个人与社会相联结的桥梁和纽带。群体传播是指组织以外的一般群体(非组织群体)的传播活动。同伴教育就是典型的群体传播活动。

4.组织传播(organizational communication)

组织是人类社会协作的群体形态之一,是一个结构顺序严密,有明确的目标、制度,严格分工和统一指挥的管理体系的社会结合体。组织传播是以组织为主体的信息传播活动,在现代社会中,组织传播已发展成为一个独立的研究领域,即公共关系。

5.大众传播(mass communication)

大众传播指职业性传播机构通过报刊、广播、电视、电影等大众传播媒介向范围广泛、人数众多的社会大众传播信息的过程。

在健康教育干预活动中,人际传播和大众传播应用最多,下文将详细介绍。

(三)传播模式

传播模式是指为了了解、研究传播现象,采用简化而具体的图解模式来对复杂的传播现象、传播结构和传播过程进行描述、解释和分析,以求揭示传播结构内各因素之间的相互关系。最经典的传播模式就是拉斯韦尔五因素传播模式。

拉斯韦尔是传播学的奠基人之一,是美国著名社会学家、政治学家。哈罗德·拉斯韦尔(Harold Lasswell)在1948年提出了一个被誉为传播学研究经典的传播过程的文字模式,"一个描述传播行为的简便方法,就是回答下列5个问题:①谁(who);②说了什么(says what);③通过什么渠道(through what channel);④对谁(to whom);⑤取得什么效果(with what effect)",即拉斯韦尔五因素传播模式,又称"5W模式"。拉斯韦尔五因素传播模式把繁杂的传播现象用5个部分高度概括,虽然不能解释和说明一切传播现象,但抓住了问题的主要方面,不但提出了一个完整的传播结构,还进而提出了5个部分的研究范围和内容,从而形成了传播学研究的五大领域,为传播学研究奠定了基础。

1.传播者(communicator)

传播者是指在传播过程中"传"的一端的个人(如有关领导、专家、医生、讲演者、节目主持人、教师等)或团体(如报社、电台、电视台等)。传播者是信息传播的主动发出者和媒介的控制者。

2.信息与讯息(information and message)

信息泛指情报、消息、数据、信号等有关周围环境的知识;而讯息是由一组相关联的信息符号所构成的一则具体的信息,是信息内容的实体。信息必须转变为讯息才能传播出去。但在一般情况下,"信息"和"讯息"两者常混用,实际上就是传播者所要传播而受传者所要接受的内容。健康信息(health information)泛指一切有关人的健康的知识、技术、技能、观念和行为模式,即健康的知、信、行,如戒烟、限酒、限盐、控制体重、合理膳食、有氧运动、心理平衡等预防慢性病的健康信息。

3.媒介渠道(media and channel)

媒介渠道是讯息的载体,是传递信息符号的中介、渠道,一般特指非自然的电子类、印刷类及通俗类传播媒介,如纸条、传单、信件、书刊、报纸、广告牌、电话机、传真机、收音机、电视机、光碟(LD、VCD、DVD)、互联网,以及手机短信等流媒体。人际传播是借助自然媒介传播信息的。

4.受传者(audience)

受传者是指在传播过程中"受"的一端的个体或团体的谈话者、听众、观众的总称。受传者一般被视为信息传播中的被动者,但其却拥有接受或不接受和怎样接受传播的主动选择权。个人或个别团体的受传者称为受者、受方,若为多数则简称为受众。

5.效果(effect)

效果指受传者接收信息后,在情感、思想、态度、行为等方面发生的反应。

(四)传播关系

人们通过信息交流和分享而在传播活动中建立起来的相互关系称为传播关系。建立传播关系必须依靠共同经验域、契约关系和反馈这3个基本条件。

1.共同经验域(又称共同经验范围)

共同经验域是指在人际传播过程中双方对信息能够共同理解、相互沟通,从而产生共识的经验范围。另外,在大众传播中还要再加上传受双方对传播媒介的使用及理解的共识范围。共同经验域是传播学里一个极为重要的概念。传播双方有或者没有共同经验域(共同的语言、知识、生活经历、经验和认识过程等),在传播中就会出现"酒逢知己千杯少,话不投机半句多"这两种截然不同的局面。找到"共同语言"常常是传播关系的良好开端。

2.契约关系

契约关系是指在传播活动中传播双方相互依存的一种心理默契关系,传播双方以此来约束各自的传播行为。例如,在广播热线节目中,主持人与其固定听众之间的关系;又如,在咨询门诊服务中,咨询医生与求询者之间的相互信赖与理解的关系。这在传播关系中是一个必不可少的因素。如果传播中缺乏这种契约关系,也会导致传而不通的局面。

3.反馈

在传播学中,反馈特指传播者获知受传者接收信息后的心理行为反应。及时的信息反馈是使传播活动生动活泼地进行下去的重要条件。反馈越及时、充分、真实、准确和无误,越有利于传播双方的信息沟通。信息反馈有两种情况:一种是在面对面直接传播中获得受传者的主动反应;另一种是在间接传播中,传播者需要运用反馈机制去收集受传者的反应或听取受众的意见。

二、人际传播

(一)人际传播的概念

人际传播也称人际交流,是指人与人之间进行直接信息沟通的一类交流活动。这类交流主要是通过语言来完成的,但也可以通过非语言的方式来进行,如动作、手势、表情、信号(包括文字和符号)等。人际传播可以分成个体之间、个体与群体之间、群体与群体之间三种形式。

(二)人际传播的特点

(1)直接的人际传播不需要任何非自然的媒介。因此,人际传播简便易行,不受机构、媒介、时空等条件的限制。

(2)就传播活动中信息的发出者和接收者而言,在同一次人际传播活动中交流的双方可以互为传播者和受传者。接收信息的一方能够即时做出反应,而且使反应传递到传播者。这时,开始发出信息的传播者就转变成了接收信息的一方,成了受传者;而原来接收信息的一方转变成了信息的发出方,成了传播者。所以,在人际传播的过程中,交流的双方或多方都在不断地变换着自己的角色,不断地接收信息和发出信息。

(3)人际传播中的反馈及时,所以双方的交流也就充分。交流的双方都可以即时了解对方对信息的接收情况和自己的传播效果,这样就能够及时地调整自己的传播策略和技巧,以提高传播的针对性。在健康教育的人际传播活动中,健康教育人员应该根据传播的目的、信息内容和传播对象的反馈随时了解传播效果,随时调整传播技巧,以提高传播效果,实现传播目标。

(4)相对大众传播而言,人际传播的信息量比较少,覆盖的范围比较小,传播的速度也比较慢。在一定时限内,人际传播的信息覆盖的人群远不及大众传播。

(5)在人际传播活动中,特别是在多级的人际传播活动中,信息容易走样,这是受传者的理解能力、知识背景、接受习惯,以及记忆力等原因造成的。因此,在开展健康教育人际传播活动时要特别注意对传播者的培训,使其理解、记忆和掌握信息的内容,并在传播活动的实际开展过程中注意对信息质量的监测。

(三)人际传播在健康教育中的应用

健康教育通过改变人们的行为来达到促进健康的目的,改变行为的过程与传播健康知识、教授保健技能、干预不健康的行为习惯等紧密相连,而在这些活动中人际传播不可缺少。在健康教育的实践活动中经常会采用多种人际传播形式,基本的人际传播形式有以下几种。

1.个别劝导(persuade)与干预(intervention)

在健康教育活动中,健康教育人员经常会针对某一个干预对象的特殊不健康行为和具体情况向其传授健康知识,教授保健技能,帮助其建立健康信念,说服其改变态度和行为。这是行为干预的主要手段,也是健康教育工作采用得最多的人际传播形式。

2.咨询(consultation)

健康咨询是近年来随着人们对健康的关注程度增加而兴起的一项寻求有关疾病、健康、保健、医药、康复等有关信息和专业知识的服务项目。健康咨询是为满足人们对健康的需求而提供的一种健康服务的形式,应归类于健康教育的范畴。健康咨询的目标与任务是向求助者提供其所需要的科学信息和专业技术帮助,使求助者能够自己选择有利于健康的信念、价值观和行为,了解和学习有关的保健技能。从传播的角度讲,面对面的咨询活动是一种典型的人际传播。

3.讲座(lecture)

讲座是传播者根据受众的某种需要,针对某一专题有组织、有准备地面对目标人群进行的健康教育活动。这种活动形式可以使比较多的目标人群同时受到影响,信息的传播比较直接,如演讲的人具有比较好的知识基础,又有比较好的演讲技巧,则可以给听众比较大的感染力,取得比较好的传播效果。

4.培训(training)

健康教育人员运用教育的手段针对干预对象的需求进行保健技能的培训。这种培训是培训者和受训者面对面进行的,交流充分,反馈及时,培训者可以运用讲解、演示等方法逐步使受训者理解和掌握需要掌握的健康保健技能。这种培训不同于一般的知识培训,具有针对性强、目标明确、现学现用的特点。这种方式在健康教育活动中是不可缺少的，也是促进受训对象建立健康行为的重要环节。

三、大众传播

(一)大众传播的含义

大众传播是指职业性信息传播机构和人员通过广播、电视、电影、报纸、期刊、书籍等大众传播媒介和特定传播技术手段，向范围广泛、人数众多的社会人群传递信息的过程。

(二)大众传播的特点

(1)传播者是职业性的传播机构和人员，并需要借助非自然的特定传播技术手段。

(2)大众传播的信息是公开的、公共的，面向全社会人群。

(3)大众传播信息扩散距离远，覆盖区域广泛，速度非常快。

(4)大众传播对象虽然人数众多，分散广泛，互不联系，但从总体上来说是大体确定的。

(5)大众传播是单向的，传受双方很难互换角色，信息反馈速度缓慢而且缺乏自发性。

但是，大众传播中"热线"形式的开通与流行，部分弥补了传受双方信息反馈的不足。利用大众传播渠道开展健康教育，可以使健康信息在短时间内迅速传及千家万户，提高人们的卫生意识。加强对大众传播的特点和客观规律的研究，将有助于改变健康传播的质量，提高健康传播的效果。

(三)大众传播媒介的共同特点

大众传播媒介主要是指广播、电视、电影、报纸、杂志、书籍等媒介。此外，如健康教育中经常使用并广泛散发的卫生标语、卫生传单，以及置于闹市等公共场所的卫生宣传画廊等，也都属于大众传播媒介的范畴。这些媒介在传播方式、对象等方面有各自的特点，同时又具有一些共同点。

(1)间接性传播。通过机械性、技术性媒介传播信息，传播者与受传者之间的关系是间接性的。

(2)覆盖面广，资源利用率与传播效率高。大众传播媒介都拥有广大的受众，具备任何其他传播方式都不能达到的影响面。大众传播媒介的网络几乎覆盖了社会的各个角落，把千千万万的人联系起来。

(3)大众传播媒介面向整个社会，具有公开性，负有重大的舆论导向和社会责任。大众传播媒介传播出的每条确切或错误的卫生信息，可能使数以万计的人受益或上当受骗。

(4)大众传播媒介具有时效性。传播信息一要新，二要快，特别体现在新闻报道方面。针对当前社会人群中普遍存在的卫生问题或中心性卫生工作，可以迅速通过适宜的大众传播媒介进行宣传教育，广而告之。

(5)传播材料的统一成批生产与重复利用，可确保信息的标准化和规范化，如电视录像片、小册子、广播录音节目等，一般都可以成批复制。

(四)传播媒介的选择

1.大众传播媒介的比较

随着新的传播媒介和技术的不断出现，各种传播媒介各有所长，也有所短，因此传播者在诸多媒介面前面临着选择。

2.传播媒介的选择原则

恰当地选择传播媒介,是取得预期的传播效果的一个重要保证。在选择传播媒介时,应遵循如下原则。

(1)保证效果原则:根据预期达到的健康传播目标和信息内容选择传播媒介。注意媒介对讯息内容表达的适应性及效果。疫病流行期间,宜选用大众传播媒介的健康新闻发布或公益广告传播。例如,"O-157致病性大肠杆菌污染食物致死人数在日本急剧增加!""H5N1禽流感病毒引起全球关注!"以达到"广而告之"的目的。

(2)针对性原则:针对目标人群状况选择传播媒介。针对性是指所选择的媒介对目标人群的适用情况。比如,对幼儿采用卡通视图与儿歌等视听电子媒介就比文字印刷媒介有针对性。

(3)速度快原则:力求将健康信息以最快、最通畅的渠道传递给目标人群。一般来讲,电视、广播是新闻传递效果最好的渠道。

(4)可及性原则:根据媒介在当地的覆盖情况,受众对媒介的拥有情况和使用习惯来选择媒介。

(5)经济性原则:从经济角度考虑媒介的选择,如有无足够经费和技术能力制作、发放材料或使用某种媒介。在实际工作中,在通盘考虑上述4个原则后,这一原则可能具有决定性。

四、传播材料制作与预试验

健康传播材料是指配合健康教育与健康促进活动使用的印刷材料与声像材料。在制订健康传播计划时,首先应考虑在现有的传播材料中选择可利用的材料,使用这些材料可以节约时间和资源。在现有的信息或材料不充足时,需要制作新的传播材料,材料制作应遵循以下6个程序。

(一)分析需求和确定信息

在确定传播材料之前,首先需要以查阅文献、受众调查等方法对目标人群所处的外部环境、有关政策、组织机构能力、媒介资源、文化背景、生活习俗、宗教信仰和健康需求等进行调查分析,为初步确定符合目标人群的需求的健康传播材料提供依据,从而保证传播材料的针对性和可行性。

(二)制订计划

在需求分析基础之上,根据信息内容和技术、资源条件等,制订出详细的材料制作计划,计划应包括确定目标人群、材料种类、数量、使用范围、发放渠道、使用方法、预试验与评价方案、经费预算、时间进度等。

(三)形成初稿

初稿的设计过程就是讯息的研究与形成过程。要根据确定的信息内容和制作计划,设计出材料初稿。印刷材料的初稿包括文字稿和画稿;录像带的初稿应有文字稿和重点画面;录音带的初稿也应有文字稿。医护健康教育人员在初稿形成过程中要把好信息关,并根据目标人群的文化程度和接受能力决定信息复杂程度和信息量的大小。

(四)传播材料预试验

1.预试验(pre-testing)的含义

预试验是指在材料最终定稿和投入生产之前,健康教育传播材料设计人员一定要在一定数量的目标人群的典型代表中进行试验性使用,从而系统收集目标人群的反应,并根据反馈意见对材料进行反复修改的过程。

2.预试验的目的

预试验的目的是了解目标人群是否理解材料传播的信息内容,是否喜欢材料的表现形式和视觉舒适度,以及信息的易读性、实用性、可接受性、趣味性等,以便为修订、完善和确定健康材料提供反馈意见,从而保证材料制作的质量和传播效果。

各种健康传播材料,如印刷材料——小册子、小折页、传单、招贴画等,音像材料——广播稿和样带、影视片的脚本和样片、幻灯片等,均可作为预试验的材料。预试验的次数需根据初稿的质量、预试验对象的意见、修改稿的质量等情况来确定,一般来说需要 2~3 次。

3.传播材料预试验方法

传播材料预试验的方法有很多种。大多数预试验可以在目标人群的典型代表中进行小范围的预调查。预试验的方法主要采用定性研究的快速评估方法,包括重点人群专题小组讨论、中心场所阻截式调查、可读性测试、个人访谈、把关人调查、音像资料观摩法等。根据传播材料的不同性质,需采用不同的预试验方法。一般来讲,凡是适用于群体教育的材料,都可以用专题小组访谈的形式,如宣传画、画册、歌曲、广播稿、电视录像片、幻灯片、戏剧及其他形式的文艺节目等。用于文化层次较高人群的文字材料,可以先发给大家单独阅读,再组织小组讨论,这是由于有文化素养的人常常更加自信,不易受到小组中其他成员的影响。

(五)材料的生产发放与使用

预试验结束后,将材料终稿交付有关负责人员审阅批准,按照计划安排制作和生产。确定和落实材料的发放渠道,以保证将足够的材料发放到目标人群手中,同时对材料的使用人员(社区积极分子、专兼职健康教育人员)进行必要的培训,使他们懂得如何有效地使用这些材料。

(六)监测与评价

一个完整的材料制作程序应该包括监测与评价。在材料使用过程中,认真监测材料的发放和使用情况,在实际条件下对材料的制作过程、制作质量、发放与使用状况、传播效果等作出评价,以便总结经验、发现不足,用以指导其他的传播材料的制作活动和计划。如此循环往复,形成健康传播材料制作的不断循环发展的过程。参与评价的工作人员最好不是直接的材料制作者和相关人员,以利于保证评价结果的公正性。

第三节　健康相关行为改变的理论

健康教育和健康管理都非常关注行为和生活方式。行为是一种复杂的活动,生活方式更是已经形成的行为定型,行为和生活方式的改变是一个相当复杂、艰苦的过程,是一件说起来容易,做起来艰难的事。一些常用的行为理论可以帮助健康管理师充分地解释行为,找到改变行为的可能途径,有些行为干预理论也可以直接用来指导行为的干预。下面介绍几个比较成熟的理论模式:"知信行"模式、健康信念模式、自我效能理论、行为改变的阶段理论、群体动力论。

一、"知信行"模式

"知信行"是知识、信念和行为的简称,健康教育的知信行(knowledge,attitude,belief,and practice;KABP 或 KAP)模式实质上是认知理论在健康教育中的应用。知信行模式认为:卫生保健知识和信息是建立积极、正确的信念与态度,进而改变健康相关行为的基础,而信念和态度则是行为改变的动力。只有当人们了解了有关的健康知识,建立起积极、正确的信念与态度,才有可能主动地形成有益于健康的行为,改变危害健康的行为。

知信行理论可以简单地表示为:

$$ 知识 \longrightarrow 信念 \longrightarrow 行为 $$

例如,吸烟作为个体的一种危害健康的行为已存在多年,并形成了一定的行为定式。要改变吸烟行为,使吸烟者戒烟,首先需要使吸烟者了解吸烟对健康的危害、戒烟的益处,以及如何戒烟的知识,这是使吸烟者戒烟的基础。具备了知识,吸烟者才会进一步形成吸烟有害健康的信念,对戒烟持积极态度,并相信自己有能力戒烟,这标志着吸烟者已有动力去采取行动。

但是,要使知识转化为行为改变,仍然是一个漫长而复杂的过程,有很多因素可能影响知识到行为的顺利转化,任何一个因素都有可能导致行为形成/改变的失败。知识、信念与态度、行为之间存在着因果关系,但有了前者并不是一定导致后者。知识是行为改变的必要条件,但不是充分条件,只有对知识进行积极的思考,才有可能逐步上升为信念,产生行为动机。在健康教育促使人们形成健康行为或改变危害健康行为的实践中,常常遇到"知而不信""信而不行"的情况。"知而不信"的可能原因在于:所传播信息的可信性、权威性受到质疑,感染力不强,不足以激发人们的信念。"信而不行"的可能原因在于:人们在建立行为或改变行为过程中存在一些不易克服的障碍,或者需要付出较大的代价,这些障碍和代价抵消了行为的益处,因此不产生行动。由此可见,只有全面掌握知信行转变的复杂过程,才能及时、有效地消除或减弱不利影响,促进有利环境形成,进而达到改变行为的目的。

二、健康信念模式

健康信念模式(health belief model,HBM)理论强调感知(perception)在决策中的重要性,是运用社会心理学方法解释健康相关行为的理论模式。该理论认为信念是人们采纳有利于健康的行为的基础,人们如果具有与疾病、健康相关的信念,就会采纳健康行为,改变危险行为。人们在决定是否采纳某健康行为时,首先要对疾病的威胁进行判断,然后对预防疾病的价值、采纳健康行为对改善健康状况的期望和克服行动障碍的能力作出判断,最后才会作出是否采纳健康行为的决定。

在健康信念模式中,是否采纳有利于健康的行为与下列因素有关。

(一)感知疾病的威胁(perceived threat)

对疾病威胁的感知由对疾病易感性的感知和对疾病严重性的感知构成。对疾病易感性和严重性的感知程度高,即对疾病威胁的感知程度高,是促使人们产生行为动机的直接原因。

1.感知疾病的易感性(perceived susceptibility)

疾病的易感性指个体对自身患某种疾病或出现某种健康问题的可能性。人们越是感到自己患某疾病的可能性大,越有可能采取行动避免疾病的发生。

2.感知疾病的严重性(perceived severity)

疾病的严重性既包括疾病对躯体健康的不良影响,如疾病会导致疼痛、伤残和死亡,还包括疾病引起的心理、社会后果,如意识到疾病会影响工作、家庭生活、人际关系等。人们往往更有可能采纳健康行为,预防严重健康问题的发生。

(二)感知健康行为的益处和障碍

感知健康行为的益处(perceived benefit of action)指人体对采纳行为后能带来的益处的主观判断,包括对保护和改善健康状况的益处和其他边际收益的判断。一般而言,人们认识到采纳健康行为的益处,或认为益处很多,则更有可能采纳该行为。

感知健康行为的障碍(perceived barrier of action)指个体对采纳健康行为会面临的障碍的主观判断,包括行为复杂、时间花费、经济负担等。感觉障碍多,会阻碍个体对健康行为的采纳。

因此,个体对健康行为益处的感知越强,采纳健康行为的障碍越小,个体采纳健康行为的可能性越大。

(三)自我效能

自我效能是后来被补充到健康信念模式中的一个因素,强调自信心对产生行为的作用。参见下文自我效能理论。

(四)提示因素

提示因素(cues to action)指的是诱发健康行为发生的因素,如大众传播媒介的疾病预防与控制运动、医生建议采纳健康行为、家人或朋友患有此种疾病等。提示因素越多,个体采纳健康行为的可能性越大。

(五)社会人口学因素

社会人口学因素包括个体特征,如年龄、性别、民族、人格特点、社会阶层、同伴影响,以及个体所具有的疾病与健康知识。具有卫生保健知识的人更容易采纳健康行为。对不同类型的健康行为而言,不同年龄、性别、个性特征的人采纳健康行为的可能性相异。

下面以针对原发性高血压的低钠盐饮食行为为例,介绍健康信念模式的应用。某人60岁,近期查体发现患有原发性高血压,由于几十年来饮食口味很咸,医生建议他把每天的钠盐摄入量降下来。他认识到了自己口味很咸的饮食习惯会导致高血压(感知疾病的易感性),高血压病可能导致脑卒中,脑卒中可能带来严重的后遗症甚至导致死亡(感知疾病的严重性),并且相信控制钠盐的摄入对控制血压有好处(感知健康行为的益处)。同时,他觉得改掉多年来养成的饮食习惯太难了(感知健康行为的障碍),但是他相信自己通过努力可以逐渐把口味变淡(自我效能),在这种情况下,医生的建议(提示因素)帮助他做出减盐的决定。综合以上因素,这位患者可能逐渐采纳低钠盐饮食行为。

三、自我效能理论

自我效能(self-efficacy)是美国心理学家阿尔伯特·班杜拉(Albert Bandura)在1977年提出来的,指个体对自己组织、执行某特定行为并达到预期结果的能力的主观判断,即个体对自己有能力控制内、外因素而成功采纳健康行为并取得期望结果的自信心、自我控制能力。自我效能是人类行为动机、健康和个体成就的基础,是决定人们能否产生行为动机和行为的一个重要因素。因为,只有人们相信他们的行动能够导致预期结果,才愿意付出行动,否则人们在面对困难时就不会有太强的动机,也不愿长期坚持。自我效能高的人,更有可能采纳所建议的有益于健康的行为。

自我效能可以通过以下四种途径产生和提高。①自己成功完成过某行为:一次成功能帮助人们增加对熟练掌握某一行为的期望值,是表明自己有能力执行该行为的最有力的证据。②他人间接的经验:看到别人成功完成了某行为并且结果良好,而增强了自己通过努力和坚持也可以完成该行为的自信心。③口头劝说:通过别人的劝说和成功经历的介绍,对自己执行某行为的自信增加。④情感激发:焦虑、紧张、情绪低落等不良情绪会影响人们对自己的能力的判断,因此可通过一些手段消除不良情绪,激发积极的情感,从而提高人们对自己能力的自信心。

四、行为改变的阶段理论

1982年,美国某著名心理学家首次提出行为改变的阶段理论,描述和解释了吸烟者在戒烟过程中行为变化的各个阶段,以及在每个阶段主要的变化过程。该理论的主要依据是人的行为变化是一个过程而不是一个事件,而且每个改变行为的人都有不同的需要和动机,只有针对其需要提供不同的干预帮助,才能促使教育对象向下一阶段转变,最终采纳有益于健康的行为。

行为改变的阶段理论把行为转变分为5个阶段。对于成瘾行为来说,还有第6个阶段,即终止阶段。

(一)无打算阶段(pre-contemplation)

在最近6个月内,没有考虑改变自己的行为,或者有意坚持不改变。这时的人们不知道或没意识到自己存在不利于健康的行为及其危害性,对于行为转变没有兴趣,或者觉得浪费时间,或者认为自己没有能力改变自己的行为。处于该阶段的人不喜欢阅读、谈论或考虑与自身行为相关的问题或内容,有些人甚至有诸多理由为自身的行为辩解。

(二)打算阶段(contemplation)

在最近6个月内,人们开始意识到问题的存在及其严重性,意识到改变行为可能带来的益处,也知道改变行为需要代价,因此在益处和代价之间权衡,处于犹豫不决的矛盾心态。

(三)准备阶段(preparation)

在最近30天内,人们郑重地做出行为改变的承诺,如向亲属、朋友宣布自己要改变某种行为,并有所行动,如向别人咨询有关行为改变的事宜,购买相关书籍,制定行为改变时间表等。

(四)行动阶段(action)

在6个月内,人们已经开始采取行动,但是许多人的行动没有计划性,没有设定具体目标、实施步骤,没有社会网络和环境的支持,最终导致行动的失败。

(五)维持阶段(maintenance)

改变行为已经维持6个月以上,人们已经取得行为转变的成果并加以巩固,防止复发。许多人在取得了行为改变的初步成功后,因自身的松懈、经不起外界的诱惑等原因造成复发。

(六)终止阶段(termination)

在某些行为,特别是成瘾性行为中可能有这个阶段。在此阶段中,人们不再受到诱惑,对行为改变的维持有高度的自信心。可能有过沮丧、无聊、孤独、愤怒的情绪,但能坚持,确保不再回到过去的行为习惯上去。研究表明,一般20％的人能达到这个阶段。经过这个阶段便不会再复发。

人处在不同阶段,以及从前一个阶段过渡到下一个阶段时,会发生不同的心理变化过程。例如:从无打算到打算阶段,主要经历对原有不健康行为的重新认识,产生焦虑、恐惧的情绪,对周围提倡的健康行为有了新认识,然后意识到应该改变自己的不健康行为;从打算阶段到准备阶段,主要经历自我再评价,意识到自己应该抛弃不健康的行为;从准备阶段到行动阶段,要经历自我解放,从认识上升到改变行为的信念,并做出改变的承诺;当人们一旦开始行动,需要有许多支持条件来促使行动进行下去,如建立社会支持网络、社会风气的变化、消除促使不健康行为复发的事件、激励机制;等等。

行为的干预首先要确定目标人群所处的阶段,然后有针对性地采取干预措施,才能取得预期的效果。表3-2以戒烟为例,提出了针对不同阶段使用的干预策略。

表 3-2　戒烟干预在不同阶段使用的干预策略

变化阶段	干预策略
无打算阶段	普及吸烟对健康的危害的知识,让人们对吸烟行为感到恐惧、焦虑、担心等,意识到在自己周围的环境中,吸烟已经成为一种不健康行为
打算阶段	刺激人们尽快行动,让他们充分认识吸烟的坏处,认为应该改变这种行为
准备阶段	要求人们做出承诺,使他们的行动得到监督
行动阶段	了解戒烟有哪些困难和阻碍,如何克服
维持阶段	建立社会支持网络,取得家庭成员、同事和朋友的支持;对家庭、工作场所的戒烟行为给予奖励,或举办戒烟竞赛,形成一种以不吸烟为荣的社会风气
终止阶段	进行较长期的随访,当戒烟者遇到其他生活问题时给予他们支持,帮助他们防止反复

五、群体动力论

群体动力论(group dynamics)借用了力学原理来解释群体对群体中个体的影响,进而揭示群体行为的特点。心理学家库尔特·勒温(Kurt Lewin)认为,人们结成群体后,个体间会不断相互作用、相互适应,从而形成群体压力、群体规范、群体凝聚力等,既影响和规范群体中个体的行为,也最终改变群体行为。

群体动力论中的要素包括以下四点。

1.群体规范

群体规范指群体形成的、群体成员需要遵守的行为准则,可以是如守则、规范等的明文规定,也可以是不成文的、约定俗成的概念框架。群体规范可以约束群体中个体的行为,也有助于形成群体凝聚力。

2.群体凝聚力

群体凝聚力指的是群体对其成员的吸引力和群体成员间的相互吸引力。群体凝聚力与群体规范有关,但还受其他人文因素的影响。在凝聚力大的群体中,个体的集体意识强,人际关系良好,产生的群体行为强度大。

3.群体士气

在行为科学中,把群体中个体对群体的满足感、自豪感、归属感等统称为群体士气。在士气高的群体中,个体对群体的满意度高,更能自觉遵守群体规范。

4.群体压力

群体压力指的是群体中形成的一种氛围,使得个体不得不按照群体规范行事,与群体中的绝大多数保持一致。

在针对以学校、企事业单位、社区为基础的行为干预中,可以充分运用群体动力论。例如,在开展社区居民的运动、控烟干预时,如果对个体分散实施干预,个体的积极性不高,缺乏他人的监督和鼓励,往往难以坚持下去,最终半途而废,不了了之。但是,若将同一社区的几十名年龄及健康问题相似的个体组织起来,结成一个小组,那么在开展群体干预时,其效果比个体分散干预好得多。由于群体所确立的目标是全体成员的行为指向,绝大多数成员会积极支持和参与团体的目标行为,并使其成为自己的自觉行为。群体成员之间往往具有亲密的关系,每个成员有群体归属感和集体荣誉感。在这样的群体环境下,率先改变行为的个体可能成为群体中的骨干,起到示范与带动他人共同行动的作用。由于归属感和集体荣誉感的存在,群体成员会受到群体规范的制约,形成群体压力。这种支持与压力的联合作用,能有效促使群体中的个体形成健康行为,改变危险行为。在群体间可以引入竞争与评价机制,利用群体凝聚力,激发群体的强大力量,促使群体成员健康行为的形成与巩固。评价可以总结成功的经验,发现存在的问题,激励行为干预取得良好效果的成员,督促还存在差距的个体,最终达到集体增进健康的目的。

第四章　健康风险评估和风险管理

健康管理的宗旨是调动个人、集体和社会的积极性,有效地利用有限的资源,达到最大的健康效果。其核心内容是针对健康危险因素所开展的干预和管理活动,因此全面了解和掌握健康危险因素的相关知识、掌握健康危险因素的评价方法成为开展健康管理活动必备的知识基础和核心技能。

第一节　健康危险因素

1991 年,WHO 根据生物-心理-社会医学模式对全球人类的主要死因进行了归类,调查显示:环境因素占全球人类主要死因的 17 %,生物遗传因素占 15 %,行为生活方式因素占 60 %,卫生服务因素占 8 %。

一、环境因素

人类的健康和疾病始终与环境因素密切相关。环境因素是指以人为主体的外部世界,或围绕人们的客观事物的总和,包括自然环境和社会环境。一个完整的个体,不仅是生物学意义上的人,而且处在特定的自然环境和社会环境之内,是自然环境和社会环境的一部分。因此,在考虑个体的健康和疾病时,不仅要考虑其生物学特性,而且要考虑自然环境和社会环境对其的影响,以使个体达到"天人合一"境界的最佳健康状态。

2004 年,世界卫生组织报告显示:在 102 类主要疾病、疾病组别和残疾中,环境风险因素导致疾病负担的有 85 类。在不同疾病状况中,归因于环境的疾病比例存在差别。估计全球有 24 %的疾病负担(健康寿命损失年)和 23 %的所有死亡(早逝)可归因于环境因素。

(一)自然环境因素

自然环境是人类赖以生存的物质基础,存在着大量的健康有益因素和危害因素。生态被破坏会失去有益因素,增加危害因素,使水、空气、土壤、食物等受到细菌、病毒、寄生虫、化学物质的污染。环境污染必然对人体健康造成危害,其危害机制一般具有低浓度、长周期、慢效应、大范围、人数多、后果严重,以及多因素协同作用等特点。生产环境中的有害因素,如各种生产性毒物、粉尘、农药等均可对人们的健康构成威胁。

(二)社会因素

健康不仅受自然环境因素的影响,同时也受社会因素的影响。即使是自然环境问题,也受社会因素的支配和影响。社会因素在疾病的发生、发展、转归和防治过程中都起着极其重要的作用。随着生物医学模式向生物-心理-社会医学模式的转变,与人类健康密切相关的社会因素也越来越重要。

社会因素是指社会的各项构成要素,包括一系列与社会生产力和生产关系有密切联系的因素,即以生产力发展水平为基础的经济状况、社会保障、环境、人口、教育及科学技术等,以及以生产关系为基础的社会制度、法律体系、社会关系、卫生保障及社会文明等。社会因素所涵盖的内容非常广泛,主要包括环境、人口和文明程度3个方面。环境包括生物生态、物理化学和地理气候的自然环境,以及公共关系、家庭关系和人际关系的社会环境;人口包括免疫和遗传的生物属性,以及阶层、婚姻、家庭、生育、交际和情感的社会属性;文明包括生产水平、国民收入等的物质文明,以及政治制度、文化教育、卫生服务、法律立法、伦理道德、宗教信仰、风俗习惯和生活方式的精神文明。每一部分又可涉及人类社会的各个方面和人类生活的各个环节,各因素之间还存在着密切的联系。

社会因素对健康有着重大影响。在各类收入水平的国家中,健康和疾病与社会地位密切相关,社会经济地位越低,健康水平越差。经济发达国家,人们的生活工作条件、卫生状况、保健水平都随着经济水平的提高有显著改善,危害人群健康的疾病主要是慢性非传染性疾病,而传染病、寄生虫病的发病率明显下降。经济不发达国家,人们的衣食住行和医疗保健等方面都存在较大困难,营养缺乏性疾病、传染病等是威胁人群健康的主要卫生问题。从人们的社会地位、经济收入、居住条件、营养状况、文化程度等方面的状况而言,社会地位低的人,经济收入低,生活贫困,居住条件、卫生条件和环境安全都较差,其所面临的健康问题超过社会地位高的人。文化程度低的人,应激能力较差,同时也较难形成良好的卫生习惯,其所受危险因素的侵害超过文化程度高的人。另外,社会所带来的工作紧张、竞争、生活压力及人际关系矛盾等都能危害健康。

世界卫生组织健康问题社会决定因素委员会指出,造成穷人健康状况不良、社会地位影响健康,以及国家间卫生状况存在差异的原因是全球和国家范围内权力、收入、产品和服务分配不均及随之造成的日常生活中的明显不公正现象,如获得卫生保健、就读和受教育、工作和休闲环境、住宿、社区、城镇,以及在享受丰富多彩的生活上的不公平。健康问题上呈现的不公平现象,并非"自然现象",而是社会政策和规划欠佳、经济安排不公和政策失误掺杂在一起造成的不良后果。

社会因素影响健康的规律与特点是非特异性与广泛性、持久性与累积性,社会因素与人类健康常常以交互作用的方式产生效应,这主要是由其因果关系所决定的。

(三)心理因素

人不仅是一个生物体,而且具有社会属性和心理活动。人是生物、心理和社会的统一体,身心是相互关联和互动的,健康与疾病现象与心理因素密切相关。

心理因素是指影响人类健康和疾病过程的认知、情绪、人格特征、价值观念及行为方式等。其中,个体的认知、情绪及人格特征与生物遗传有较密切的联系,从而具有相对稳定的特点,影响了人们生活的各个领域,决定人们待人处世的行为模式,在个体的健康与疾病中有决定性意义,故又称为内在的心理品质。个体处理各种外界刺激的应对方式和日常活动中的生活方式则更多与后天获得性有关,通过后天学习,吸取教训、积累经验,使之在复杂的生活中应对自如,或者更好地满足自身的需要,故又称为外在的心理品质。一般认为心理因素赋予个体某些易病倾向,从而在社会文化等环境因素作用下易于表现出某些心理障碍和躯体疾病。人在精神上出现问题的时候,身体就会患病;而身体患病时,精神上也会痛苦。遭受精神创伤可导致机体免疫力下降,导致感染性疾病乃至癌症的发生。

美国心理学家认为,正常的心理应具有:①充分的适应能力;②充分了解自己,并对自己的能力有适当的评价;③生活的目标能切合实际;④与现实环境保持接触;⑤能保持人格的完整与和谐;⑥具有从经验中学习的能力;⑦具有良好的人际关系;⑧适当的情绪发泄和控制能力;⑨能做有限度的人格发挥;⑩个人的基本要求符合社会规范,并有恰当的满足感。

二、生物遗传因素

现代的生物-心理-社会医学模式并不是否定生物遗传因素对健康的影响,而是更准确地认识和肯定了生物遗传因素的含义和医学价值。人体的基本生物学特征是健康的基本决定因素,遗传素质影响不同个体的健康问题和疾病状况。了解心理因素和社会因素对健康和疾病的影响,也需要深化对生物遗传因素的研究。

生物遗传因素包括病原微生物、遗传、生长发育、衰老等。随着对疾病认识的不断加深,人们认识到有些疾病直接与遗传因素有关,如血友病、镰状细胞贫血、蚕豆病等,发育畸形、寿命短也不排斥有遗传方面的原因,同属生物性致病因素范围。但多数疾病,如高血压、糖尿病、部分肿瘤等则是遗传因素与环境因素、行为生活方式综合作用的结果。

三、行为生活方式因素

生活方式是个人或群体在长期的社会化进程中形成的一种行为倾向或行为模式,这种行为模式受个体特征和社会关系所制约,是在一定的社会经济条件和环境等多种因素之间的相互作用下形成的。健康相关行为指的是人类个体和群体与健康和疾病有关的行为,按照行为对行为者自身和他人健康状况的影响,健康相关行为可分为促进健康行为和危害健康行为两大类。前者指个人或群体表现出的、客观上有利于自身和他人健康的行为;后者指偏离个人、他人和社会健康期望的不利于健康的行为,人们的这种危害健康行为会给个人、群体乃至社会的健康带来直接或间接的危害,对于机体来说它具有潜袭性、累积性和广泛影响的特点。不良行为生活方式包括吸烟、酗酒、不合理饮食、缺少体力运动、精神紧张、滥用药物等。

(一)影响健康的十大危险因素

2002 年,世界卫生组织在《减少风险,延长健康寿命》的报告中阐述了行为危险因素和健康的关系,并将这种关系数量化,通过用失能调整生命年衡量了 2000 年 10 个主要危险因素与10 种主要疾病和损伤的疾病负担的比例,提出了影响人类健康的 10 大危险因素。①低出生体重:在贫穷国家,每年有超过 300 万人死于饥饿和贫困所造成的营养不良。②不安全的性行为:不安全的性行为在 2000 年导致 290 万人死亡,主要是感染人类免疫缺陷病毒(HIV)所致。就全球而言,异性间不安全的性行为是 HIV 传播的最主要方式。③高血压:高血压每年导致710 万人死亡,占全球死亡人数的 13 %。④吸烟:在 2020 年前,每年有 840 万人因为吸烟而死亡。⑤过量饮酒:酒精中毒每年导致 180 万人死亡,酒精还是引发很多谋杀、车祸和自残等事件的一大因素。⑥不安全饮用水、不安全的卫生设施和卫生习惯:每年约有 170 万人死于使用劣质水源,以及生活在恶劣环境下或不良的卫生习惯导致的肠道传染病或与此有关的疾病。⑦铁缺乏:铁元素摄入不足可导致全球每年80万人死亡。⑧室内烟雾:由于使用木材及煤炭等固体燃料而产生的室内烟雾引起35.7%的人发生呼吸道感染,22%的人长期患肺部疾病,1.5%的人发生各种类型的癌症。⑨高胆固醇:体内胆固醇过高导致440万人死亡,并可以诱发18%的人患上心血管疾病。⑩超重与肥胖:报告同时还分别列出了发展中国家和发达国家用DALY衡量的影响人类健康的10大危险因素(表4-1)。

10大危险因素导致的死亡人数占全球死亡人数的1/3以上。在发达国家和工业化程度高的国家,全球疾病负担中至少有1/3归因于吸烟、过度饮酒、高血压、高胆固醇和肥胖。更有甚者,全球最大死因的心血管疾病有3/4以上归因于吸烟、高血压或高胆固醇,有的则是三种因素并存。各种危险因素多与行为生活方式密切相关,都可以通过改变行为与生活方式来降低和消除。改变或调整行为生活方式能有效地降低生活方式相关疾病的发病率。

表4-1 用DALY衡量的10大危险因素导致全球主要疾病负担的百分位数　　单位:%

发达国家		发展中国家			
		高死亡率国家		低死亡率国家	
吸烟	12.2	低出生体重	14.9	过量饮酒	6.2
高血压	10.9	不安全性行为	10.2	高血压	5.0
过量饮酒	9.2	不安全饮用水、不安全的卫生设施和卫生习惯	5.5	吸烟	4.0
高胆固醇	7.6	室内烟雾	3.7	低出生体重	3.1
超重与肥胖	7.4	锌缺乏	3.2	超重与肥胖	2.7
水果蔬菜摄入不足	3.9	铁缺乏	3.1	高胆固醇	2.1
体力活动不足	3.3	维生素A缺乏	3.0	室内烟雾	1.9
滥用药物	1.8	高血压	2.5	水果蔬菜摄入不足	1.9
不安全性行为	0.8	吸烟	2.0	缺铁	1.8
缺铁	0.7	高胆固醇	1.9	不安全饮用水、不安全的卫生设施和卫生习惯	1.7

(二)行为生活方式与慢性非传染性疾病和传染病

慢性病的发生与不健康的行为生活方式密切相关。心脑血管疾病、肿瘤、糖尿病及慢性呼吸系统疾病等常见慢性病的发生都与吸烟、不健康饮食(过多摄入饱和脂肪酸、糖、盐,水果蔬菜摄入不足)、饮酒、静态生活方式等几种共同的行为生活方式危险因素有关(表4-2)。世界卫生组织估计,每年至少有490万人死于吸烟,260万人死于超重或肥胖,440万人死于高胆固醇,710万人死于高血压。慢性病各种危险因素之间及其与慢性病之间的内在关系已基本明确,往往是"一因多果、一果多因、多因多果、互为因果"。

表 4-2　主要慢性病的共同危险因素

危险因素	心脑血管疾病	糖尿病	肿瘤	呼吸道疾病
吸烟	√	√	√	√
饮酒	√	√		
营养失衡	√	√		√
静态生活方式	√	√		√
肥胖	√	√	√	√
高血压	√	√		
高血糖	√	√		
高脂血症	√		√	

20 世纪 70 年代以来,由于某些被认为已被消灭的传染病和一些新传染病如艾滋病等的出现,传染病的发病率和死亡率有了明显的回升,传染病对人群健康的威胁再次引起了人们的关注,这使得我国公共卫生领域既面临着慢性病发病率的逐年上升,同时又面临新传染病,如艾滋病、SARS 等的挑战,而行为生活方式与这些疾病密切相关。

此外,意外死亡,特别是交通意外与工伤意外等也与不良行为有关。

四、卫生服务因素

卫生服务是防治疾病和促进健康的有效手段,因此卫生服务的工作状况直接影响人群的健康水平。卫生服务是指卫生机构和卫生专业人员为了防治疾病、增进健康,运用卫生资源和各种手段,有计划、有目的地向个人、群体和社会提供必要服务的活动过程。卫生服务有两个方面的功能,即保健功能和社会功能。卫生服务的保健功能是指医疗卫生服务通过预防、治疗、康复及健康教育等措施,降低人群的发病率和死亡率;通过生理、心理及社会全方位的保健措施,维护人群健康,提高生命质量。卫生服务的社会功能包括 3 个方面:第一,提供医疗保健服务,使患者康复,恢复躯体和社会功能,延长寿命,有效地提高生产力水平;第二,消除患者对疾病的焦虑和恐慌,维护人群健康,有利于社会安定;第三,良好及时的卫生服务对患者来说是一种心理支撑,使人们体验到社会支持的存在,有利于社会凝聚力的增强。

以人为本、以健康为中心的健全的医疗卫生机构,完备的服务网络,一定的卫生经济投入,以及合理的卫生资源配置,均对人群健康有促进作用;反之,如果卫生服务和社会医疗保障体系存在缺陷,如医疗资源的布局不合理、初级卫生保健网络不健全、存在重治疗轻预防的倾向和医疗保健制度不完善等,就不可能有效地防治居民的疾病,促进健康。

第二节　健康风险评估概述

健康评估是将健康概念及与健康有关的事物或现象进行量化的过程,即依据一定的规则,根据被测对象的性质或特征,用数字来反映健康概念及与健康有关的事物或现象。健康评估从对死亡和疾病的负向评估逐步扩大到以健康为中心的正向评估,从对生物学因素的评估扩大到对心理、行为因素和生活因素的综合评估。

一、健康风险评估的定义

健康风险评估是通过所收集的大量的个人健康信息,分析建立生活方式、环境、遗传和医疗卫生服务等危险因素与健康状态之间的量化关系,预测个人在一定时间内发生某种特定疾病(生理疾患和心理疾患),或因为某种特定疾病导致死亡的可能性,即对个人的健康状况及未来患病或死亡危险性的量化评估。健康风险评估是健康管理过程中关键的专业技术部分,是健康管理的核心,并且只有通过健康管理才能实现,是慢性病预防的第一步,也称为危险预测模型。

二、健康风险评估的历史

现代健康风险评估的雏形形成于 20 世纪 40 年代。美国医生路易斯·C. 罗宾斯(Lewis C. Robbins)和杰克·霍尔(Jack Hall)在子宫颈癌预防实践工作中,总结出记录患者的健康风险有利于疾病的预防工作,开发了第一个健康风险评估工具(health hazard appraisal),包括问卷表、健康风险计算及反馈沟通方法等,并进一步发展编写了《前瞻性医学实践》一书,阐明了当时健康危险因素与未来健康结局之间的量化关系,从而促进了健康风险评估的广泛应用。同期 Framingham 心血管疾病研究也明确提出"危险因素"一词。

在随后几十年中,健康风险评估技术得到了长足发展。其中,密歇根大学(The University of Michigan)健康管理研究中心的 HRA 系统是健康风险评估的先驱。20 世纪 80 年代初,美国疾病控制与预防中心授权密歇根大学健康管理研究中心向全美国推广 HRA 系统,普及健康风险评估。同时,逐步建立与完善了以 HRA 技术为基础,与行为科学相结合,以进行健康教育、提倡科学生活方式为主导,面向美国大众的 HRA 系统。20 世纪 80 年代末,该中心推出了以死亡率作为主要计算依据的第二代 HRA 系统。20 世纪 90 年代中期,随着计算机技术的成熟与普及,该中心的第三代以个人健康综合指数为主要评估指标的 HRA 系统应运而生。

目前,健康风险评估已经被广泛应用于企业、医疗机构、健康管理公司等,成为健康管理、健康促进项目中必不可少的重要环节。

第三节 健康风险评估的技术与方法

健康风险评估主要用于测量或评估个体生理健康、功能健康、心理健康和社会适应状态的各维度的健康问题。

一、健康风险评估的基本步骤

健康风险评估的步骤主要包括个人健康信息的收集(问卷调查、体格检查、实验室检查)、风险评估、风险沟通。

(一)个人健康信息的收集

个人健康信息的收集是进行健康风险评估的基础,包括问卷调查、体格检查、实验室检查。问卷的组成主要包括:①一般情况调查,包括年龄、性别、文化程度、职业、经济收入、婚姻状况等；②现在的健康状况、既往史、家族史调查；③生活习惯调查，主要包括吸烟状况、身体活动状况、饮食习惯及营养调查、饮酒状况等；④其他危险因素，如精神压力等。体格检查及实验室检查主要包括身高、体重、腰围、血压、血脂、血糖等。

(二)风险评估

风险评估主要有两种方法。第一种是建立在单一危险因素与发病率基础上的单因素加权法，即将这些单一因素与发病率的关系以相对危险性表示其强度，得出的各相关因素的加权分数即患病的危险性。由于这种方法简单实用，不需要大量的数据分析，是健康管理发展早期的主要危险性评价方法。其典型代表是哈佛癌症风险指数。第二种方法是建立在多因素数理分析基础上的多因素模型法，即采用统计学概率理论的方法得出患病危险性与危险因素之间的关系模型。所采用的数理方法，除常见的多元回归(Logistic 回归模型和 Cox 回归模型)外，还有基于模糊数学的神经网络方法等。这类方法的典型代表是 Framingham 的冠心病模型，它是在前瞻性队列研究的基础上建立的。很多机构以 Framingham 模型为基础构建其他模型，并由此演化出适合自己国家、地区的评价模型。

绝对风险评估基于队列研究构建，估计未来若干年内患某种疾病的可能性，用以估计多个危险因素对疾病的效应，如 5 年内患病的绝对风险为 10 %，表示 5 年内将患被评估疾病的概率为 10 %。

评估疾病绝对风险的主要目的在于确定干预措施的绝对效果。例如，如果人群平均 5 年绝对风险是 15 %，意味着在未来 5 年内，整个人群中有 15 %的人需要进行被评估疾病的干预。也就是说，若未来 5 年内，在某一人群中采取有效的干预措施，则可能将人群被评估疾病的发病率降低 15 %，如将人群被评估疾病发病率从 10 %降低至 8.5 %。

相对风险是具有某一危险因素的个体与不具有这种危险因素的个体相比，发生某种疾病的概率之比。相对风险是对某一个危险因素单独表示，以提示人们对某些行为(如吸烟)或某种生理异常(如高血压)进行干预。这种表述方法在人群干预疗效的评价中存在一定问题，因为相对风险的降低程度与患者治疗前的绝对风险水平相关。例如，有研究显示，血压或血脂处于人群平均水平，而心血管疾病绝对风险高的个体，其降压或降脂治疗的绝对益处是血压或血脂处于较高水平，而心血管疾病绝对风险较低的个体的 2～3 倍。因此，目前相对风险评估通常是指个体危险性与同年龄、同性别人群平均水平之比。

(三)风险沟通

风险沟通是个体、群体及机构之间交换信息和看法的双通道的互动过程，是一个收集信息、组织信息、再现信息，并为决策服务的过程。风险沟通贯穿风险管理的全过程，起到互动和交流信息的作用，是风险管理的最重要的途径。因此，在疾病的风险管理中，恰当的风险沟通方式，将有助于临床医生、全科医生和患者更好地理解疾病绝对风险的概念。

目前，多数国家和地区在疾病风险管理过程中存在的主要问题在于，多数患者和医生不能很好地理解疾病绝对风险。研究显示，近 80 %的实际处于高风险中的个体过于乐观地自认为处于低风险中，同时近 20 %的实际处于低风险中的个体过于悲观地自认为处于高风险中。多数人更理解相对风险的概念。吸烟者发生心血管病事件的风险是不吸烟者的两倍，但这一信息只有知道不吸烟者心血管病事件的风险才有意义。同样，仅告知吸烟者，5 年内发生心血管疾病事件的绝对风险是10％的意义并不大,只有同时告知他们,戒烟可使他们的风险水平降低的程度,并有相应的测量尺度测定平均改变量,才有意义。多数人对所暴露或预防的风险因素没有绝对等级的概念,因此也就不知道该如何应对这些信息。

绝对风险是来自数学运算的抽象概念。对患者和临床医生而言,药物或其他干预降低血压或血脂的直接的、可理解的指标是血压和血脂水平,他们难以理解降压或降脂药能显著降低心血管疾病的风险,即使这些危险因素是在正常范围内,同样也很难理解相同的药物对血压、血脂处于平均水平的人比处于较高水平者更有效。

目前,疾病防治领域的国外研究者已将目光转向了在疾病绝对风险的基础上,构建、整合新的疾病风险沟通(risk communication)工具,如医学家建立了评估患者"心血管年龄"的新的风险沟通工具。该模型以每年冠心病、脑卒中和非心血管疾病的死亡危险为基础评估个体的期望寿命,并与同年龄同性别的个体的平均期望寿命进行比较,计算出期望寿命的差值,称为年龄裂痕(age gap),实际年龄加上或减去该差值就得到"血管年龄"。例如,一个具备多种危险因素的人(50岁)与不具备这些因素的同年龄、同性别的人相比,期望寿命会减少5年,那么他的心血管年龄就是55岁(虽然他的实际年龄只有50岁)。这种风险沟通方法,既包含了绝对风险特征(年龄裂痕的大小),又包含了相对风险特征(实际年龄比血管年龄更年轻了还是更老了)。Framingham研究者在2008年发布的心血管综合风险预测模型中也采纳了血管年龄的沟通方法,将10年绝对风险值进行进一步转化,得到相应的血管年龄。

因此,在风险评估报告中,用有利于患者和医生理解的工具来表示风险评估所给出的结果,将更有利于风险沟通,更简单、直接地向患者和医生传达风险程度。

健康风险评估报告包括个体评估报告和群体评估报告。无论是个体评估报告还是群体评估报告都应与评估目的相对应。个体评估报告主要包括健康风险评估结果及分析,以及有针对性的健康教育信息。群体评估报告主要包括受评群体的人口学特征、患病状况、危险因素总结、建议的干预措施和方法等。

二、健康风险评估的种类与方法

在健康管理中,健康风险评估主要包括一般健康风险评估、疾病风险评估和健康功能评价,本章主要介绍前两种。

(一)一般健康风险评估

一般健康风险评估主要是对危险因素和可能发生疾病的评估。对危险因素的评估包括生活方式/行为危险因素评估、生理指标危险因素评估,以及个体存在危险因素的数量和严重程度的评估,以期发现主要问题及可能发生的主要疾病。

1.生活方式/行为危险因素评估

生活方式是一种特定的行为模式,这种行为模式受个体特征和社会关系所制约,是在一定的社会经济条件和环境等多种因素之间的相互作用下形成的。不良生活方式和行为如吸烟、膳食不合理及身体活动不足,是主要慢性病(心血管疾病、糖尿病、肿瘤、呼吸道疾病)的共同危险因素。生活方式/行为评估主要是通过对吸烟状况、体力活动、膳食状况的评估,帮助个体识别自身的不健康行为方式,充分认识到这些行为和风险对他们的健康造成的不良影响,并有针对性地提出改善建议,促使个体改正不健康的行为。

2.生理指标危险因素评估

高血压、高脂血症、高血糖、肥胖等本身既是疾病状态,同时又是冠心病、脑卒中、肿瘤、糖尿病及慢性阻塞性肺疾病的危险因素。生理指标危险因素评估就是通过检测个体血压、血脂、血糖、体重、身高、腰围等生理指标,明确个体或人群各项生理指标的严重程度,以及同时存在其他危险因素的数量,评估个体或人群的危险度,进行危险度分层管理,如高血压危险度分层管理、血脂异常危险度分层管理等。

正常血压在 120/80 mmHg 以下。血压超过 140/90 mmHg 时,根据《中国高血压防治指南》对高血压患者进行的心血管疾病危险度分层,高血压患者可分为低危、中危、高危和极高危,分别表示 10 年内将发生心、脑血管病事件的概率为小于 15 %、15 %～20 %(不含 20%)、20 %～30 % 和大于 30 %,量化估计预后。具体分层标准根据血压升高水平(1、2、3 级)、其他心血管病危险因素、靶器官损害及并发症情况来确定,见表 4-3。

表 4-3　高血压患者心血管危险分层标准

其他危险因素和病史	血压水平/mmHg		
	1 级(收缩压 140～159 或舒张压 90～99)	2 级(收缩压 160～179 或舒张压 100～109)	3 级(收缩压大于等于 180 或舒张压大于等于 110)
无其他危险因素	低危	中危	高危
1～2 个危险因素	中危	中危	很高危
3 个以上危险因素,或靶器官损害	高危	很高危	很高危
临床并发症或合并糖尿病	很高危	很高危	很高危

(1)用于分层的其他心血管危险因素:男性不低于 55 岁,女性不低于 65 岁;吸烟;血清总胆固醇大于 5.72 mmol/L(220 mg/dl);糖耐量受损(餐后 2 h 血糖 7.8～11.0 mmol/L)和/或空腹血糖异常(6.1～6.9 mmol/L);早发心血管疾病家族史(一级亲属发病年龄小于 50 岁);腹型肥胖(腰围:男性大于等于 90 cm,女性大于等于 80 cm)或肥胖(BMI≥28 kg/m²)。

(2)靶器官损害:左心室肥大(心电图或超声心动图);颈动脉超声 IMT≥0.9 mm 或动脉粥样硬化斑块;颈-股动脉脉搏波传导速度大于等于 12 m/s;踝/臂血压指数小于 0.9;肾小球滤过率小于(60 ml/min/1.73 m²)或血肌酐轻度升高(男性:115～133 μmol/L 或 1.3～1.5 mg/dl;女性:107～124 μmol/L 或 1.2～1.4 mg/dl);微量蛋白尿 30～300 mg/24 h 或白蛋白-肌酐比值大于等于 30 mg/g(3.5 mg/mmol)。

(3)并发症:心脏疾病(心绞痛,心肌梗死,冠状动脉血运重建术后,充血性心力衰竭);脑血管疾病(脑出血,缺血性脑卒中,短暂性脑缺血发作);肾脏疾病(糖尿病肾病;肾功能受损;血肌酐升高,男性大于 133 μmol/L 或 1.5 mg/dl,女性大于 124 μmol/L 或 1.4 mg/dl;蛋白尿(>300 mg/24 h);外周血管病;重度高血压性视网膜病变(出血或渗出,视神经乳头水肿);糖尿病[空腹血糖大于等于 7.0 mmol/L,餐后 2 h 血糖大于等于 11.0 mmol/L,糖化血红蛋白(GHbA1c)≥6.5 %]。

血脂异常的危险度分层,我国人群血清总胆固醇的合适范围是小于 5.18 mmol/L(200 mg/dl),低密度脂蛋白胆固醇的合适范围是小于 3.37 mmol/L(130 mg/dl)。血清总胆固醇(TC)超过5.18 mmol/L或低密度脂蛋白胆固醇(LDL-Ch)超过 3.37 mmol/L 时,根据《中国成人血脂异常防治指南》对血脂异常患者进行心血管疾病危险度分层,具体分层标准根据血脂异常水平(边缘升高和升高)、其他心血管病危险因素的多少、有无高血压、有无冠心病及其等危症,见表4-4。冠心病等危症是指非冠心病患者 10 年内发生主要冠脉事件的危险与已患冠心病者同等,新发和复发缺血性心血管病事件的危险大于 15 %。

表 4-4　血脂异常患者心血管危险分层标准

危险分层	TC 为 5.18~6.19 mmol/L(200~ 239 mg/dl)或 LDL-Ch 为 3.37~4.12 mmol/L(130~159 mg/dl)	TC≥6.22 mmol/L(240 mg/dl)或 LDL-Ch≥4.14 mmol/L(160 mg/dl)
无高血压且其他危险因素数小于 3	低危	低危
有高血压,或其他危险因素数大于等于 3	低危	中危
有高血压且其他危险因素数大于等于 1	中危	高危
冠心病及其等危症	高危	极高危

注:其他危险因素包括年龄(男不低于 45 岁,女不低于 55 岁)、吸烟、低 HDL-Ch、肥胖和早发缺血性心血管病家族史。

(二)疾病风险评估(disease specific health assessment)

目前,健康风险评估已逐步扩展到以疾病为基础的危险性评价。疾病风险评估就是指对特定疾病患病风险的评估,主要有以下 4 个步骤:第一,选择要预测的疾病(病种);第二,不断发现并确定与该疾病发生有关的危险因素;第三,应用适当的预测方法建立疾病风险预测模型;第四,验证评估模型的正确性和准确性。本部分主要介绍哈佛癌症风险指数和心血管疾病的风险评估模型的构建。

1.哈佛癌症风险指数

哈佛癌症风险指数是哈佛癌症风险工作小组提出的,是基于生活方式及常规体检资料的癌症风险评估模型。具体步骤如下。

(1)通过查阅文献确立所评估癌症的主要危险因素及相对危险度:选取资料时,尽可能选用基于评估地区人群、大样本的重大项目研究。如评估地区资料缺失或不充分,则由专家小组成员参考其他地区相关研究资料,讨论决定。

(2)预测个体发病的相对危险度:计算出个体患病的相对风险。用个体患病的相对风险与其同性别年龄组一般人群进行比较,根据哈佛癌症风险指数工作小组制定的从显著低于一般人群到显著高于一般人群的 7 个等级标准(表 4-5),确定个体的危险等级。

(3)计算个体患病的绝对风险:相对风险乘以同性别年龄组一般人群某病的发病率,即可算出个体患病的绝对风险值。

有国外学者采用前瞻性队列研究对哈佛癌症指数进行了验证,结果表明哈佛癌症指数对女性的卵巢癌和结肠癌及男性的胰腺癌均有较高的辨别能力。

表 4-5　被预测个体与同性别年龄组一般人群患者风险比较

相对风险	风险水平
<0	极显著低于一般人群
0~0.5(不含 0.5)	显著低于一般人群
0.5~0.9(不含 0.9)	低于一般人群
0.9~1.1(不含 1.1)	相当于一般人群
1.1~2.0(不含 2.0)	高于一般人群
2.0~5.0(不含 5.0)	显著高于一般人群
5.0 及 5.0 以上	极显著高于一般人群

我国学者依据近 20 年来我国肺癌流行病学资料,运用哈佛癌症风险指数建立了肺癌发病风险评估方法。例如,一名男性,46 岁,每天吸卷烟 16 支,吸烟 20 年,无职业性粉尘接触史,生活在北京,无糖尿病,每日蔬菜水果摄入超过 400 g。哈佛癌症风险指数计算公式所需的相应值见表 4-6:①我国肺癌发病危险因素及相对危险度(RRc),是依据近 20 年来我国肺癌流行病学资料,经讨论达成共识的赋值;②同性别年龄组人群中各危险因素的暴露比例(P);③该个体存在的危险因素的相对危险度(RRI)。

表 4-6　该男性计算哈佛癌症风险指数所需的相应值

危险因素	RRI	RRc	$P/\%$
吸烟	1.0	2.6	0.11
已戒烟	1.0	2.0	0.01
吸烟指数<100	1.0	1.8	0.07
吸烟指数 100~199	1.0	2.6	0.11
吸烟指数 200~299	1.0	4.2	0.14
吸烟指数 300~399	5.8	5.8	0.16
吸烟指数≥400	1.0	8.0	0.12
吸烟斗或旱烟	1.0	4.6	0.05
空气城市污染(大城市生活)	1.3	1.3	0.14
肺癌家族史	1.0	1.6	0.12
既往病史	1.0	2.6	0.04
肺结核史	1.0	2.6	0.04
慢性支气管炎史	1.0	2.4	0.04
肺炎病史	1.0	2.0	0.06
蔬菜水果摄入<400 g/d	1.0	1.4	0.56

通过计算可知,该男性肺癌发病风险为其同性别同年龄组一般人群的 0.66 倍,按哈佛癌症风险指数工作小组制定的标准,该男性肺癌发病风险低于一般人群。我国男性该年龄组一般人群肺癌发病率为 32/10 万,其今后 5 年肺癌发病的绝对危险为:$5 \times 0.66 \times 32/10^5 = 105.6/10^5$。但应考虑肺癌发病风险随年龄增加而增加,评估值应该用年龄段的增长率校正。该年龄段每年肺癌发病率增加 10 %,因此该男性 5 年肺癌发病的绝对风险为:$105.6/10^5 \times (1 + 10 \%)^5 = 0.170$ %。

吸烟是可改变的危险因素。若该男性戒烟,则其肺癌的相对风险可降到一般人群的 $0.66 \times 2.0/5.8 = 0.22$ 倍,今后 5 年内肺癌发病风险可降为 0.057 %,即可降低约 2/3。

2.心血管疾病的风险评估

心血管疾病是世界范围内致残和过早死亡的主要原因。其基础病理是动脉粥样硬化,该病的发展可历经多年,通常在出现症状时已进入后期,通常见于中年人。急性冠心病事件(心脏病发作)和脑血管事件(脑卒中)通常为突然发生,常常来不及医治即告死亡。

心血管疾病预防实践的进展很大程度得益于对各种危险因素(如高血压、高胆固醇血症、糖尿病、肥胖等)的研究,其发病是多种危险因素综合作用的结果。已诊断为心血管疾病,以及有一种或多种危险因素而处于高心血管风险者,可通过改变危险因素降低临床事件和过早死亡的发生概率。

根据各种危险因素水平综合评估心血管疾病的发病危险对其防治十分重要。1993 年,新西兰最早引入了"综合风险"进行高血压管理,之后许多国家和地区在心血管疾病的防治指南中相继采用了"综合风险"的概念,并在实际中应用。心血管疾病风险评估正是"综合风险"的具体体现,是一种有效的鉴别高危人群的方法。心血管疾病发病危险评估是对人群进行危险分层,对不同发病危险人群有针对性地进行有效干预,强调对发生心血管疾病的危险度进行多因素评估,据此决定干预的方法和力度,是慢性病健康管理链上十分重要的一环,对早期识别、干预心血管病高危人群具有重要意义,同时风险评估本身也是一种健康管理的激励机制。

心血管疾病危险预测模型就是以是否发病或死亡作为因变量,以危险因素为自变量,通过 Logistic 回归和 Cox 回归模型建立回归方程,预测个体在未来某个时间(5 年或 10 年)心血管疾病发病或死亡的可能性(绝对危险度)。由于方程的结果反映了个体主要危险因素的综合发病或死亡危险,也被称为综合心血管病危险(total risk)。绝对危险度是以人群的平均危险因素水平和平均发病率对 Cox 生存函数进行调整的,如 10 年发病危险概率(P)的计算公式为:

$$P = 1 - S_0(t)^{\exp(f[x, M])}$$

其中 $f(x, M) = \beta_1(x_1 - M_1) + \cdots\cdots + \beta_p(x_p - M)$,$\beta_1$ 至 β_p 为各危险因素不同分层的偏回归系数,$x_1 \cdots\cdots x_p$ 为每个人各危险因素的水平,$M_1 \cdots\cdots M_p$ 为本人群各危险因素的平均水平。$S_0(t)$ 为在 t 时间(如 10 年)的平均生存函数,即危险因素平均水平时的生存函数。

心血管疾病危险预测模型的典型代表是 Framingham 心脏研究建立的冠心病风险预测模型,该模型被用于预测不同危险水平的个体在一定时间内(如 10 年)发生冠心病危险的概率。西方国家多以 Framingham 心脏研究建立的风险评估模型为基础,制定适合本国的综合危险评估指南。Framingham 心脏研究的对象是美国白人,有研究显示其预测结果并不适用于所有人群(尤其是不同地区或不同民族的人群)。因此,许多国家和地区也利用自己的研究力量建立了适宜本民族人群特点的预测模型。

（1）我国心血管疾病风险评估模型：在我国，人群心血管疾病的疾病谱和危险因素流行特征与西方发达国家有明显不同。为此，研究者于 2003 年开始开发适合我国人群的危险预测模型，主要研究如下。

①北京心肺血管研究所以 1992 年建立的"中国 11 省市队列研究人群"为基础，应用 Cox 比例风险模型进行危险因素与发病危险的多因素分析，以冠心病和缺血性脑卒中作为预测指标，以年龄、血压、TC、高密度脂蛋白胆固醇（HDL-Ch）、吸烟情况和血糖 6 个危险因素为主要参数，对男女两性分别建立冠心病和缺血性脑卒中发病危险的预测模型，同时利用该模型计算不同危险水平（上述 6 个危险因素的不同组合）个体 10 年冠心病和缺血性脑卒中发病绝对危险，结果显示：随着危险因素个数的增加，缺血性心血管病发病的绝对危险增加，不同危险因素之间有协同作用，不同的危险因素组合对缺血性心血管病发病危险的作用强度有所差别。我国 35～64 岁人群缺血性心血管病发病绝对危险的分布情况：发病危险概率小于 10 %者占 95.4 %，发病危险概率大于等于 10 %者占 4.6 %，发病危险概率大于等于 20 %者只占 0.8 %。而 25.5 %的冠心病和缺血性脑卒中发生在发病危险概率大于等于 10 %的人群中，表明危险因素与心血管病发病绝对危险度的评估比相对危险度具有更重要的公共卫生意义。在评价不同个体的心血管疾病危险时不应仅看危险因素的个数，还应考虑危险因素的不同组合。该研究组同时采用 Framingham 模型评估我国 11 省市队列研究人群的冠心病发病危险，发现 Framingham 模型高估了我国人群冠心病的发病危险，于是以"中国 11 省市队列研究人群"为基础，分别建立了男女两性冠心病发病危险的预测模型。

②国家"十五"攻关"冠心病、脑卒中综合危险度评估及干预方案的研究"。该协作组考虑到我国是冠心病相对低发、脑卒中相对高发的国家，如果采用冠心病发病危险来衡量个体或群体的心血管病综合危险，显然会在很大程度上低估其危险，而不足以引起人们应有的重视。协作组还发现，冠心病和缺血性脑卒中二者的主要危险因素种类基本相同，各危险因素对发病的贡献大小顺序也相同，为了更恰当地反映我国人群存在的心血管病危险，该研究依据中美心肺血管疾病流行病学合作研究队列随访资料，将冠心病事件和缺血性脑卒中事件合并后的联合终点称为缺血性心血管病事件（如某一个体兼患冠心病和缺血性脑卒中事件，则仅记为 1 例缺血性心血管病事件）。

该研究采用 Cox 比例风险模型，以缺血性心血管病事件作为预测模型的因变量，以年龄、收缩压（SBP）、体质指数（BMI）、血清总胆固醇、是否患糖尿病和是否吸烟等 6 个主要危险因素为自变量，拟合分性别的最优预测模型。

许多国家和地区在借鉴和引用 Framingham 模型的同时，也在积极研究和使用新的简易预测工具，该研究在预测模型的基础上，进一步将各连续变量危险因素转化为分组变量拟合出适合我国人群的心血管病综合危险度简易评估工具，该工具是根据简易预测模型中各危险因素处于不同水平时所对应的回归系数，确定不同危险因素水平的分值，所有危险因素评分之总和即对应于缺血性心血管病事件的 10 年发病绝对危险。

例如，一个 50 岁的男性，SBP 为 150/90 mmHg，BMI 为 25 kg/m^2，血清总胆固醇为 5.46 mmol/L，吸烟，无糖尿病。评估步骤如下。

第一步:年龄 50 岁＝3 分,SBP 150/90 mmHg＝2 分,BMI 25 kg/m² ＝1 分,TC 5.46 mmol/L＝1 分,吸烟＝2 分,无糖尿病＝0 分。第二步:评分求和 3＋2＋1＋1＋2＋0＝9 分。第三步:查表, 9 分对应的 10 年发生缺血性心血管疾病的绝对危险为 7.3 ％。

如果年龄达到 60 岁,每增加 5 岁,得分加 1 分。比如:与上述例子指标相同的个体,如果 年龄为 60 岁,则总得分为 10 分,绝对危险为 9.7 ％;如果年龄为 65 岁,则总得分为 11 分,绝 对危险为 12.8 ％。

危险评估图是按评估危险因素的不同分类定义危险水平,在方格图中用不同的颜色表示 不同风险水平等级的更便于临床应用的一种简易评估工具。根据缺血性心血管病事件 10 年 发病危险预测模型,按性别、有无糖尿病、是否吸烟、年龄、总胆固醇和收缩压等危险因素的不 同分类定义危险水平,在方格图中用不同的颜色表示不同的风险水平等级,绘制缺血性心血管 病事件 10 年发病危险评估图。评估结果分为 5 个等级,即小于 5 ％极低度危险、5 ％～10 ％ (不含 10％)低度危险、10 ％～20 ％(不含 20％)中度危险、20 ％～40 ％高度危险、大于 40 ％ 很高度危险。只要在图中找到个体各种危险因素水平所对应的位置,根据该位置表示的颜色 即可判定个体 10 年内发生缺血性心血管病的绝对危险在哪个等级。

如上例,根据该男性无糖尿病、血清总胆固醇为 5.46 mmol/L、吸烟、BMI＝24 kg/m²,选 择相应的图,再根据年龄和收缩压水平确定危险水平的对应位置,为浅黄色,说明该个体 10 年 内发生缺血性心血管病事件的绝对危险等级为 5 ％～10 ％(不含 10 ％),为低度危险。

(2)世界卫生组织心血管病风险评估:世界卫生组织于 2008 年出版了《心血管疾病防治》 (心血管风险评估和管理袖珍指南)。该指南主要针对具有心血管疾病危险因素,但尚无明确 临床症状者,提供了 WHO/ISH 心血管风险预测图,并就如何降低冠心病(CHD)、脑血管疾病 和周围血管疾病的首次和再发临床事件的发生提供基于循证医学的建议,对需要采取哪些特 定的预防性行动并达到何种力度提供了指导意见。

WHO 和国际高血压学会(ISH)对具有心血管疾病危险因素,但尚无明确临床症状者给 出了 14 个流行病学亚区域的 WHO/ISH 风险预测图,该预测图根据年龄、性别、血压、吸烟状 况、血清总胆固醇和有无糖尿病等因素,可判断未来 10 年发生致死性或非致死性主要心血管 事件(心肌梗死或脑卒中)的风险。图共有两套:一套用于可测血清总胆固醇的地方,另一套用 于不能测血清总胆固醇的地区。这些图为没有被诊断为冠心病、脑卒中或其他动脉粥样硬化 疾病的患者提供了未来发生心血管疾病的可能风险。

实践要点:如存在以下情况,心血管疾病实际风险可能会高于预测图所指示的风险。①已 接受抗高血压治疗;②过早绝经;③接近下一个年龄组或下一个收缩压分级;④肥胖症(包括向 心性肥胖);⑤静态生活方式;⑥一级直系亲属中有早发 CHD 或脑卒中的家族史(男性小于 55 岁,女性小于 65 岁);⑦甘油三酯(triglyceride,TG)水平升高(＞2.0 mmol/L 或 180 mg/dl); ⑧HDL 胆固醇水平低(男性小于 1 mmol/l 或 40 mg/dl,女性小于 1.3 mmol/L 或 50 mg/dl); ⑨C 反应蛋白、纤维蛋白原、同型半胱氨酸、载脂蛋白 B 或脂蛋白(a)或空腹血糖升高,或糖耐 量低减;⑩微量白蛋白尿(可使 5 年糖尿病风险升高约 5 ％);⑪脉搏加快;⑫社会经济资源 匮乏。

同时,WHO 对有心血管风险因素者根据个体总的风险水平给出了预防心血管疾病的指导性建议（表 4-7）。

表 4-7　WHO 对有心血管风险因素者预防心血管疾病的建议（根据个体总的风险水平）

心血管事件 10 年风险	建议
＜10％	风险低。但低风险并不意味着没有风险。建议采取稳妥的管理方式，重点是生活方式干预
10％～20％（不含 20％）	有中度风险发生致死性或非致死性心血管事件。每隔 6～12 个月监测一次风险状况
20％～30％（不含 30％）	有高风险发生致死性或非致死性心血管事件。每隔 3～6 个月监测一次风险状况
≥30％	有很高风险发生致死性或非致死性心血管事件。每隔 3～6 个月监测一次风险状况

第四节　健康风险评估的目的

健康风险评估是通过合理有效的手段收集个人或人群详细健康相关资料，利用各种评估工具对健康相关信息进行整理、分析，最终形成对当前健康状态、健康发展趋势及未来可能出现的结果等多方面的判断。应用恰当的评估模型或工具进行评估，获得的准确结果有利于制订合理的健康干预计划，达到促进健康的目的。因此，健康风险评估的目的在于以下几点。

一、健康风险评估应用于个人健康指导的目的

1.帮助个体综合认识健康危险因素

健康危险因素（环境因素、生物遗传因素、行为生活方式因素、卫生服务因素等）在个体身上的发生和表现是多元化的，并且相互影响，可以出现病症也可以不表现病症。健康风险评估通过收集个人危险因素信息评估个体的健康状况及未来患病危险性，有利于帮助个体综合、正确地认识自身健康危险因素及其危害。

2.鼓励和帮助人们改正不健康的行为

健康风险评估通过个性化、量化的评估结果，帮助个人认识自身的健康危险因素及其危害与发展趋势，指出了个人应该努力改善的方向，并制定针对性强的干预方案，帮助人们有的放矢地改正不健康的行为，促使人们自愿地改变不良的健康行为，消除或减轻影响健康的危险因素，预防疾病，促进健康，提高生活质量。

3.制定个体化健康干预措施

通过健康风险评估，可以明确个人或群体的主要健康问题及其健康危险因素，并确定危险因素的属性是行为因素还是非行为因素，是可改变的因素还是不可改变的因素（如年龄、性别、疾病家族史和遗传特征），进而通过制定个体化、针对性的干预方案，提高个体或人群的健康水平。

4.评价干预措施的有效性

健康干预是健康管理过程中通过多种形式帮助个体采取行动，纠正不良生活方式和习惯，控制健康危险因素的手段。健康管理是一个长期的、连续不断的、周而复始的过程，即在健康

干预措施实施一定时间后，需要评价效果、调整计划和干预措施。健康风险评估可通过自身的信息系统，收集、追踪和比较重点评价指标的变化，可对健康干预措施的有效性进行实时评价和修正。

二、健康风险评估应用于群体管理的目的

对群体进行健康管理时，为了使健康管理更有效，针对性更强，通常要筛选高危人群，进行人群分层管理，以监测疾病进程，降低医疗费用。健康风险评估是筛选高危人群，进行风险分层的最佳方法。可按健康危险因素的多少、疾病危险性的高低等进行健康风险高低分层（如高血压患者心血管危险分层管理等），也可根据卫生服务的利用水平、设定的阈值或标准等进行医疗花费高低分层。通过对不同风险的人群采取不同等级的干预手段，可达到健康的最大效果，实现资源的最大化利用。例如：对经常利用卫生服务的人群进行疾病管理；对偶尔利用的人群进行需求管理；对很少利用的人群进行生活方式管理；等等。见表 4-8。

表 4-8　根据人群医疗费用分层进行健康管理

卫生服务利用水平	设定的阈值或标准
住院次数	医疗费用在人群中处于前列（前 10 %）
急诊次数	现患某种慢性病（如糖尿病）
门诊次数	自我报告健康状况差
	自我报告正在服用多种药物

三、健康风险评估应用于健康保险的目的

将健康风险评估应用于健康保险时，其目的在于进行核保及服务管理，如通过健康风险评估进行健康保险费率的计算，制定合理化的保险费用，量化回报效果等。

第五章　社区常见慢性病的健康管理

第一节　概述

慢性非传染性疾病(non-communicable chronic disease，NCD)简称"慢性病"，不是特指某种疾病，而是对一组起病时间长，缺乏明确的病因证据，一旦发病即病情迁延不愈的非传染性疾病的概括性总称。慢性病主要的 4 个类型为：心血管疾病(如心脏病发作和脑卒中)、癌症、慢性呼吸道疾病(如慢性阻塞性肺疾病和哮喘)，以及糖尿病。

慢性病已成为全世界几乎所有国家成年人的最主要死因。世界卫生组织估计，慢性病每年使 3 600 多万人失去生命，其中 80 ％发生在中低收入国家，900 多万慢性病患者死于 60 岁之前，而心脏病、脑卒中、癌症、慢性呼吸道疾病和糖尿病等占所有导致死亡的慢性病的 60 ％。到 2015 年，慢性病死亡人数增加了 17 ％，也就是说，在因各种病因而死亡的 6 400 万人中，4 100 万人死于慢性病。

在我国，随着人口的老龄化及社会经济发展所引起的人们生活方式与习惯的变化，慢性病已成为影响人民健康和导致死亡的首要原因。根据我国部分市县前 10 位疾病死亡专率及死亡原因构成(合计)资料显示，恶性肿瘤、脑血管病、心脏病、呼吸系统疾病、内分泌营养和代谢疾病、神经系统疾病和精神障碍占据了死亡原因的较大比例，见表 5-1。随着我国经济、社会的迅速发展，慢性非传染性疾病总体呈现出发病率、病死率、致残率高，而知晓率、治疗率、控制率低的"三高三低"现象。2019 年我国慢性病患病率已达 23 ％，死亡数已占总死亡数的 86 ％。预测到 2026 年癌症、糖尿病、高血压的发病率将分别提高至 0.7 ％、14.4 ％、27.8 ％。慢性病患病率的上升，将产生长期用药及科学疾病管理成本，带动中国医疗开支增加。

据世界卫生组织统计，2005—2015 年，我国心脏病、脑卒中和糖尿病患者过早死亡而导致的国民收入损失达 5 580 亿美元。

从广义上讲，慢性病是在多个遗传基因轻度异常的基础上，加上长期紧张疲劳、不健康的生活方式及饮食习惯、环境污染物的暴露、忽视自我保健和心理应变平衡逐渐积累而发生的疾病，其中生活方式是主要原因，即使有慢性病(如高血压)的遗传背景，发病与否也在很大程度上取决于生活方式。心脑血管疾病、肿瘤、糖尿病及慢性呼吸系统疾病等常见慢性病的发生都与吸烟、不健康饮食(过多摄入饱和脂肪酸、糖、盐，而水果、蔬菜摄入不足)、饮酒、静态生活方式等几种共同的行为生活方式危险因素有关。慢性病各种危险因素之间及其与慢性病之间的内在关系已基本明确，往往是"一因多果，一果多因，多因多果，互为因果"。

表 5-1　2009 年部分市县前 10 位疾病死亡专率及死因构成（合计）

顺位	市			县		
	死亡原因	死亡专率/（1/10 万）	构成/%	死亡原因	死亡专率/（1/10 万）	构成/%
1	恶性肿瘤	167.57	27.01	恶性肿瘤	159.15	24.26
2	脑血管病	126.27	20.36	脑血管病	152.09	23.19
3	心脏病	128.82	20.77	心脏病	112.89	17.21
4	呼吸系统疾病	65.40	10.54	呼吸系统疾病	98.16	14.96
5	损伤及中毒	34.66	5.59	损伤及中毒	54.11	8.25
6	内分泌营养和代谢病	20.33	3.28	消化系统疾病	14.55	2.22
7	消化系统疾病	16.58	2.67	内分泌营养和代谢病	11.25	1.72
8	泌尿生殖系统疾病	7.34	1.18	传染病	7.25	1.11
9	神经系统疾病	6.89	1.11	泌尿生殖系统疾病	7.22	1.10
10	传染病	6.29	1.01	神经系统疾病	5.08	0.77
	死因合计		93.52	死因合计		94.79

第二节　慢性病的三级预防

2006 年，世界卫生组织在《预防慢性病——一项至关重要的投资》中指出：各国政府和民众应当走出慢性病不可预防的误区，积极投资和致力于预防慢性病。

慢性病的预防不仅仅是指阻止疾病的发生，还包括疾病发生后阻止或延缓其发展，最大限度地减少疾病造成的危害。慢性病的预防实践证明，慢性病的发生和流行可通过三级预防加以控制。三级预防体现在个体或群体慢性病发生前后的各个阶段。

一、一级预防

一级预防（primary prevention）又称病因预防，是指在疾病尚未发生时针对致病因素（或危险因素）采取措施，也是预防、控制和消灭疾病的根本措施。慢性病一级预防的目的是消除疾病的危险因素，预防疾病的发生和促进健康，其主要手段是健康促进和健康保护。

健康促进是通过创造促进健康的环境使人们避免或减少对致病因子的暴露，改变机体的易感性，具体措施包括健康教育、自我保健、环境保护、优生优育、卫生监督等。其中，通过健康教育提高全体居民的自我保健能力是一级预防的核心。目前，健康教育已成为各国实现人人享有卫生保健这个战略目标的一个重要支柱。健康保护是对有明确病因（危险因素）或具备特异预防手段的疾病所采取的措施，在预防和消除病因上起主要作用，其最主要的措施有生活方式干预（合理膳食、戒烟限酒、规律运动等）、预防性干预、劳动保护等。

开展慢性病一级预防常采用双向策略(two pronged strategy)，即把对整个人群的普遍预防和对高危人群的重点预防结合起来。前者称为全人群策略(population strategy)，旨在降低整个人群对疾病危险因素的暴露水平，它是通过健康促进实现的；后者称为高危策略(high-risk strategy)，旨在消除具有某些疾病的危险因素人群的特殊暴露，突出高危人群的预防有利于提高慢性病一级预防的效率，它是通过健康保护实现的。

二、二级预防

二级预防(secondary prevention)又称"三早"预防，即早发现、早诊断、早治疗，在慢性病的自然史中属临床前期，是防止或减缓疾病发展而采取的措施。慢性病的大多数病因不完全清楚，要完全做到一级预防是不现实的。但慢性病的发生、发展大都是致病因素长期作用的结果，因此做到早发现、早诊断和早治疗是可行的。早期发现的措施包括普查、筛检、定期健康检查，以及设立专门的防治机构等，如乳腺癌的筛查、糖尿病专科门诊等。某些肿瘤还可以通过个人的自我检查达到早期发现的目的。例如，通过乳房自检可以早期发现乳腺癌。

做好慢性病二级预防的关键是：①向群众宣传防治慢性病的知识和有病早治的好处；②提高医务人员对慢性病"三早"的业务水平，并建立灵敏且可靠的疾病监测系统；③开发慢性病适宜的筛检方法及检测技术。

三、三级预防

三级预防(tertiary prevention)又称临床预防，是为了减少疾病的危害而采取的措施，其目的是防止伤残和促进功能恢复，提高生存质量，延长寿命，降低病死率。

慢性病的三级预防主要包括对症治疗和康复治疗两阶段。对症治疗的目的在于改善症状、促进康复、防止病情恶化、预防并发症、防止伤残等。康复治疗阶段是在病情被控制后，促进患者躯体、功能、心理进一步康复，使其恢复劳动力，争取病而不残或残而不废，保存其创造经济价值和社会价值的能力。

慢性病的预防保健对于疾病本身而言属于三级预防的范畴，但对于提高慢性病患者的身心状况，预防其他疾病的发生则属于一级预防。因此，慢性病的医疗必须与预防保健相结合，特别是与自我预防保健相结合。医务工作者要通过健康教育增加患者对慢性病知识的了解，提升患者的自我预防保健意识，使其愿意并且有能力对自身健康负责，积极配合预防保健人员和医务人员，并能使患者从自我预防保健中体会到自我努力对防治慢性病的有益作用。

第三节　原发性高血压

原发性高血压是慢性病中最常见、最具普遍性和代表性的疾病。由高血压而引起的心脑血管疾病在我国的疾病负担和死因顺位中均居首位。大量研究证明：高血压是引起心脑血管疾病最重要的危险因素，其并发症脑卒中、冠心病、心力衰竭、肾功能衰竭等疾患具有高度的致死率和致残率，严重危害人体健康。因此，高血压防治是当前我国慢性病，尤其是心脑血管疾病综合防治的重要课题和中心环节。由于高血压患病率高,与生活习惯关系密切,血压控制的方法确切而有效,预防带来的益处巨大,以及一般民众对高血压预防的重要性认识不足,通过健康教育与健康促进,民众建立健康的生活习惯、预防高血压的发生或控制延缓其并发症,对于心脑血管疾病的健康管理和综合防治有着重要的意义。

一、原发性高血压的病因

高血压从病因上分为两种:一种是由其他疾病引起的、有明确的起因的高血压,称为继发性高血压,如肾实质性高血压、肾血管性高血压、肾血管性高血压、药物诱发的高血压等;另一种是没有明确的原因,由遗传或/和环境因素(生活习惯)等综合原因所致的高血压,称为原发性高血压,占高血压患者的 95 % 左右。我们在公共卫生和健康教育中通常所指的高血压就是原发性高血压,是预防和健康教育、健康管理的重点。近几十年的研究表明:高血压是在遗传背景的基础上,加上不健康生活习惯的诱发而发病的,生活习惯是其主要原因。即使有高血压的遗传背景,发病与否也有很大部分取决于生活习惯的负荷。国内外大规模的流行病学研究证明:高血压的病因,遗传因素占 30 %～40 %,生活习惯占 60 %～70 %。因此,高血压在很大程度上是一种可以预防的疾病,健康教育、健康管理对高血压的预防有非常重要的意义。

二、原发性高血压的流行现状及危害

根据 2012 年全国营养与健康调查结果,我国人群高血压患病率为 24 %,比 2002 年增加了 5.2 %,全国高血压患者人数达到 2.66 亿,每 5 个成年人中至少有 1 人患高血压病。随着人口的老龄化,以及生活水平和膳食结构的改变,我国高血压患病率将呈现持续上升趋势。

高血压患病率在全世界各国均很高,一般来讲,工业化国家较发展中国家高。但近年来,一些经济和文化高度发达的国家,如日本,由于国民的健康教育、健康促进的普及与深入,高血压的患病率及脑卒中的死亡率有所下降。我国是高血压的高发国家,而且各地区的患病率有明显的差异,其规律是北部、西部高,东部和南方低。1991 年高血压流行情况调查结果显示:我国高血压患病率位于前 5 位的省市依次为西藏、北京、内蒙古、河北、天津,均超过了 11 %;而广东、广西、上海、浙江、江苏等南方省区市的患病率低于北方省区市,均低于 10 %;海南省最低,为 5.9 %。其原因有遗传和种族的差异,但更重要的可能是与北方和少数民族地区居民饮食习惯有关,如口味偏咸,食盐摄入量较高,动物性食品摄入量较多,大量饮酒者比例较高等。城乡之间比较,过去城市高血压患病率高于农村,但近年来随着农村经济的发展,农民的行为和生活方式发生了很大的变化,而知识的相对缺乏和医疗卫生系统的相对不完善导致农村居民的高血压患病率呈快速上升趋势,局部地区的患病率已高于城市地区。

高血压患病率随年龄的增长呈明显的上升趋势,2002 年全国调查表明:18～44 岁、45～59 岁和 60 岁及 60 岁以上人群高血压患病率分别为 9 %、29 %、49 %,即 60 岁及 60 岁以上老年人有一半为高血压患者。但近年来年轻人群高血压患病率的增加趋势比老年人更明显,高血压具有年轻化趋势。值得注意的是,幼年时血压偏高者,以后随年龄的增加,血压也增长得较高较快,这说明决定血压的过程和转归的关键在幼年,因此预防高血压应该从幼年阶段开始。

在性别分布方面,在 40 岁以前的高血压患病率一般男性高于女性,更年期后则差别消失或女性高于男性,这可能与女性的更年期变化有关。北京的调查结果显示:高血压患病率男性远高于女性,当两性的血压值水平相同时,男性的合并症程度比女性严重;同时还发现相同年龄的绝经女性的血压一般高于未绝经的女性,这说明妇女绝经期的内分泌失调也是引起血压升高的原因之一。

在职业分布方面,多数调查结果显示:长期从事脑力劳动、工作繁重、精神高度紧张及体力活动少的人群高血压患病率高于体力劳动者,其中以脑力劳动为主的职业人群患病率最高。

高血压一般在开始几年或十几年没有明显症状,但高血压使血管和心脏长期处于紧张和高负荷状态,由此引起全身血管的损伤(动脉硬化)及心室肥大,导致脑卒中、冠心病(心绞痛、心肌梗死等)、肾病(肾功能衰竭)、末梢性动脉疾患、眼底动脉硬化等并发症,严重危害人们的健康和生命。近年的疾病统计表明,中国每年死于心脑血管疾病的人数超过200万,而高血压是心脑血管疾病最大的危险因素。尤其值得强调的是,高血压是引起脑卒中的第一原因。脑卒中的发病率、病死率和致残率很高,对人们的健康和生命质量造成很大威胁。

三、原发性高血压的危险因素

目前多数学者认为,高血压的发生既受遗传因素的影响,又与个人的生活习惯有关,是二者长期相互作用的结果,其中个人的生活习惯起主要作用。在种族、遗传因素无法改变的情况下,建立健康的生活方式是预防高血压唯一有效的手段。目前比较公认的导致高血压的生活方式有高盐饮食、肥胖、体力活动过少、过量饮酒、精神高度紧张等,所以高血压的预防及健康管理应针对上述危险因素展开。具有以下1项及1项以上的危险因素,即可视为高危人群。

(1)血压测量为正常高值范围(收缩压120~139 mmHg和/或舒张压80~89 mmHg)。

(2)超重:BMI≥24 kg/m^2 和/或腰围男大于等于90 cm,女大于等于80 cm。

(3)高血压家族史(一、二级亲属)。

(4)长期过量饮酒(每日饮白酒不少于100 ml,且每周饮酒4次以上)。

(5)长期高盐饮食。

四、原发性高血压的诊断和危险度分级

(一)高血压的诊断

高血压的诊断主要根据诊所测量的血压值,采用经核准的水银柱或电子血压计,测量安静休息坐位时上臂肱动脉部位血压,必要时还应测量平卧位和站立位血压。高血压的诊断必须以未服用降压药物的情况下2次或2次以上非同日多次血压测定所得的平均值为依据。一旦诊断为高血压,必须鉴别是原发性还是继发性。

高血压的诊断标准为收缩压大于等于140 mmHg和/或舒张压大于等于90 mmHg(1 mmHg=0.133 kPa)。根据血压增高的水平,将高血压分为1、2、3级。2010年,我国高血压联盟在高血压治疗指南中对血压水平的定义和分类标准见表5-2。

表 5-2　血压水平的定义和分类标准　　　　　　　　　　　　　单位:mmHg

类别	收缩压		舒张压
正常血压	<120	和	<80
正常高值	120～139	和(或)	80～89
高血压	≥140	和(或)	≥90
1 级高血压(轻度)	140～159	和(或)	90～99
2 级高血压(中度)	160～179	和(或)	100～109
3 级高血压(重度)	≥180	和(或)	≥110
单纯收缩期高血压	≥140	和	<90

注:当患者的收缩压和舒张压属于不同类别时,诊断以高类别为准。

(二)危险度分层

高血压的预后不仅与血压升高水平有关,而且与其他心血管危险因素的存在及靶器官的损害程度有关。因此,从指导治疗和判断预后的角度,现在主张对高血压患者作心血管危险分层。

五、原发性高血压的健康管理

每个人的生活习惯和存在的问题都不一样,因此慢性病的健康管理应强调个体化的原则。同时,生活习惯的矫正和改善,只有经过很长的时间才会体现出健康效应,所以健康管理应重视连续的过程。在开展社区居民的高血压预防及管理时,应按照下列程序进行工作。

(一)基本健康信息收集

高血压发生的背景因人而异,有的和饮食有关,有的则与肥胖、运动不足有关,因此查明每个个体的健康危险因素是健康管理的第一步。基本资料收集包括下列内容。

1.一般情况

调查年龄、性别、文化程度、经济收入、婚姻状况。

2.现在健康状况、既往史、家族史调查

现在健康状况即接受健康管理的个体在近期(近 1～2 个月)的自报健康状况。既往病史也是必要的信息,因为高血压治疗的最终目标是预防脑卒中和冠心病,对于已经发生过脑卒中和冠心病的患者来说,血压的管理必须非常谨慎、严格,同时运动指导也应该十分慎重。家族史的调查对于遗传因素的考虑、疾病风险的评估,以及家族生活习惯特点的把握也有意义。

3.血压测量

社区居民定期地测量血压是高血压预防的第一步。血压测量看似简单,但是由于测量方法不同,差异非常大。为了准确地收集到血压资料并准确地评估干预效果,标准化的测量方法非常重要。提倡使用标准水银血压计及膜式听诊器,并在测量前检查水银有无流失(如居民自行检测血压,亦可使用电子血压计),同时应注意在测量前 30 分钟内不做剧烈运动,测量前 5 分钟要绝对安静休息,被测量者取坐位且肘部置于与心脏同一水平。

4.身高、体重、腰围

测量身高、体重及腰围。

5.生活习惯调查

(1)吸烟:吸烟是循环系统疾病发生的重要危险因素,从综合健康促进的立场出发,掌握吸烟的情况、实施戒烟指导非常重要。调查吸烟情况时主要调查是否吸烟。如吸烟,应询问吸烟量、开始吸烟的时间;对不吸烟者,还应询问以前是否吸烟,若曾经吸烟,应询问当时的吸烟量及持续时间。

(2)身体活动状况:上班的距离、上下班交通工具、日常散步的步数,以及运动习惯等基本资料。

(3)饮食习惯及营养调查:如上所述,饮食习惯与高血压密切相关,所以掌握个体的饮食情况对高血压的健康管理十分重要。一个人的饮食习惯非常复杂琐碎,包括许多项目,主要项目有口味的咸淡,每日摄入总能量,脂肪摄入量,是否喜欢吃甜食、肥肉、零食,是否有饱食习惯等。和食盐摄入量有关的生活习惯有:是否喜欢吃咸菜、咸鸭蛋等腌制食品;吃面条时,是否把面汤全部喝掉(面汤中含盐量很高,为 5~6 克/大碗);是否喜欢喝咸汤等。每日摄入总能量调查可对被检查者进行 1~3 天的营养调查,掌握总能量摄入情况,三大营养素的供能比、蔬菜、瓜果的摄入量。脂肪摄入量调查可询问是否喜欢吃肥肉、香肠,吃鸡肉时是否习惯连皮吃等。

(4)饮酒习惯:包括每周饮酒的次数、酒的种类、饮酒量等。大量饮酒具有增加血压作用,而且易于引发心血管并发症。因此,血压正常者最好不要饮酒或少饮酒,血压偏高者更应节制,已有饮酒习惯者应限制及减少饮酒量,每天不应超过 20 ml 酒精。

6.血脂、血糖检查

高血压的预防目的是降低脑卒中和冠心病的风险,而血脂、血糖是进行心血管疾病综合风险评估时的重要参数。

(二)对收集到的基本资料进行分析,对生活习惯进行评估,发现主要的危险因素,开展危险度分层,或进行心血管疾病综合风险评估与预测

1.对生活习惯进行评估

发现主要的问题,开展相应的指导:从上述高血压的主要危险因素展开,但不同个体次序各异,重点不一样。

关于口味咸淡的评估,本人的自报情况虽然有一定参考价值,但主观性较强,需调查者亲自核实(共同品尝同一食物),也可以通过客观的方法来评估,如测定 24 h 尿中钠离子含量,因为食盐 90% 经尿排出(每天摄入食盐总量 = 24 h 尿中氯化钠含量 ÷ 90%)。理想的食盐摄入量应控制在每日 6 g 以下。但考虑到中国居民饮食习惯,往往难以做到。因此,首先达到每日 10 g 以下的目标更为现实。

总能量摄入情况评估的参考标准是:理想总能量摄入 = 理想体重 × 生活强度(25~30)。在这里:理想体重 = $22 × [身高(m)]^2$;生活强度为极轻度(25)、中轻度(30)(一般的上班族属于此类)、中重度(35)。由于每个人的基础代谢和胃肠的吸收率不同,在评估总能量摄入时,除了参考营养调查的结果,应重点观测体重的变化。三大营养素的供能比提倡:脂肪低于 25%,糖类为 60%~65%,蛋白质为 15%。

关于身体活动的量,推荐每周消耗 2 000 kcal 能量,大约每天 300 kcal。对体重为 60 kg的成年人来说,走 1 万步大约消耗 300 kcal 能量。因此,大概的标准是一天 9 000~10 000 步。有氧运动如快走、慢跑、游泳,一般会感到呼吸加快或微微出汗,脉搏数 100~120 次/分。以走路为例,40 分钟左右走 3 km 即可视为有氧运动。

体重的评价通常采用体质指数作为反映个体超重或肥胖的指标:体质指数(BMI) = 体

重(kg)/[身高（m）]²。按世界卫生组织的标准,成年人的正常 BMI 为 20～25 kg/m²,25 kg/m²≤BMI<30 kg/m² 为超重,BMI≥30 kg/m² 为肥胖。按中国人标准,成年人的正常BMI 为 18.5～24 kg/m²,24 kg/m²≤BMI<28 kg/m² 为超重,BMI≥28 kg/m² 为肥胖。大量研究表明,BMI 的理想值是 22 kg/m²,在此数值附近,人体健康状态最佳,健康管理可依此推算被管理者的理想体重。

向心性肥胖(腹型肥胖)对机体代谢的影响更大,它可降低胰岛素的敏感性,诱发糖尿病等代谢性疾病,而且对血压的影响也更为明显,因此被认为是代谢综合征的基础病变。2014 年调查的中国人的代谢综合征标准是腰围男性大于等于 90 cm,女性大于等于 80 cm。

2.高血压危险度分层

如前所述对患者进行分层。对于低危险个体,一般只进行生活方式干预,将血压控制在120/80 mmHg 以下;对于中危险个体,在进行生活方式干预的同时,开展药物干预;对于高危险个体,不仅要进行生活方式干预加药物干预,而且要经常监测患者的心电图及脑血管的状况,预防冠心病和脑卒中的发生。

3.心脑血管疾病综合风险预测与评估

结合年龄、性别、BMI,以及对血压、血脂、血糖的检查结果,进行心血管疾病综合风险评估。

六、原发性高血压治疗原则与目标

原发性高血压目前尚无根治方法,但大规模临床试验证明,收缩压下降 10～20 mmHg 或舒张压下降 5～6 mmHg,5 年内脑卒中、心脑血管病死亡率与冠心病事件分别减少 38 %、20 %与 16 %,心力衰竭减少 50 %以上,奠定了降压治疗的临床地位。所以,降压治疗的最终目的是减少高血压患者心脑血管病的发生率和死亡率。降压治疗能给高危患者带来更大益处,尤其是老年单纯性收缩期高血压、糖尿病和脑卒中患者。一方面,高血压患者发生心脑血管并发症往往与血压有高度密切关系,因此降压治疗应该确立血压控制目标值;另一方面,高血压常常与其他心脑血管病的危险因素合并存在,如肥胖、高胆固醇血症、糖尿病等,各种危险因素与高血压协同加重心血管危险,因此治疗措施必须是综合性的。

1.治疗原则

按不同危险度采取不同的治疗方针,制定具体的全面治疗方案,监测患者的血压和各种危险因素,改善不良生活方式,采用药物降低血压,控制其他危险因素和临床情况。

2.治疗目标

治疗高血压的主要目标是控制血压,减少心血管疾病的发生,最大限度地降低死亡率和病残率。普通高血压患者血压应降至 140/90 mmHg 以下,年轻人或糖尿病及肾病患者应降至130/80 mmHg 以下,尿蛋白总量大于 1 g/24 h 的患者需降至 125/75 mmHg 以下。老年人收缩压降至 150 mmHg 以下,如能耐受,还可进一步降低。在治疗高血压的同时,还应干预患者检查出来的所有危险因素,并合理处理患者同时存在的各种临床情况。

七、健康干预,开展生活方式指导

1.限制钠盐摄入量

流行病学证明,钠盐摄入量和血压水平显著相关。钠盐摄入过多时,主要通过提高血容量使血压升高。限制钠盐的摄入量具有明显的降压作用。流行病学调查发现,居住在北极地区的因纽特人每天的盐摄入量极低,几乎不会患上高血压。中国人群食盐摄入量北方高于南方,高血压的患病率也呈北高南低趋势。钠盐的摄入量对血压的影响有明显的个体差异,对部分个体来说,减盐的降压效果不明显,这个问题在健康教育和健康干预中应该注意。

WHO 建议每人每天钠盐的摄入量应在 6 g 以下,但从我国居民的饮食习惯考虑,达到此目标较困难。因此,建议我国居民每人每天钠盐摄入量控制在 10 g 以下。限制钠盐摄入的方法:尽量少吃较咸的食品,如咸鱼、香肠、腌菜、咸鸭蛋等;改变烹调方法,减少烹调用盐和少用含盐的调料;改变饮食习惯,面汤中含盐量很高(5～6 克/大碗),如吃面条时只吃面,将面汤剩下,可大幅度降低食盐的摄入量;此外,培养喝茶、喝粥的习惯,减少喝咸汤的次数。

2.增加新鲜蔬菜、瓜果的摄入,补充钾、镁离子

最近,美国的大规模随机对照试验表明,富含蔬菜和水果的饮食有明显的降压作用(8 周收缩压降低 7 mmHg)。新鲜蔬菜、瓜果富含钾、镁离子,在限制钠盐的同时,适量增加钾和镁的摄入量,能促进肾排钠,减少钠在体内的潴留,起到降低血压的作用。钾离子的降压作用还与其交感神经抑制作用、血管扩张作用有关。此外,增加的蔬菜水果摄入,等同于增加食物纤维与植物性蛋白质的摄取,这也是有益健康的。

但是,对于高血压伴肾功能障碍者,大量摄入蔬菜、水果可能引起高钾血症,应予以注意。此外,水果、蔬菜的大量摄入,还可能引起摄入能量(糖分)的增加,糖尿病患者也应该注意。

3.限制饮酒及戒酒

饮酒量和血压的关系比较复杂,适度饮酒可降低高血压和心脑血管疾病的发生率,但当饮酒量超过每日 40 ml(或 30 g)时,饮酒量和血压间呈正相关,大量饮酒者高血压的发病率是非饮酒者的大约 5 倍,而且大量饮酒还可减弱降压药的降压效果。此外,长期大量饮酒还是脑卒中的独立危险因素。因此,避免长期大量饮酒是预防高血压的有效措施,而且如果已经患有高血压,那么减少患者的饮酒量,可减缓高血压、心脏病和脑血管病变的发生和发展。一般建议将饮酒量控制在每日 30 ml,大约相当于大瓶啤酒 1 瓶或 40°的白酒 2 两。

少量饮酒一般对高血压的发生无明显影响。但是,国内外许多研究证明,大量饮酒具有增压作用,而且易于引发心血管并发症。为了预防高血压的发生及并发症的出现,应做到:血压正常者最好不要饮酒或少饮酒,血压偏高者更应节制;节假日或亲友聚会等无法回避饮酒的场合以饮葡萄酒、啤酒和低度酒为宜;有心血管疾病的患者一定要戒酒。习惯性大量饮酒者,在节制饮酒后,大约两周可看到明显的降压效果。

4.减轻体重

肥胖会增加全身血管床面积和心脏负担,引起胰岛素抵抗从而引起血压升高,尤其是向心性肥胖,上述效应更加明显。对超重与肥胖的人,减少体重 1 kg,可使收缩压降低 1.6 mmHg、舒张压降低 1.3 mmHg。此外,减少体重还可增强降压药的降压效果。

家中应购买体重计,养成经常测量体重的习惯。只有这样,才能敏感地意识到体重的增加。

关于减肥的速度,一般认为,急速减肥会对身体造成过重的负担,降低减肥者的生活质量,不容易坚持下去,而且容易反弹。合理的减肥应控制在每月 1～2 kg。饮食过量和缺乏体育运动是造成肥胖的主要原因,因此减轻体重的方法是减少能量的摄入和积极参加体育锻炼及适当的体力劳动等。应该解决摄取过量的问题,对饮食习惯进行详细的调查,发现问题所在,

如吃零食的习惯,吃夜宵的习惯,喜欢吃肥肉、甜点的习惯,吃饭快的习惯,吃饭过量、过饱的习惯,这些习惯均可能导致摄取过量。

在日常生活中,所有的饮食都含有能量,包括饮料、水果、零食,但这些往往不易引起注意。摄入水果、零食或含糖饮料,就应相应减少正餐的量。

由于脂肪提供能量较多,当饮食中所含脂肪过量,机体不能充分消耗时,多余的脂类就会在体内转化成脂肪蓄积起来,造成肥胖,导致血压升高。脂肪摄入过多,也会引起血脂异常,进而造成动脉粥样硬化,与高血压互为恶性循环。为了防止摄入过多热量,脂肪的摄入量应控制在总热量的 25 % 以下,胆固醇限制在每日 300 mg 以下。

这些事情说起来容易,但实际做起来却很难,尤其是坚持下去取得稳定的效果更难。它既需要健康管理人员的合理指导,又需要减肥者本人的顽强毅力和配合。

5.适度的体力活动和体育运动

体力活动过少可引起向心性肥胖、胰岛素抵抗,以及自主神经调节功能下降,从而导致高血压发生。不经常参加运动者发生高血压的危险性高于经常运动的人。运动,特别是适当的、有规律的体育锻炼可增加热量的消耗,减少体内脂肪蓄积,使体重降低,缓解精神紧张,减少高血压发生的概率,改善心血管系统的功能状态。此外,运动还可以增加高密度脂蛋白胆固醇(HDL-Ch)的浓度,改善胆固醇的代谢,预防动脉粥样硬化。

坚持适度而有规律的体育锻炼(如慢跑、骑自行车、游泳、进行球类运动、跳健美操等)及适度的体力劳动有助于减轻体重、降低血压和提高机体免疫力。我国传统的运动和医疗保健方法,如打太极拳等,能增进人体健康,对高血压的防治也能起到良好的作用。高血压,尤其是合并冠心病的患者进行体育锻炼应在专业人员的指导下进行,运动量要循序渐进,从轻度运动开始,逐渐加大运动量,但决不能勉强。需要强调的是,体力活动或运动要不拘形式,任何引起体力消耗的活动均有健康效应,如散步、上楼梯、多站立等。其中,有氧运动对改善机体代谢功能和降低血压的效果更好。

6.戒烟

吸烟对血压虽然没有直接影响,但吸烟是心血管疾病的三大危险因素(高血压、高胆固醇血症、吸烟)之一,可促进动脉硬化而明显增加心脑血管疾病的患病率和死亡率。加之吸烟的致癌作用及对健康的多方面危害,因此提倡全人群不吸烟、戒烟,减少被动吸烟,并重视从小学生开始进行吸烟对健康的危害的教育。

7.保持良好的心理状态

人的心理状态和情绪与血压水平密切相关,紧张的生活和工作节奏,长期焦虑、烦恼等不良情绪,以及无规律的生活,容易引发高血压。因此,保持平和稳定的心理和情绪状态,适当地缓解紧张情绪,及时排除负性情绪的影响,对于预防高血压的发生和发展具有非常重要的意义。

高血压患者若情绪长期不稳定也会影响抗高血压药物的治疗效果,严重者可引发脑卒中或心肌梗死等并发症。因此,稳定情绪和保持平和的心态,避免不必要的精神紧张和情绪激动,尽量降低社会环境不良因素造成的恶性刺激,对于高血压的预防和遏制其发展具有非常重要的意义。有高血压倾向的人应修身养性,保持良好的心理状态和情绪,养成良好的生活习惯,多参加一些富有情趣的体育和文化娱乐活动,丰富自己的业余生活。

八、对生活方式指导效果的评估

为有效控制血压、减少或延缓并发症的发生，评估治疗效果并调整治疗方案，监测血压及其他危险因素的变化，应定期对高血压患者进行随访和评估。随访管理的主要内容如下。

1.血压动态变化情况

指导患者定期测量血压，鼓励并指导患者测量和记录血压，分析和评价近期血压控制情况。

2.生活方式改变情况

针对患者不良生活方式和危险因素，开展健康指导干预。

3.药物治疗情况

了解药物使用情况及不良反应，评价药物治疗效果，及时调整治疗方案，提高患者的治疗依从性。

4.督促患者定期进行相关化验检查

根据管理要求督促患者定期进行相关检查，及时发现靶器官损害与并发症，及时转诊。

健康管理是长期、持续的管理过程，在开展生活方式指导后的一定时间内，应对其实际效果进行评估，一般以 2 个月为宜，因为无论是营养指导或是身体活动指导，2 个月都应该显示出健康效应。评估时：一方面，应询问被检查者生活习惯的改善情况；另一方面，检查其血压、血脂、血糖、体重的变化，并和第一次进行比较，总结成功的经验和失败的教训，修正指导计划与指导方法，继续下一步的健康管理、健康促进。要强调的是，即使被管理者仅有较小的改善（生活习惯或体检指标），也要充分给予肯定并大加鼓励，以便被管理者坚持下去，取得较大的健康效应。

第四节　糖尿病

糖尿病是胰岛素分泌不足或/和胰岛素敏感性降低引起的以高血糖为主要特点的全身性代谢紊乱性疾病。在糖尿病状态下，平时以葡萄糖为基本能源的全身肌肉组织、脂肪组织和肝对葡萄糖的利用与处理发生障碍，导致血糖浓度升高。长期的高血糖损害血管系统，导致心脑血管疾病的风险增加，并引起神经病变、肾病和视网膜病变等一系列病变。临床上分为 4 型，其中 2 型糖尿病占糖尿病患者的 95 ％左右，是慢性病预防与健康管理的重点之一。2 型糖尿病没有特定的病因，由遗传和不良生活习惯相互作用引起，其中生活习惯起着主要的作用。因此，2 型糖尿病可通过生活方式管理预防及改善。

一、糖尿病的流行病学特征

近 30 多年来，我国糖尿病患病率显著增加。1980 年，全国 14 省市 30 万人的流行病学资料显示，糖尿病的患病率为 0.67 ％。1994—1995 年，全国 19 省市 21 万人的流行病学调查显示，25～64 岁人群糖尿病患病率为 2.51 ％，糖耐量减低（IGT）患病率为 3.20 ％。2002 年，中国居民营养与健康状况调查以空腹血糖大于等于 5.5 mmol/L 作为筛选指标，选择高于此水平的人群进行口服葡萄糖耐量试验（OGTT），结果显示在 18 岁以上的人群中，城市人口的糖尿病患病率为4.5 ％，农村人口为 1.8 ％。2007—2008 年，中华医学会糖尿病学分会组织的全国 14 个省市糖尿病流行病学调查结果显示,我国 20 岁及 20 岁以上成年人的糖尿病患病率为 9.7 %。

2010 年,中国疾病预防控制中心和中华医学会内分泌学分会调查了中国 18 岁及 18 岁以上人群糖尿病的患病情况,显示糖尿病患病率为 9.7 %。2013 年,我国慢性病及其危险因素监测结果显示,18 岁及 18 岁以上人群糖尿病患病率为 10.4 %。2015—2017 年,中华医学会内分泌学分会在全国 32 个省市进行的甲状腺、碘营养状态和糖尿病的流行病学调查显示,我国 18 岁及 18 岁以上人群糖尿病患病率为 11.2 %。因此,必须从现在开始积极开展预防糖尿病的健康教育和健康管理。

二、糖尿病的诊断及危害

糖尿病的典型症状是"三多一少",即多尿、多饮、多食及消瘦和乏力。多尿是血糖升高超过肾糖阈值,大量葡萄糖由肾排出,带走大量液体而引起的。多食是因为大量葡萄糖自体内排出,造成体内能源物质缺乏,使患者感到饥饿。同时,由于脂肪、肌肉的分解及失水等现象,患者消瘦,感到乏力。1999 年,WHO 根据静脉血浆葡萄糖确定的糖尿病诊断标准见表 5-3。

表 5-3　糖尿病的诊断标准(WHO 1999)　　　　　　单位:mmol/L(mg/dl)

	空腹血糖	75 g 葡萄糖负荷后 2 h 血糖
糖尿病	≥7.0(126)*	≥11.1(200)*
糖耐量减低	<7.0(126)	≥7.8(140)且<11.1(200)
空腹血糖受损(IFG)	≥6.1(110)且<7.0(126)	<7.8(140)
正常	<6.1(110)	<7.8(140)

注:* 有症状者 1 次可诊断,无症状者需重复检查,2 次异常方能诊断。

1999 年 WHO 将糖尿病分为如下 4 型。

1.1 型糖尿病

胰岛 β 细胞被破坏,导致胰岛素绝对缺乏。此型占糖尿病患者总数的 5 %左右,常发生于儿童和青少年,但也可发生于任何年龄。1 型糖尿病患者机体自身不能合成和分泌胰岛素,需依靠外源胰岛素存活。发病时糖尿病症状较明显,容易发生糖尿病酮症酸中毒。

2.2 型糖尿病

胰岛素抵抗伴胰岛素分泌相对不足。此型约占糖尿病患者总数的 90 %,是糖尿病患者的主体。患者发病年龄多数在 35 岁以后,约 60 %体重超重或肥胖,肥胖后导致胰岛素抵抗,血糖升高,无明显糖尿病酮症酸中毒倾向,有一定的家族遗传性。

3.其他特殊类糖尿病

其他特殊类糖尿病指因糖代谢相关基因异常的遗传性糖尿病或其他疾病等导致的继发性糖尿病。

4.妊娠糖尿病

妊娠糖尿病指妊娠期间发生或首次发现的任何程度的糖耐量减低。妊娠前已有糖尿病的不包括在内。如糖尿病患者妊娠,称为糖尿病妊娠。

糖尿病的危害主要是高血糖长期损害血管,导致全身血管老化加速。正常衰老过程是血管老化导致脏器机能逐渐低下的过程,糖尿病加速这一进程,大大增加冠心病和脑卒中的风险,引起神经病变、肾病、视网膜病变等一系列病变,致残致死率高,给本人、家庭及社会带来巨大的健康损失及医疗经济负担。

三、糖尿病的危险因素

2 型糖尿病的发生既受遗传因素的影响(但尚未找到特定的遗传规律或易感基因),又与环境因素有关。因此,它是在多个易感基因的遗传背景下,由不健康的生活习惯负荷所引起的,其中生活习惯起主要作用。

近年来,膳食结构的快速变化(动物性脂肪摄入量的增加),汽车、电脑、电视的普及引起体力活动减少和肥胖,是引起胰岛素抵抗(敏感性降低)的主要外部因素,这些因素又进一步增加胰岛素分泌的负担,最终导致糖尿病。长期快速、紧张的工作和生活节奏,精神郁闷,心理压力大等都会损害内分泌的平衡,增加糖尿病的风险。此外,随着年龄的增加,胰岛 β 细胞的分泌功能会有所下降,导致胰岛素量不足。

总之,2 型糖尿病的主要生活习惯危险因素有:①肥胖;②体力活动和运动太少(亦称静态生活方式);③高龄;④长期精神紧张。

四、糖尿病的预防与生活方式管理

糖尿病的预防与生活方式管理应该遵循健康管理的一般程序,即在全面调查、收集健康信息、进行健康风险评估的基础上,开展生活方式管理。生活方式管理主要包括 6 项关键内容:合理的营养与膳食指导、增加体力活动及运动、减轻体重、进行心身休养与心理辅导、高危人群定期检查、戒烟和避免被动吸烟。

(一)合理的营养与膳食指导

糖尿病的发生与能量摄入过多、动物性脂肪摄入过多等有密切关系。科学合理的营养与膳食指导是糖尿病预防及健康管理的基本手段。营养与膳食指导应遵循以下原则。

1.合理控制总能量

控制总能量是糖尿病预防和膳食治疗的首要原则,能量的摄入以能够维持理想体重或略低于理想体重为宜。大量研究表明,体质指数的理想值是 22,在此数值附近,人体健康状态最佳,疾病最少。合理总能量摄入的参考标准是:

$$总能量摄入＝理想体重×生活强度$$

这里,理想体重＝$22×[身高(m)]^2$;如某人身高 1.65 m,其理想体重＝$22×1.65^2＝60$ kg;身高 1.75 m 的人,理想体重＝$22×1.75^2＝67$ kg。此外,还应考虑该个体现在的实际体重(肥胖、消瘦或正常体重)等计算每日热能供给量(表 5-4)。体重的判断可用体质指数法或腰围(参见下述"肥胖的诊断"部分)。每个人的基础代谢和胃肠的吸收率不同,因此在评估摄入的总能量时,除了参考营养计算的结果,还应重点观测体重的变化。

表 5-4　成人生活强度与每日能量供给量参考标准　　　　　　　　单位:kcal/kg

生活(劳动活动)强度	消瘦	正常体重	超重或肥胖
休息状态(如卧床)	25～30	20～25	15～20
轻体力活动(如司机及脑力劳动者)	31～35	26～30	21～25
中体力活动(如电工、木工)	36～40	31～35	26～30
重体力活动(如搬运工、建筑工)	41～50	36～40	31～35

例如,对于一个身高 1.75 m、体重 70 kg 的脑力劳动者来说,其理想体重为 67 kg,实际体重在正常范围内,能量供给为 25～30 kcal/kg。

合理总能量摄入为 1 675～2 010 kcal。

为了在日常生活中简单而有效地控制总能量摄入,应提倡小碗盛饭、盛菜,并使之形成习惯,国外不少社区干预证明,此方法简单而有效。此外,中华民族有不剩饭的传统,但在当今食品丰富、营养过剩的时代,为预防肥胖和糖尿病,不鼓励勉强把饭吃光,建议减少做饭总量,养成每餐七八分饱的健康饮食习惯。

2.合理分配碳水化合物、脂肪和蛋白质的比例,尽量做到平衡膳食

在合理控制总能量的基础上,合理分配碳水化合物、脂肪和蛋白质的比例。碳水化合物应占总能量的 50 %～60 %;要限制脂肪(包括植物油)的摄入量,使其占总热能的 30 %以下;蛋白质的摄入量应占总热能的 15 %～20 %。具体地说,就是提倡:①摄取多种多样的食物,以谷类为主,粗细搭配;②多吃蔬菜水果和薯类;③常吃大豆、豆制品和奶类;④常吃适量的鱼、禽、瘦肉和蛋类,总量大约每日 150 g,改变偏爱吃猪肉的习惯;⑤减少烹调油用量,吃清淡少盐膳食。

关于平衡膳食的原则,可参考中国营养学会新修订的《中国居民膳食指南》(2016 年 5 月)。糖尿病患者的营养食谱的编制及食品交换份法请参考有关营养专著。

3.关于谷类食物或主食摄取的误区

在谷类食物(主要含碳水化合物)的摄取问题上,人们存在着错误认识,认为吃谷类食物容易发胖。其实造成肥胖的真正原因是能量过剩。同样重量的食物,脂肪的能量是谷类的两倍以上,富含脂肪的食物味道好,常容易使人摄入更多的能量。也有人认为主食吃得越少越好,尤其是糖尿病患者和高危人群,认为摄入主食后会升高血糖,而想减少主食。但脑、心脏和肌肉等重要器官都主要依赖葡萄糖供能,因此主食的摄取对维持神经系统和心脏的正常功能、增强耐力、提高工作效率等有重要意义。此外,碳水化合物的摄取能刺激胰岛素的分泌,改善胰岛素抵抗,促进能量代谢平衡,长远看有利于控制血糖。以往在医生给糖尿病患者推荐的膳食中,碳水化合提供的能量仅占 20 %,使患者长期处于半饥饿状态,大大降低了患者的生活质量,患者主要靠脂肪分解供能,这进一步增加了胰岛素的抵抗,反而使血糖难以控制。随着科学研究的深入,现在已改变了这种观点,对糖尿病患者逐步放宽碳水化合物的摄入量,维持在 50 %～60 %的水平,只是强调要选择那些血糖指数低的食物,如粗加工的大米和全麦面粉、荞麦面、豆制品、大麦粉、莜麦面等。

4.限制饮酒

大量饮酒(每日摄入超过 40 g 酒精)是高血压、脑卒中等心血管疾病的危险因素,同时饮酒常常伴随总能量摄入的增加,导致超重或肥胖,因此糖尿病的预防及健康管理也应提倡限制饮酒。

(二)增加体力活动及运动

体力活动及运动可消耗血糖,减少体内脂肪蓄积,增加全身肌肉组织(尤其是骨骼肌)和肝脏对胰岛素的敏感性,改善机体总的代谢功能,不仅是预防糖尿病的有效措施,而且对控制血糖、血脂、血压及体重均有诸多益处。

对于糖尿病的高危人群和患者,不提倡剧烈的运动,因其可引起血糖升高,运动风险增加,如诱发冠心病或脑卒中等。但太缓慢的体力活动,如 3 km/h 以下的散步,又达不到燃烧脂

肪、改善机体代谢功能的目的。因此,科学的运动指导原则是以每日散步等无氧运动为基础,加上每周 3 次以上的快走、慢跑等有氧运动。具体地说,推荐每周消耗 2 000 kcal 左右能量,每天 200～300 kcal。对体重为 60 kg 的中年人来说,以 3.6 km/h 的速度走 100 分钟(9 000～10 000 步)才能消耗 300 kcal 能量,而每天走 100 分钟对于上班的人来说是不太现实的。因此,现实的目标为:以每天 30～40 分钟的散步为基础(约消耗 100 kcal 能量),加上每周 3～4 次的快走或慢跑(有氧运动),每次用 30 分钟走完 3 km 左右(速度为 6 km/h),一般会感到呼吸加快或微微出汗,脉搏数为 100～120 次/分,消耗能量约 150 kcal。成年人进行体育锻炼,运动量要循序渐进,从轻度运动开始,逐渐加大运动量,但决不能勉强。

有条件的话,每周游泳 3～4 次或在水中走效果也很好,每次约 30 分钟,运动的强度以脉搏数控制在 100～120 次/分为宜。

为了便于坚持和掌握好运动量,有学者总结了上述糖尿病患者"1、3、5、7 运动原则",即保证每天运动 1 次,每次运动不少于 60 分钟,每周 3～5 次,运动时心率数值不超过"170－年龄"。

(三)减轻体重

超重(BMI＝24～27.9)、肥胖(BMI≥28)及向心性肥胖(成年人腰围男性大于等于 90 cm,女性大于等于 80 cm)是糖尿病最重要的危险因素。国内外各种大型研究都证明:超重和肥胖人群糖尿病发病风险高,患糖尿病的相对危险性随 BMI 增长而增长。肥胖的主要危害是产生胰岛素抵抗,导致胰岛素作用不足,结果使全身肌肉组织(尤其是骨骼肌)、脂肪组织和肝脏对葡萄糖的利用与处理发生障碍,引起血糖升高。向心性肥胖更容易引起胰岛素抵抗及代谢紊乱,被认为是代谢综合征的基础病变。因此,控制超重和肥胖、保持理想体重是糖尿病的预防及健康管理的关键。此外,肥胖也是引起高血压和血脂异常的重要危险因素。

能量过量和缺乏运动是造成肥胖的主要原因,因此减轻体重的方法是减少能量的摄入和积极参加体育锻炼及适当的体力劳动。首先,应该解决摄取过量的问题,改变相关的饮食习惯,如吃零食、吃夜宵、喜肥肉、吃甜点、吃饭快及吃饭过量等,这些习惯均可能导致摄取过量。其次,为了加强体重管理,应提倡家中购买体重计,养成经常测量体重的习惯。只有这样,才能随时控制体重。最后,减肥速度不宜过快,急速减肥容易反弹。合理的减肥应控制在每月减重 1～2 kg 为宜,关键是要长期坚持。

(四)进行心身休养与心理辅导

近年来,经常有 40 岁左右的高层管理人士、商人、实业家,因平时生活节奏紧张、工作压力大,体检时发现患上了糖尿病。还有一些工作要求高但自主权小的工作(如中层管理),心理压力也较大,成为糖尿病、高血压等病的危险因素。因此,在对生活节奏紧张人群开展健康教育时,要使他们正确认识事业、功名与健康的利害关系,除特殊情况外,保证每晚 12 点以前睡觉(最好 11 点前),每周至少休息 1 天,每年至少休 1 次 1 周以上的长假,以便心身得到最起码的休养。

糖尿病合并症多,损害多个重要器官,目前无有效的病因疗法,必须长期对症治疗,且治疗依赖于患者对每天每餐饮食的控制,往往要求患者改变多年的生活习惯,导致患者生活质量下降。因此,一旦患上糖尿病,患者都会产生不同程度的心理问题,常见的有过分焦虑和否认心理。焦虑情绪会加重患者的心理压力,导致血糖升高,血糖升高又会进一步增加焦虑情绪,形成恶性循环。此时,应向患者讲解糖尿病的科学知识(必要时使用抗焦虑药物):只有当血糖长期得不到有效的控制,才会出现合并症;若血糖控制得好,可大大地延缓合并症的发生,十几年甚至几十年不损害重要器官的功能。

糖尿病患者常见的另一个心理问题是否认心理,原因是患者在开始时感受不到明显的症状,又不太了解其长远危害。否认心理虽然一开始对血糖控制没有直接影响,但它可以导致对健康管理和治疗的不依从,使血糖不能得到及早、有效的控制。对有否认心理的人也应该用科学知识进行健康教育,并且推荐其找专业临床心理医生,做认知心理治疗和辅导,使患者正确对待疾病,积极配合健康管理与临床治疗。

(五)高危人群定期检查

糖尿病的高危人群包括以下 7 类:年龄大于 45 岁者;一级亲属有糖尿病患者;超重和肥胖者;高血压患者;高甘油三酯血症(TG≥1.7 mmol/L)患者;有巨大儿(胎儿体重不低于 4 kg)分娩史或曾诊断有妊娠糖尿病者;现在或曾是 IGT 或 IFG 者。对于高危人群,年龄大于 45 岁,若空腹血糖(FBG)≥6.1 mmol/L(110 mg/dl)需进一步做口服葡萄糖耐量试验(OGTT)。若正常,每年复查一次血糖。凡属高危人群者,每一年做一次空腹血糖检查,必要时做 OGTT。

糖尿病患者治疗中一个不可缺少的环节是血糖监测,同时还要监测体重、血压、血脂等指标,了解病情的控制情况,以便根据病情调整治疗方案。

(六)戒烟和避免被动吸烟

吸烟对糖尿病虽然没有直接影响,但吸烟和糖尿病都是心血管疾病的主要危险因素,能明显增加心脑血管疾病的患病率和死亡率,加之吸烟的致癌作用及对健康的多方面危害,因此提倡全人群不吸烟、戒烟,减少被动吸烟。

五、糖尿病药物治疗

国际糖尿病联盟(IDF)提出了糖尿病现代治疗的 5 个要点。在我国,这 5 点被形象地称为糖尿病防治的"五驾马车",分别为:饮食控制、运动疗法、血糖监测、药物治疗和糖尿病教育。糖尿病的防治策略强调全面治疗心血管危险因素,所以除积极控制高血糖外,还应纠正脂代谢紊乱,严格控制血压,进行抗血小板治疗(如服用阿司匹林),处理肥胖问题,戒烟和处理胰岛素抵抗等。具体的药物治疗措施为,在进行饮食治疗和合适的体育锻炼的基础上,根据病情选用药物治疗。

治疗糖尿病的口服药主要有 4 类。

1.促进胰岛素分泌剂

促进胰岛素分泌剂只适用于无急性并发症的 2 型糖尿病(T2DM),不适用于 1 型糖尿病(T1DM)、有严重并发症的 T2DM、孕妇、哺乳期妇女、大手术围手术期、儿童糖尿病和全胰腺切除术后等。促进胰岛素分泌剂又可分为两类,即磺酰脲类(sulfonylurea,SU)和非磺酰脲类,对于非磺酰脲类应在服药后立即吃饭。

2.双胍类(biguanide)

双胍类药物主要用于治疗 T2DM,是肥胖者的第一线用药。常用的为盐酸二甲双胍(metformin HCL)。

3.α-葡萄糖苷酶抑制剂(AGI)

AGI 可延迟碳水化合物的吸收,降低餐后的高血糖,可作为 T2DM 的第一线药物,尤其适用于空腹血糖正常（或不太高）而餐后血糖明显升高者。该类药物有两种制剂：阿卡波糖（acarbose）和伏格列波糖（voglibose）。注意此类药必须在吃第一口饭时同时服用，要与米、面等碳水化合物类食物一同嚼碎后服用。

4.胰岛素增敏剂

本类药为噻唑烷二酮类（thiazolidinedione，TZD），又称"格列酮类"。可用于治疗 T2DM 患者，尤其是胰岛素抵抗明显者，此类药物能够增强胰岛素的敏感性，加强胰岛素的功能，从而起到降低血糖的作用。现有两种制剂：罗格列酮（rosiglitazone）和吡格列酮（pioglitazone）。

胰岛素治疗的适应证主要有：①T1DM；②T2DM 患者经饮食及口服降血糖药治疗未获得良好控制；③糖尿病酮症酸中毒、高渗性昏迷和乳酸性酸中毒伴高血糖时；④合并重症感染、消耗性疾病、视网膜病变、肾病、神经病变、急性心肌梗死、脑卒中；⑤因存在伴发病需外科治疗的围手术期；⑥妊娠和分娩；⑦全胰腺切除引起的继发性糖尿病。

六、糖尿病高危人群及患者生活方式管理效果的监测与评价

对高危人群和糖尿病患者，健康管理的核心是长期将血糖控制在正常范围内，因为糖尿病的所有危害和并发症都是由长期高血糖引起的。在控制血糖的同时，监测神经病变、肾功能、视网膜病变、冠心病和脑卒中等糖尿病的合并症，预防和延缓其发生。

如能通过生活方式管理将血糖控制在正常范围，则不必用药；如不能有效地控制血糖，就应该使用降血糖药；如一般的降糖药仍不能控制血糖，则应该使用胰岛素。即使在药物治疗或使用胰岛素时，也应积极开展营养指导、减肥、运动干预和心理辅导，因为它们可以加强、巩固药物治疗的效果。血糖控制的指标主要有两个，即血糖和糖化血红蛋白。

1.血糖

血糖值受饮食、运动及应激等影响而产生较大幅度的变化，一般以安静空腹时的检查值为标准，正常值为 6.1 mmol/L（110 mg/dl）以下（理想值为 5.6 mmol/L 或 100 mg/dl 以下）。餐后高血糖与糖尿病合并症的进展有关，因此餐后 2 小时的血糖也是血糖管理的目标，正常值为 7.8 mmol/L（140 mg/dl）以下。低血糖的管理也比较重要，一般当血糖低于 3.3 mmol/L（60 mg/dl）时，会出现饥饿感、头痛头晕、恶心、出汗等症状，这在节食减肥者、服用降糖药物和注射胰岛素的患者中尤其常见。所以，在开展血糖管理时，高血糖和低血糖的管理都很重要。近年来，医疗器械企业开发了一些可供患者自己测定血糖的简易仪器，测的是全血，比到医院测定的血糖值要稍稍低一些。

2.糖化血红蛋白

糖化血红蛋白是指与葡萄糖结合而糖化的血红蛋白占总血红蛋白的百分比。血糖值升高时，GHbA1c 就会增多，而且一旦发生糖化就不会逆转，直到红细胞（寿命 120 天）崩溃为止。因此，GHbA1c 反映的是过去 1～2 个月血糖的平均水平，正常范围为 4.3 %～5.8 %，6.5 %以上基本可以诊断为糖尿病。健康人与糖尿病患者的 GHbA1c 值在分界点有一定重合，GHbA1c 百分比还受贫血、血液病等的影响，贫血时也会下降，所以 GHbA1c 6.5 %以下时也不能否定糖尿病的可能性（上述两种情况在人群中的比例不高）。

血糖值很不稳定，且受诸多因素影响，需要频繁测定，其上下波动常常引起患者情绪的波动和焦虑，而 GHbA1c 反映的是过去 1～2 个月血糖的平均水平，测量一次可代表过去近 2 个月的血糖控制情况。因此，在已确诊的糖尿病患者的健康管理中，可使用 GHbA1c 作为监测

血糖控制的指标,测定次数少,患者的焦虑也轻,是非常方便而有效的方法。此外,GHbA1c也是人群糖尿病调查的较好指标(不受饮食影响),在先进国家已被广泛使用。目前在我国,由于对它的认识不足及价格较血糖测定高,还未被广泛使用。

血糖受饮食的影响较大,将平时和每餐后的血糖控制在正常水平就意味着长期对每日三餐(或更多)食物的种类和量进行管理,加上糖尿病患者常常伴随一定程度的心理问题,这构成了糖尿病患者生活方式管理的复杂性和困难性。

3.肾功能、眼底及末梢神经检测

糖尿病性神经病变和糖尿病肾病、糖尿病性视网膜病变,被称为糖尿病的三大并发症。对已确诊的糖尿病患者,应每年检测肾功能、眼底及末梢神经病变(尤其是足部的感觉),以便及早发现并发症并采取措施。

第五节　肥胖

肥胖症是指身体内脂肪过度堆积和(或)分布异常,体重增加,是一种多因素引起的全身慢性代谢性疾病。肥胖症发生的根本原因在于营养素的能量代谢失衡,即营养素摄入过多,摄入的营养超过机体代谢需要,多余的能量便转化为脂肪贮存在体内而引起肥胖。肥胖症是多种疾病(如 2 型糖尿病、高血压、血脂异常、缺血性心脏病等)发生的危险因子,对人类健康构成了严重威胁。

一、肥胖的病因

肥胖发生的根本原因是机体摄入的能量长期大于机体的能量消耗,从而使多余的能量以脂肪形式贮存,并最终导致肥胖。

1.遗传性肥胖

遗传性肥胖主要指遗传物质(染色体、DNA)发生改变而导致的肥胖,这种肥胖极为罕见,常有家族性肥胖倾向。

2.继发性肥胖

继发性肥胖主要指下丘脑-垂体-肾上腺轴发生病变、内分泌紊乱或其他疾病、外伤引起的内分泌障碍而导致的肥胖。

3.单纯性肥胖

单纯性肥胖主要是指排除由遗传性、代谢性疾病、外伤或其他疾病所引起的继发性、病理性肥胖,而单纯因营养过剩所造成的全身性脂肪过量积累。

二、肥胖的流行病学特征及危害

国家国民体质监测中心发布的《第五次国民体质监测公报》显示:2020 年,我国国民体质合格率超九成,成年人超重率、肥胖率分别为 35.0 ％和 14.6 ％,较 2014 年分别增长了 2.3 和4.1 个百分点;2020 年老年人超重率、肥胖率分别为 41.7 ％和 16.7 ％,较 2014 年分别增加了0.1 和 2.8 个百分点。

根据数据结果,与 2014 年监测相比,我国成年人和老年人超重肥胖率继续增大,其中肥胖率的增长幅度明显加大。成年人超重肥胖率的增长,以乡村人群超重肥胖率的快速增长为主要变化特点,且成年男性的城乡差异已不再明显,但进入老年期后,乡村老年人超重肥胖率迅速降低,城乡差异增大。。

我国肥胖流行的特点是:①我国各地人群超重与肥胖发生率差异较大,表现为北方高于南方,这主要与地理环境及遗传因素有关。大中城市高于内地农村,女性高于男性,经济发达地区偏高,其中以北京最高,超重与肥胖发生率分别为51.1％、8.7％。其中,超重率基本上与美国一致,但肥胖率明显低于美国。值得注意的是,超重者很容易转变为肥胖者,因此肥胖率会进一步快速增加。②过去20多年,我国人群超重与肥胖发生率呈快速上升趋势,以20世纪90年代末期最为突出,且上升幅度较大,就北京而言,超重与肥胖率分别由1982年的28.5％、3.6％和1992年的43.8％、5.9％增加到1998年的51.1％、8.7％。肥胖率还会进一步增加,成为危害我国居民健康的最主要的危险因素。③我国肥胖的特点是轻度、中度肥胖较多,重度肥胖较少。而美国中度、重度肥胖较多。这是采取预防措施的最佳时期,否则肥胖会进一步加剧。

三、肥胖的危险因素

肥胖的发生发展既受遗传因素的影响,又与个人的生活方式有关,是二者长期相互作用的结果,其中个人的生活方式起主要作用。在种族、遗传因素无法改变的情况下,建立健康的生活方式是预防肥胖的唯一有效的手段。肥胖的危险因素主要包括以下几点。

1.能量摄入过多

营养素及能量摄入过多,超过机体的需要,剩余部分便转化成脂肪储存于体内,导致肥胖。

2.膳食结构失衡

①脂肪比例失衡:膳食中脂肪(尤其是动物性脂肪)摄入增加是发生肥胖的重要原因。研究表明,脂肪(特别是动物性脂肪)能提高食物的能量密度(能量密度指一定体积的食物或膳食所产生的能量),导致过度的能量摄入,超过能量消耗的脂肪并不被机体氧化,而是在体内储存,使能量正平衡,引起体脂增加。动物脂肪(主要为饱和脂肪酸)摄入过多,除了可能导致肥胖,还可增加高脂血症和动脉粥样硬化发生的风险。②碳水化合物摄入增加:美国国家健康与营养调查(NHANES)显示,随着脂肪供能比下降、碳水化合物摄入量上升,肥胖的检出率加速增长。③其他营养素:谷类、新鲜蔬菜和水果等食用偏少导致的膳食纤维摄入不足与肥胖发生也有一定的关系。在谷类、蔬菜和水果中,含有大量不被人体消化吸收的膳食纤维,膳食纤维被摄入体内后,极易吸收水分并迅速膨胀,不仅使人的饱腹感来得快、保持时间长,而且释放出来的能量少,起着防止能量摄入过多,预防肥胖、保持体重的作用。

3.不良饮食行为

饮食行为不良也是导致肥胖发生的重要因素,如经常性的暴饮暴食、喜食零食、夜间加餐等。

4.体力活动不足

体力活动不足使能量消耗减少,是发生肥胖的重要因素之一。

5.其他

社会、文化和心理因素等也可能导致肥胖的发生。

四、肥胖的诊断

肥胖症诊断的主要根据是体内脂肪积聚过多和（或）分布异常。肥胖症的分类有多种，按脂肪的分布可分为全身性（均匀性）肥胖、向心性肥胖等。向心性肥胖是指脂肪主要在腹壁和腹腔内蓄积过多，向心性肥胖者发生代谢综合征的危险性较均匀性肥胖者明显增高。

世界卫生组织肥胖工作组在《亚太地区肥胖防治指南》中建议用体质指数（BMI）和腰围（WC）来衡量患者的肥胖程度。

1.体质指数（BMI）

BMI 的计算公式是 BMI＝体重（kg）/[身高（m）]^2。表 5-5 和表 5-6 列出了我国及 WHO 肥胖问题工作组关于成人 BMI 分级标准（建议）。

2.腰围（WC）

腰围是指腰部周径的长度（经肋弓和髂嵴之间腰最细部位的水平围长）。目前公认腰围是衡量脂肪在腹部蓄积（向心性肥胖）程度最简单、实用的指标。2014 年最新的代谢综合征共识中明确定义中国成人向心性肥胖的标准为腰围男性大于等于 90 cm，女性大于等于 80 cm。

表 5-5　中国成人 BMI 分类建议（中国肥胖问题工作组，2001 年）

分类	BMI/(kg/m^2)	伴发相关疾病危险
适宜范围	18.5～23.9	—
超重	24.0～27.9	增高
肥胖	≥28	高

表 5-6　WHO 成年人 BMI 分级标准

分类	BMI/(kg/m^2)	发病危险（与肥胖相关疾病）
体重过低	＜18.5	高
正常范围	18.5～24.9	平均水平
超重	25～29.9	增高
Ⅰ度肥胖	30～34.9	中等
Ⅱ度肥胖	35～39.9	严重
Ⅲ度肥胖	≥40	极为严重

五、肥胖的预防与健康管理

(一)肥胖的预防

预防肥胖的流行是 21 世纪前 50 年世界各国面临的重大的公共卫生挑战之一。肥胖大多数是由外因引起的，从理论上讲是可以预防的。但是，在实际生活中，由于不良习惯很难改变，行之有效的预防措施又难以坚持，预防的效果往往不佳。关于预防措施，首要的任务是在公众中宣传肥胖对人类健康的危害，教育、指导居民合理平衡膳食的可操作方法，改掉不良饮食习惯、生活习惯，多参加户外活动和体育锻炼。许多成人肥胖始于童年，因此对于肥胖的防治应从儿童时期抓起。

无论是成年人还是儿童、青少年,肥胖的预防主要有三种形式:普遍性预防、选择性预防和针对性预防。普遍性预防面向全部人群,以降低肥胖发生率和患病率为目标,通过改善膳食结构和提倡适当体力活动,以及减少吸烟、饮酒等生活方式的改变来预防肥胖;选择性预防面向肥胖高危人群,即超重和有肥胖、2型糖尿病、高血压家族史及其他危险因素,如吸烟、低出生体重、静态工作等人群,选择性预防以降低肥胖患病率为目标,在学校、社区中心等场所宣传教育,加以具体的干预措施对肥胖高危人群进行肥胖的预防;针对性预防,以预防体重增加及降低体重相关疾病的患病率为目标,在已经超重或者属于肥胖的个体中采取措施预防控制肥胖。

(二)肥胖的健康管理

肥胖症发生的根本原因在于长期机体能量摄入超过消耗而导致脂肪在体内沉积,因此防治的中心环节是通过调节机体的营养素摄入和能量消耗而达到维持能量代谢平衡的目的。肥胖症的治疗应强调以营养、行为治疗为主,在合理营养的同时应坚持体力劳动和运动锻炼。

1.膳食指导

控制总热能摄入量。一般成人每天摄入热能控制在1 000 kcal左右,最低不应低于800 kcal,否则会影响正常活动,甚至会对机体造成损害。还应控制三大生热营养素的生热比,即蛋白质供能占总热能的25 %,脂肪供能占总热能的10 %,碳水化合物供能占总热能的65 %。在选择食物种类时,应多吃瘦肉、奶、水果、蔬菜和谷类食物,少吃肥肉等油脂含量高的食物,一日三餐食物总摄入量应控在500 g以内。为防止饥饿感,可吃纤维含量高的食品,或市场上出售的纤维食品。减少食物的摄入量和种类,但应注意保证蛋白质、维生素、无机盐和微量元素的摄入量达到供给量标准,以便满足机体的正常生理需要。

同时,为了达到减肥的目的,还应改掉不良的饮食习惯,如暴饮暴食、吃零食、偏食等。

2.运动指导

长期低强度体力活动(如散步)与高强度体育活动一样有效。这一点很重要,因为大多数肥胖患者不习惯于体育活动,并会中断这种充满活力的养生法。而低强度活动,如散步、骑自行车等人们很容易坚持,常是肥胖患者首选的运动疗法,但也有能否长期坚持的问题。通常,运动疗法和节食法并用会取得更有效的减肥效果。

3.治疗指导

(1)减肥药:减肥药物通过抑制进食,抑制脂肪合成与吸收,促进能量代谢的调节等环节发挥作用。常用的减肥药物主要有:①抑制食欲药物,如安非拉酮(amfepramone)。②抑制脂肪吸收药物,主要有胰脂酶抑制药和α-葡萄糖苷酶抑制剂。③促进代谢药物,如双胍类降糖药,β-肾上腺素能受体激动剂。④甲状腺素制剂,通过增加基础代谢率来治疗肥胖,这样的体重下降主要是蛋白质的减少,其次才是脂肪。因此,这种制剂仅适用于甲状腺功能减退患者,而不适用于普通超重和肥胖人群。⑤利尿剂和泻药:该类药物可以降低体重,但减去的都是人体的水分和大量的无机盐,长期使用这类药物可导致水和电解质紊乱,危害健康。

(2)非药物疗法:非药物疗法是我国传统医学在治疗肥胖时所表现出的独到手法,主要有针刺疗法、耳穴贴压法、艾灸疗法、指针减肥法、推拿按摩法等多种方法,用于治疗单纯性肥胖症有一定疗效。

(3)外科疗法:外科疗法适用于严重的病态性肥胖患者。外科治疗肥胖主要有两种方式:一种是胃肠外科手术,目的是减少和限制消化道对食物营养成分的吸收,包括减少胃容量(胃成形术、胃分隔术等)、减少食物有效吸收(胃分流手术、空肠回肠旁路手术)和肠道分流等手术方法;另一种外科手术疗法是局部脂肪切除术,适宜腹型或臀型肥胖患者。这种手术降低体重效果显著,但是需要饮食控制等治疗方法的配合,否则切除脂肪的部位可能会再次发生脂肪沉积。

纵观以上肥胖治疗方法,饮食控制和运动疗法仍是目前治疗肥胖最为有效的方法。肥胖治疗的长期目标和综合性治疗方案见表 5-7、表 5-8(均摘自 2001 年《上海医学》杂志)。

表 5-7　亚洲人肥胖治疗的长期目标

指标	治疗成功
肥胖体重减少	减少 5～6 g 或原体重的 10 %
BMI 维持值	＜23
血压	任何程度的下降
血糖	任何程度的下降
其他危险因素	任何程度的降低

表 5-8　亚洲人肥胖综合治疗方案

BMI/(kg/m²)	饮食控制法	运动疗法	药物疗法	极低热量特殊饮食 *	外科手术治疗 *
BMI:23～25					
无其他危险因素	√	√			
腰围超标	√	√			
DN、CHD、HT/HL	√	√	√		
BMI:26～29					
无其他危险因素	√	√	√(考虑)		
腰围超标	√	√	√(考虑)		
DN、CHD、HT/HL	√	√	√(考虑)		
BMI≥30					
无其他危险因素	√	√	√(考虑)		
腰围超标	√	√	√(考虑)		
DN、CHD、HT/HL	√	√	√(考虑)	√	√

注:* 严重肥胖时可考虑极低热量特殊饮食和外科手术治疗。

第六节　血脂异常

血脂中的主要成分是胆固醇(cholesterol,Ch)和甘油三酯。胆固醇和甘油三酯是疏水分子,必须与血液中的蛋白质和其他类脂(如磷脂等)组合成亲水性的球状巨分子复合物——脂蛋白,才能在血液中被转运。所以,血脂异常通常是指血中胆固醇 TC、LDL-Ch 或 TG 水平升高,或 HDL-Ch 降低。既往采用高脂血症或高脂蛋白血症的概念,主要是指 TC、LDL-Ch、TG

水平升高。因血浆中 HDL-Ch 降低也是一种血脂代谢紊乱，近年来，为全面准确地反映血脂代谢紊乱状态，将其统称为血脂异常。

2021 年全国血脂异常防治对策专题组制定了《中国成人血脂异常防治指南》，指南给出了我国人群血脂和脂蛋白水平的合适水平，见表 5-9。

表 5-9　血脂水平分层标准

分层	TC	LDL-Ch	TG	HDL-Ch
合适范围	<5.18 mmol/L (200 mg/dl)	<3.37 mmol/L (130 mg/dl)	<1.70 mmol/L (150 mg/dl)	≥1.04 mmol/L (40 mg/dl)
边缘升高	5.18～6.19 mmol/L (200～239 mg/dl)	3.37～4.12 mmol/L (130～159 mg/dl)	1.70～2.25 mmol/L (150～199 mg/dl)	
升高	≥6.19 mmol/L (240 mg/dl)	≥4.12 mmol/L (160 mg/dl)	≥2.25 mmol/L (200 mg/dl)	≥1.55 mmol/L(60 mg/dl)
降低				<1.04 mmol/L(40 mg/dl)

一、血脂异常的病因及诊断

血脂异常从病因上分为两类：一类是由其他疾病引起的，有明确的起因，称为继发性血脂异常，如糖尿病、甲状腺功能减退、痛风、肾病综合征等，或非生理状态（如酗酒、口服避孕药、利尿剂、糖皮质激素等）造成；另一类是原发性血脂异常，即未找到引起血脂异常的明确病因，往往是由遗传因素或环境因素及不良生活方式所致，可判定为原发性。在原发性血脂异常患者中，有些存在单一或多个遗传基因的缺陷，有明确的家族聚集性，临床上称为家族性高脂血症，主要是家族性高胆固醇血症、家族性混合型高脂血症、家族性高甘油三酯血症等，患者往往在青少年时期就出现高脂血症。

血脂水平受膳食等多种因素的影响，血脂测定前的最后一餐，应忌用高脂膳食且不能饮酒，空腹 12 h 以上取静脉血检测。检测内容应包括血清 TC、HDL-Ch 及 TG 水平，对于血清 LDL-Ch 水平来说：当血清 TG 水平≤4.52 mmol/L(400 mg/dl)时，可用 Friedewald 公式计算获得；若血清 TG 水平>4.52 mmol/L(400 mg/dl)时，必须直接测定。计算公式为：

单位用 mmol/L 时，LDL-Ch＝TC −(HDL-Ch＋TG/2.2)

单位用 mg/dl 时，LDL-Ch＝TC−(HDL-Ch＋TG/5.0)

首次检验如发现血脂异常，应在其后的 3 周内进行复查，若仍属异常，即可确诊为血脂异常。

WHO 制定了高脂蛋白血症表型分型，主要基于各种血浆脂蛋白升高的程度不同分型，共分为Ⅰ、Ⅱa、Ⅱb、Ⅲ、Ⅳ、Ⅴ 6 型，其中临床上常见的是Ⅱa 和Ⅱb 型。Ⅱa 型血脂测定呈 TC 升高、TG 正常；Ⅱb 型血脂测定呈 TC 和 TG 均升高。这种分型法有利于指导临床诊断和治疗，但所需检测的项目繁多，个别类型的确诊需要复杂的技术和昂贵的设备。因此，对于临床治疗和社区预防，进行血脂异常的简易临床分型即可，即将血脂异常分为高胆固醇血症、高甘油三酯血症、混合型高脂血症和低高密度脂蛋白血症，见表 5-10。

二、血脂异常的流行现状及危害

据卫生部在全国范围内开展的"中国居民营养与健康状况调查"(也是迄今为止我国最大范围的血脂流行病学调查)显示,我国 18 岁及 18 岁以上人群血脂异常的患病率为:①血脂异常总患病率为 18.6 %,男性 22.2 %,女性 15.9 %。据此推算,估计全国大于等于 18 岁的血脂异常患者达 1.6 亿人。城市人群为 21.0 %,农村人群为 17.7 %。②高胆固醇血症患病率为 2.9 %,男性 2.7 %,女性 3.2 %。城市人群为 4.1 %,农村人群为 2.4 %。③胆固醇边缘性升高率为 3.9 %,男女相同。城市人群为 5.1 %,农村人群为 3.3 %。④高 TG 血症患病率为 11.9 %,男性 14.5 %,女性 9.9 %。城市人群为 14.2 %,农村人群为 10.9 %。⑤低 HDL 血症患病率为 7.4 %,男性 9.3 %,女性 5.4 %。城市居民为 7.1 %,农村居民为 7.5 %。随着社会经济的发展,人们的生活水平明显提高,饮食结构发生了巨大变化,同时人口老龄化、肥胖、生活方式等危险因素迅速增加,我国血脂异常患病率将呈现持续增加趋势。

表 5-10　血脂异常临床简易分型

病症	血脂改变	
高胆固醇血症	总胆固醇增高	总甘油三酯正常
高甘油三酯血症	总胆固醇正常	总甘油三酯增高
混合型高脂血症	总胆固醇增高	总甘油三酯增高
低高密度脂蛋白血症	高密度脂蛋白水平减低	

血脂异常的主要流行病学特征是:①与西方人群的差异。我国人群血脂异常类型以高甘油三酯、低高密度脂蛋白血症为主,西方人群以高总胆固醇血症为主。②患病率男性高于女性,并随年龄增加而升高。2002 年全国调查显示:18～44 岁、45～59 岁和 ≥60 岁人群血脂异常患病率分别为 17.0 %、22.9 %和 23.4 %,中、老年患病率明显高于青年。但中年人(45～59岁)与老年人(≥60 岁)患病率相近,提示血脂异常发病年龄趋向年轻化。③患病率城市高于农村,但差别不大。

血脂异常在动脉粥样硬化的发生及发展中起着十分重要的作用,由此引发的心、脑血管事件如心肌梗死及脑卒中等具有致残、致死率高的特点,但血脂异常通常无明显症状,往往要通过查体化验或发生了相应的心、脑血管事件才得以发现,因而早期识别血脂异常,并积极进行干预对于防治动脉硬化、减少心脑血管事件、降低死亡率意义重大。

中国心血管疾病趋势和决定因素监测计划(Monitoring Trends and Determinants in Cardiovascular Disease,MONICA)研究表明,各地区急性冠心病事件年龄标化发病率高低与各地区人群年龄标化 TC 水平均值明显相关,男女性相关系数分别为 0.83 和 0.88。

11 省市人群心血管队列研究结果显示,基线 LDL-Ch 水平与其后的心血管事件发病危险显著相关。调整年龄、性别、血压、吸烟、BMI 等危险因素后,按美国国家胆固醇教育计划 ATPIII 界定的标准,LDL-Ch 从理想水平(LDL-Ch<100 mg/dl)到极高水平(LDL-Ch<190 mg/ddl),每增加 1 级,发生急性冠心病事件的危险增加 28 %($RR=1.28$,95 % CI:1.1～1.5),发生急性缺血性脑卒中事件的危险增加 23 %($RR=1.23$,95 %CI:1.1～1.4)。

三、血脂异常的危险因素

饱和脂肪酸(奶油、动物脂肪)的过度摄取,身体活动不足、超重与肥胖及吸烟等可引起总胆固醇、低密度脂蛋白胆固醇和甘油三酯升高,高密度脂蛋白胆固醇降低;相反,多不饱和脂肪酸(鱼油、豆油)和食物纤维的摄取,积极进行身体活动或运动及减重可以使血脂异常得到改善。血清总胆固醇 80 %～90 %来自体内肝脏的合成,而从摄入食物中吸收的仅占 10 %～20 %,有些食物尽管胆固醇含量较低,但进入机体后,能增加体内胆固醇的合成,其中饱和脂肪酸(动物脂肪、黄油)是使体内合成胆固醇升高的主要原因。

在我国经济迅速发展、食物供应不断丰富的近 20 年中,人们偏离"平衡膳食"的食物消费行为日益突出。主要表现为:肉类和油脂消费的增加导致膳食脂肪供能比的快速上升,以及谷类食物消费的明显下降,食盐摄入量居高不下。

同时,身体活动不足的问题日益突出,而自主锻炼身体的意识和行动并未随之增加。2000年全国体质调研和 2002 年"中国居民营养与健康状况调查"结果均表明,我国居民每周参加 3次以上体育锻炼的比例不足 1/3,其中 30～49 岁的中年人锻炼的比例最少。

中国是烟草生产和消费的大国,烟草生产和消费均占全球 1/3 以上。2002 年我国吸烟率男性为 66.00 %,女性为 3.08 %,与 1996 年比,尽管吸烟率略有下降,但随着总人口的增加,吸烟人数仍然增加了 3 000 万,且青少年吸烟率上升,目前青少年吸烟人数高达 5 000 万。

四、血脂异常的预防与健康管理

每个人的生活习惯和存在的问题都不一样,因此慢性病的健康管理应强调个体化的原则。由于生活习惯的矫正和改善,健康管理只有达到很长时间才会体现出健康效应,所以应重视连续的过程。在开展社区居民的血脂异常预防及管理时,应按照下列程序进行工作。

(一)基本健康信息收集

血脂水平除受遗传、性别、年龄等不易改变的因素影响外,常取决于与脂质代谢有关的可调整和改变的因素,如膳食、生活方式和环境等。因此,查明每个个体的健康危险因素是健康管理的第一步,主要收集以下基本资料。

(1)一般情况调查:年龄、性别、文化程度、经济收入、婚姻状况。

(2)现在健康状况、既往史、家族史调查。

(3)血脂测定:血脂水平受膳食等多种因素的影响,血脂测定前的最后一餐,应忌用高脂膳食且不能饮酒,空腹 12 h 以上取静脉血检测。应包括血清 TC、HDL-Ch 及 TG 水平,对于血清 LDL-Ch 水平,按照上述方法进行。首次检验如发现血脂异常,应在其后的 3 周内进行复查,若仍属异常,即可确诊为血脂异常。

(4)血压、身高、体重、腰围的测量。

(5)生活习惯调查。主要包括:①吸烟状况;②身体活动状况;③饮食习惯及营养调查,其中要着重调查脂肪(尤其是饱和脂肪酸含量高的食物,如黄油和动物脂肪)的摄入状况,是否有吃零食、夜宵的习惯,是否喜欢吃肥肉和油炸食品;④饮酒状况。

(6)血糖测定。

(7)动脉粥样硬化的检查:血脂异常是动脉粥样硬化最重要的危险因素。因此,患病时间较长的患者要进行冠状动脉造影及颈动脉内中膜厚度检查以了解动脉粥样硬化的情况。

(二)危险度评估

危险度评估指对收集到的资料进行分析,对生活习惯进行评估,发现主要危险因素,评估心血管疾病综合风险,将人群进行危险度分层。

1.对生活习惯进行评估

对生活习惯进行评估主要指对上述生活习惯调查情况进行评估,以发现主要问题,开展相应指导。

2.血脂异常的危险度分层

《中国成人血脂异常防治指南》中关于血脂异常的危险分层方案参见表 4-4 血脂异常患者心血管危险分层标准,按照有无冠心病及其等危症、有无高血压、其他心血管危险因素的多少,结合血脂水平综合评估心血管病的发病危险。冠心病等危症是指非冠心病者 10 年内发生主要冠脉事件的危险与已患冠心病者同等,新发和复发缺血性心血管病事件的危险大于 15 %。

(三)血脂异常患者的生活方式管理

针对血脂异常的主要危险因素,开展生活方式管理,主要包括膳食指导、减重、增加体力活动及运动、戒烟。

1.合理营养与膳食指导

(1)膳食治疗的原则和目的:血浆脂质主要来源于食物,并可随膳食结构的改变而增加或减少,因此膳食疗法是治疗血脂异常的基础。

健康人最佳营养需要,可从符合营养素供给量标准(RDAs)的膳食中得到满足。因此,血脂异常的膳食治疗首先应以满足人体生理需求,维持身体健康和保持体重为原则。在平衡膳食的基础上,力争达到中国营养学会推荐的 RDAs,同时针对血脂异常的临床类型,全面考虑各种营养素对血脂作用的相互影响,制定相应的膳食谱,以达到调节血脂的目的。

(2)膳食治疗的主要内容及目标:《中国成人血脂异常防治指南》提出的治疗性生活方式改变(therapeutic lifestyle change,TLC)的建议见表 5-11,主要是减少饱和脂肪酸和胆固醇的摄入量,限制总热量和增加体力活动以达到热量平衡,并注意增加植物固醇和可溶性纤维的摄入,同时为防治高血压还应减少食盐摄入量。

表 5-11 TLC 的基本要素

要素	建议
减少使 LDL-Ch 增加的营养素	
饱和脂肪酸*	少于总热量的 7 %
膳食胆固醇	每日少于 200 mg
增加能降低 LDL-Ch 的膳食成分	
植物固醇	每日 2 g
可溶性纤维	每日 10~25 g
总热量	调节到能够保持理想的体重或能够预防体重增加
体力活动	足够的中等强度锻炼,每天至少消耗 200 kcal 热量

注:* 反式脂肪酸也能够升高 LDL-Ch,不宜多摄入。

（3）合理膳食习惯和膳食：结构合理的膳食习惯应保持热量均衡分配，饥饱不宜过度，不要偏食，切忌暴饮暴食或"塞饱式"进餐，改变晚餐丰盛和入睡前吃夜宵的习惯。应食用富含维生素 C 的食物（新鲜蔬菜和水果等）、富含膳食纤维的食物（蔬菜、豆类、粗粮等）、含优质蛋白质的食物（鸡蛋清、瘦肉、脱脂奶等）、富含 n-3 多不饱和脂肪酸的食物（三文鱼、沙丁鱼、金枪鱼等海水鱼类）；不吃或少吃动物内脏、肥肉、各类高胆固醇食物、甜食和纯糖类食物；少饮酒，最好不饮；适当减少食盐的摄入。《中国成人血脂异常防治指南》对非超重的脑力劳动或轻体力劳动并血脂异常患者推荐的膳食结构成分及限量见表 5-12。

表 5-12　血脂异常膳食控制方案

食物类别	每日限制量	选择品种	减少或避免品种
肉类	75 g	瘦肉，牛、羊肉，去皮禽肉，鱼	肥肉、禽肉皮 加工肉制品（肉肠类） 鱼子、鱿鱼 动物内脏：肝、脑、肾、肺、胃、肠
蛋类	<3 个/周	鸡蛋、鸭蛋的蛋清	蛋黄
奶类	250 g	脱脂或低脂牛奶、酸奶	全脂奶粉、乳酪等奶制品
食用油	20 g（2 平勺）	花生油、菜籽油、豆油、葵花籽油、色拉油、调和油、香油	棕榈油、猪油、牛羊油、奶油、鸡油、鸭油、黄油
糖类	10 g（1 平勺）	白糖、红糖	
新鲜蔬菜	400～500 g	深绿叶菜、红黄色蔬菜	
新鲜水果	150 g	各种水果	加工果汁、加糖果味饮料
盐	6 g	—	黄酱、豆瓣酱、咸菜
谷类	400 g（男） 300 g（女）	米、面、杂粮	
糕点、甜食	—	建议不吃	油饼、油条、炸糕、奶油蛋糕、巧克力、冰激凌、雪糕
干豆	30 g	黄豆（或豆腐 150 g、豆腐干 45 g）	油豆腐、豆腐泡、素什锦

（4）生胆固醇指数（衡量食物摄入后引起 TC 升高的一项生理指标）与食物的选择研究表明，血清总胆固醇的 80 %～90 % 来自体内肝脏的合成，而从摄入食物中吸收的仅占 10 %～20 %。因此，选择食物时，不应只简单地考虑膳食中胆固醇的含量，更应该关注生胆固醇指数，有些食物尽管胆固醇含量很低，但进入机体后，能增加体内胆固醇的合成，选择生胆固醇指数低的食物更有助于控制血清总胆固醇水平。常见食物生胆固醇指数与胆固醇含量的比较见表 5-13。

表 5-13　食物生胆固醇指数、胆固醇含量和饱和脂肪酸含量的比较

食品名称 (可食部 100 g)	生胆固醇指数/(mg/dl)	胆固醇含量/mg	饱和脂肪酸/g	多不饱和脂肪酸/g
黄油	64.4	210	51.4	2.4
巧克力	23.0	16	20.0	1.2
猪肉(五花肉)	17.4	60	15.5	3.9
鸡蛋(全)	12.1	430	3.1	1.6
牛肉(五花肉)	10.3	70	7.6	0.5
猪肝	6.1	250	0.8	0.8
鸡(腿)肉	5.5	95	3.9	2.3
鱼肉	2.0～3.0	50～70	1.0～3.0	2.0～4.0
豆腐	-0.4	0	0.9	2.5
豆油	17.4	1	14.0	57.4

注:生胆固醇指数(Hegsted & Keys 公式)。

2.减轻体重指导

肥胖可引起一系列激素与代谢紊乱,其中主要的是产生胰岛素抵抗,而向心性肥胖尤其易引起胰岛素抵抗和代谢紊乱,从而直接或间接地对血脂代谢产生不良影响。目前向心性肥胖已被认为是代谢综合征的基础病变。在 2005 年国际糖尿病联盟提出的代谢综合征全球共识定义中,中国人向心性肥胖的标准是腰围男性大于等于 90 cm,女性大于等于 80 cm。高甘油三酯血症和低高密度脂蛋白血症也是代谢综合征的一部分,因此控制体重是防治血脂异常的主要目标。

饮食过量和缺乏体育运动是造成肥胖的主要原因,因此减轻体重的主要原则是减少能量摄入和积极参加体育运动。长期控制能量摄入和增加能量的消耗是肥胖症的基础治疗方法。通过严格限制能量摄入使膳食供能量低于机体实际消耗量,以造成机体能量的负平衡。对能量的控制要循序渐进,逐步降低。一般而言,1 kg 人体脂肪大约含有 7 000 kcal 能量,因此减轻体重(脂肪)1 kg,必须减少大约 7 000 kcal 的能量摄入。如果每天减少能量摄入 500～700 kcal,需要 10～14 天时间,才能实现减掉 1 kg 脂肪的目标。

改变不良的膳食习惯(如不吃早餐,午餐和晚餐特别是晚餐进食过量,爱吃零食、甜食,进餐速度过快,爱吃肥肉,暴饮暴食,偏食等)是控制能量摄入以达到减重目的的关键。同时,保持长期营养素分配比例均衡,有利于维持减重,并恢复正常生理功能。另外,提倡家中购买体重计,养成经常测量体重的习惯。

3.体力活动及运动指导

运动,特别是适当的、有规律的体育运动,能增加机体的能量消耗,减少体内脂肪的蓄积,使体重下降。适度运动有助于改善人体脂质代谢,使血清总胆固醇、甘油三酯、低密度脂蛋白和极低密度脂蛋白水平降低,而使高密度脂蛋白水平升高,从而有利于减少冠心病等的发病危

险。因此,坚持长期、规律的体育运动不仅对血脂有明显的调节作用,也有利于提高人体素质,降低心血管疾病的综合风险。

单纯血脂异常而无其他合并症者,应保持中等强度的运动量,即每天通过运动消耗 200～300 kcal 热能,如每天快走 3～5 km。对于合并其他慢性病者,应自行掌握运动量,以锻炼时不感觉疲劳为原则。除了常见的体育运动(如慢跑、快走、骑自行车、游泳、球类运动、健美操等),任何引起体力消耗的活动均有健康效应,如散步、上楼梯、站立、家务劳动等。

运动量要循序渐进,从轻度运动开始,逐渐加大运动量,决不能勉强,如果运动后感觉头昏、心悸、气促、虚弱等,说明运动量过大,应减少运动量。

运动持续时间维持每天 20～30 分钟,每周 3 次以上,并不强调每次持续时间达到期望值,而是以每天或每周的累积时间计算,要能够持之以恒。

4.戒烟指导

大量的动物实验和流行病学及临床研究均表明,吸烟对血脂代谢的影响是负面的,可使血清总胆固醇、甘油三酯水平升高,HDL-Ch 水平下降。除此之外,吸烟对健康的危害是多方面的,因此,倡导全人群不吸烟、戒烟及减少被动吸烟。血脂异常者必须戒烟。

5.药物治疗指导

血脂调整药主要包括两大类:①以降低血清总胆固醇和低密度脂蛋白为主的药物,主要是 HMGCoA 还原酶抑制剂(他汀类),如洛伐他汀、辛伐他汀、普伐他汀钠、氟伐他汀等;②降低甘油三酯为主的药物,主要是贝丁酸类,如非诺贝特、苯扎贝特、吉非罗齐等。这两类药物又都具有增高高密度脂蛋白的作用。

但这些药物都具有不同程度的副作用,必须在医生指导下应用。血脂异常的治疗最主要的目的是防治冠心病,因此应根据是否已有冠心病或冠心病等危症,以及有无心血管危险因素,结合血脂水平进行全面评价,以决定治疗措施及血脂的目标水平。无论是否进行药物调脂治疗都必须坚持控制饮食和改善生活方式。根据血脂异常的类型及其治疗需要达到的目的选择合适的调脂药物,需要定期地进行调脂疗效和药物不良反应的监测。将降低 LDL-Ch 作为首要目标,血脂具体防治目标如下。

(1)无动脉粥样硬化疾病,也无冠心病危险因子者:血脂水平应控制为 TC＜6.24 mmol/L(240 mg/dl),TG＜1.70 mmol/L(150 mg/dl),LDL-Ch＜4.16 mmol/L(160 mg/dl)。

(2)无动脉粥样硬化疾病,但有冠心病危险因子者:血脂水平应控制为 TC＜5.20 mmol/L(200 mg/dl),TG＜1.70 mmol/L(150 mg/dl),LDL-Ch＜3.40 mmol/L(130 mg/dl)。

(3)有动脉粥样硬化疾病者:血脂水平应控制为 TC＜4.16 mmol/L(160 mg/dl),TG＜1.70 mmol/L(150 mg/dl),LDL-Ch＜2.60 mmol/L(100 mg/dl)。

五、对血脂异常者生活方式管理效果评估

健康管理是长期、连续的过程,因此开展生活方式管理一定时期后,应进行效果评估(与健康管理的工作程序一致:收集信息、资料分析与评估),评估指标包括血脂控制情况、体重变化情况、生活习惯的改变情况等,通过与管理前的指标进行对比分析,修正管理计划和方案,继续下一步的健康管理、健康促进。需要强调的是,各指标的改善状况,无论大小,都应给予充分的肯定,并鼓励被管理者坚持下去,以取得更大的健康效应。

第七节　冠状动脉粥样硬化性心脏病

动脉粥样硬化是一组称为动脉硬化的血管病中最常见、最重要的一种。各种动脉硬化的共同特点是动脉管壁增厚变硬、失去弹性和管腔缩小。冠心病是冠状动脉粥样硬化性心脏病的简称,是由冠状动脉功能性或器质性改变而引起的冠状动脉血流和心肌需求不平衡所导致的心肌缺血性心脏病。根据冠状动脉病变的部位、范围,以及血管阻塞的程度和心肌血供不足的发展速度、范围和程度的不同分为不同的临床类型,其中以心绞痛和心肌梗死最常见。

一、冠心病的流行病学特征

世界卫生组织 MONICA 方案确定:冠状动脉事件的发病率以急性心肌梗死和冠心病猝死计算,冠心病死亡率以急性心肌梗死、冠心病猝死和慢性冠心病死亡计算。美国心脏协会(AHA)2004 年学术会议报告全球冠心病(CHD)死亡率下降的趋势走缓,进入平台期。1968年,CHD 死亡率达到高峰。目前的年龄标化死亡率低于高峰死亡率的一半,并且低于 20 世纪 50 年代。自 1968 年 CHD 死亡率达高峰以来的 50 多年里,CHD 死亡率男性下降了 61 %,女性下降了 56 %。而最大幅度的死亡率下降见于最老的年龄组。

我国人群冠心病的流行病学特征:①与高发国家相比,我国冠心病流行率仍属较低水平。WHO 1985—1990 年 MONICA 人群监测结果显示:35～64 岁男性,发病率最高的是芬兰北卡莱利,冠脉事件平均年发病率为 818/10 万,最低的是中国北京,为 791/10 万;死亡率最高的仍为北卡莱利,为 395/10 万,最低的是北京,为 45/10 万,女性死亡率最高的是英国格拉斯哥,为 127/10 万,中国为 26/10 万,仅次于西班牙的 15/10 万,排倒数第二。②发病率和死亡率逐年增加:在多数西方发达国家人群冠心病及脑卒中发病率呈下降趋势时,我国人群冠心病及脑卒中发病率却呈增加趋势,我国 MONICA 部分监测人群,在 1984—1997 年 14 年内,男性冠心病事件年龄标化发病率增加 67.0 %,平均每年增加 2.1 %,男女合计增加 1.7 %。全国卫生统计年报资料表明,1980—2000 年冠心病年龄调整死亡率在城乡均有增长,城市由 38.6/10 万升高到 71.3/10 万,近 10 年来增长速度加快,1990—2000 年城市与农村冠心病死亡率年增长分别为 4.48 %和 4.10 %。③地区性差异:国内 MONICA 结果显示,冠心病发病率和死亡率存在较大地区差异,北方城市高于南方城市,最高的为山东省青岛市,男性发病率 108.7/10万,最低的为安徽省滁县,发病率为 3.3/10 万,前者发病率是后者的 32.9 倍,死亡率相差 17.6倍。④危险因素水平在不断增高:人口老龄化加剧;人群血清总胆固醇水平增高,虽然我国人群平均血 TC 水平较低,但 TC 水平呈明显上升趋势;高血压患病率增加;男性吸烟率居高不下。

二、冠心病的危险因素

冠心病是一种多危险因素所致的慢性病。影响冠心病的危险因素近 300 种,一些危险因素与生活方式有关。在生活方式上 3 个最重要的危险因素是吸烟和其他形式的烟草使用、不健康饮食,以及缺乏体力活动。不良生活方式可导致 3 种严重的疾病:血压增高(高血压)、高血糖(糖尿病)、高脂血症。这些是冠心病发作重要的危险因素。

1.高血压

国外对 9 个前瞻性研究资料的 meta 分析(荟萃分析)结果表明:血压与冠心病的发病呈直接、连续、独立的关系;舒张压升高 5 mmHg,发病的危险性至少增加 21 %;舒张压升高 10 mmHg,危险性增加 37 %。Framingham 对男性 18 年的随访研究也表明,高血压者冠心病发病率比血压正常者高出 2.5 倍。国内研究也报道,高血压、高脂血症和吸烟这 3 个危险因素中的两个或两个以上因素同时存在时,其致冠心病的协同作用是单一因素作用的 4~9 倍。血压升高可导致血管壁结构改变,加速动脉和小动脉粥样硬化,其血管壁的阻塞和斑块的破溃较血压正常者可提早 20 年。高血压除本身即动脉粥样硬化主要因素外,继发的左室肥厚会使心脏急性事件发生率显著增高。

2.高胆固醇血症

人群的长期观察和大量动物实验结果,已证明血脂异常能引起心脏和大血管硬化性疾病。Framingham 研究肯定导致动脉粥样硬化的因素有血脂、血压、血糖和纤维蛋白原。冠心病日后发病与 LDL-Ch 升高呈正相关,与 HDL-Ch 升高呈负相关,而 TC/HDL-Ch 比值升高是评价动脉粥样硬化危险的有效指标。血浆甘油三酯是否为冠心病危险因素一直存在争论。Framingham 研究结果至少可以肯定高 TG 伴低 HDL-Ch 时,冠心病危险性明显增加。高 TG 血症可引起 HDL-Ch 降低,小密度 LDL 升高,三者在代谢上联系密切,称为粥样硬化性脂蛋白表型(atherogenic lipoprotein phenotype, ALP)或脂质三联征,是具有高度致粥样硬化的脂质紊乱状态。高 TG 血症及脂质交换还可生成富含胆固醇酯的颗粒,后者也有较强的致动脉粥样硬化的作用,与冠心病关系密切。因此,高甘油三酯血症不仅是 TG 的问题,也可能是脂质代谢紊乱的标志。高甘油三酯血症常伴有凝血功能缺陷,后者在冠脉综合征中起重要作用。

3.糖尿病

Framingham 研究显示:男女两性各年龄组糖尿病患者心血管病发病率都高于非糖尿病患者,调整年龄、收缩压、每日吸烟支数、血清胆固醇水平,以及有无心电图示左室肥厚,男性糖尿病患者血栓性脑梗死、冠心病和心血管病死亡率是对照组的 2 倍,女性为 3 倍。

4.吸烟

吸烟在冠心病的发病中起着一定的作用。美国、英国、加拿大和瑞典 1 200 万人的观察结果表明,男性中吸烟者的总死亡率、心血管病发病率和死亡率比不吸烟者高 1.6 倍。吸烟者致死性和非致死性心肌梗死的相对危险性较不吸烟者高 2.3 倍。Framingham 研究指出,吸烟可增加冠心病发病率,每天吸烟大于、等于和小于 20 支者,发生冠心病的危险性分别是不吸烟者的 7.25、2.67 和 1.43 倍。长期吸烟使血管内皮损伤,在其他危险因素协同作用下加速动脉粥样硬化进程。长期吸烟可降低冠状动脉内皮细胞依赖性血管扩张功能,增加血小板聚集,增高纤维蛋白原,并促使凝血因子水平增高,从而导致并加重冠状动脉粥样硬化斑块的形成。

5.不健康饮食

不健康饮食常指进食过多(热量过多),摄入过多的脂肪、糖或盐,水果和蔬菜摄入不足。这些不健康饮食常导致肥胖,随着体重的增加,血压、血 TG、血糖、血胰岛素等促进动脉粥样硬化的因素水平均升高,而保护因素 HDL-Ch 水平则下降,从而增大了心血管疾病发病和死亡的危险。肥胖是否不依赖于血压/血糖和血脂而独立起作用,尚不肯定。但肥胖作为一个可变因素,在预防实践中有重要意义。

6.缺乏体力活动

体力活动有以下有益功能,因而能降低冠心病发作的危险:体力活动能促进机体燃烧糖和脂肪并有助于保持理想体重;降低血压;增加体内氧的水平;减轻压力;增强心肌和骨骼;促进血液循环和增强肌肉张力。体力活动还可降低发生其他疾病(如癌症)的危险。体力活动多的人通常感觉心情愉快,睡眠质量可能更高,精力更充沛,有较强的自信心,注意力能够集中。

7.其他

近年发现,以下人群也易患冠心病:脑力活动紧张,经常有工作压迫感者;有遗传因素,如家族中有在年轻时患冠心病者,其近亲得病的机会是无这种情况者的 5 倍;性情急躁、好胜心和竞争性强、不善于劳逸结合的 A 型性格者。

总之,冠心病的发生和发展是多因素相互作用的结果,危险因素越多,发生冠心病的可能性越大。在冠心病诸多因素防治当中,应重视早期动脉粥样硬化诊断并及时加以控制,有效控制高血压、糖尿病和高脂血症,戒烟,平衡膳食,增加体力活动,女性应积极纠正绝经期后的性激素失衡及代谢紊乱。

三、冠心病的临床分型

本病病理变化进展缓慢,明显的病变多见于壮年以后,但明显的症状多在老年才出现。本病主要分型为无症状心肌缺血、心绞痛、心肌梗死、缺血性心肌病、冠心病猝死。以上 5 种可合并出现。

四、冠心病的预防与健康教育

(一)冠心病一级预防

20 世纪 50 年代以来,冠心病已成为危害人类健康的主要慢性非传染性疾病,它不仅给个体带来痛苦,影响生活质量,而且给家庭和社会造成了沉重的负担。冠心病一级预防旨在减少人群总体的行为危险因素,并积极治疗高危个体,防止其发展为疾病,即改变不良生活习惯(戒烟限酒、合理饮食、坚持有氧运动、保持心理平衡)。定期检测血压、血脂、血糖、体重,发现异常及时进行纠正,将它们控制在目标范围内。因此,预防策略应通过健康教育、环境干预或立法减少不利于健康的行为,促进危险因素的转变。冠心病危险因素中除性别与家族史外,其他危险因素都可以治疗或预防。

1.改变不良生活习惯

(1)不吸烟:世界卫生组织已将每年的 5 月 31 日定为"世界无烟日"。应采取各种措施向无烟社会迈进,如禁止青少年吸烟,提倡中年人戒烟,劝告老年人少吸或吸低毒烟等。尤其是有高血压病家族史、肥胖、脑力劳动者更需严格戒烟。广大医务工作者应带头戒烟,并做戒烟的倡导者。

(2)管住嘴:除尽量避免摄入过多的动物脂肪及胆固醇含量高的食物外,还要适当减少主食量,总量控制八分饱,不要暴饮暴食。保持低盐和高纤维素饮食,多食用蔬菜、水果和豆制品,避免体重增加和体内胆固醇的异常增高。

(3)迈开腿:步行是很好的有氧代谢运动,减重瘦身,有利睡眠,对调节血脂、预防动脉粥样硬化有很好的作用。每天应坚持步行不少于 1 小时或 6 000 步。

2.定期检测血压、血脂、血糖、体重，发现异常及时纠正

(1)降低血压：目前强调在抗高血压治疗时需同时注意控制其他危险因素，因为血压升高易伴有高脂血症、高血糖、纤维蛋白原升高，以及心电图不正常。

(2)降低血清胆固醇：实验表明，只有维持较长时间的理想胆固醇水平，才能达到预防冠心病的发病或不加重冠心病的目的。建议主要通过非药物途径在人群中预防血脂升高。血清总胆固醇水平与冠心病有极显著的相关性：当总胆固醇在 $5.2 \sim 6.21$ mmol/L（$200 \sim 239$ mg/dl）或（和）LDL-Ch 为 $3.4 \sim 4.1$ mmol/L（$130 \sim 159$ mg/dl）时，可采取非药物的干预；总胆固醇≥6.24 mmol/L（240 mg/dl）的高胆固醇血症者，应在医生指导下采取药物和非药物两种降脂措施。

(3)控制体重：主要是减少热量的摄入和增加运动量，超重和肥胖者应减少热量。但通过极低的热量摄入或完全饥饿以达到迅速减重的方法，是不可取的。

因为冠状动脉粥样硬化始于儿童及青少年时期，故冠心病的预防应从儿童开始。重点应注意不使儿童过胖或超重，预防血压升高，阻止儿童成为烟民，对有血脂异常及早期心血管病家族史的儿童，每年检查血脂水平，培养儿童运动意识。

(二)冠心病二级预防

二级预防主要是针对已经患有各种类型冠心病的患者进行危险因素干预，目的是使患者能够早期诊断和早期进行合理治疗，预防病情恶化或复发，避免出现心肌梗死和猝死等严重事件及严重的并发症。

自美国心脏协会和心脏病学会（AHA/ACC）2001 年更新二级预防指南以来，一些重要的临床试验结果相继发布，进一步支持并拓宽了对冠心病及其他动脉粥样硬化性血管病（包括外周血管病、主动脉粥样硬化和颈动脉疾病）患者实施积极措施以降低其风险的益处。越来越多的证据表明，积极全面地控制危险因素可改善生存率、降低复发事件危险和减少介入治疗的需要，并改善患者的生活质量。为此，AHA/ACC 专家工作组于 2006 年再次更新了 AHA/ACC 关于冠心病和其他粥样硬化性血管疾病的二级预防指南，并在 2006 年 5 月 16 日的杂志 *Circulation* 上发布。

(三)健康教育

1.膳食指导

膳食是冠心病主要危险因素中的一个可以纠正的因素。2004 年全美胆固醇教育计划强调了治疗性生活方式改变仍然是临床治疗的最基本步骤，是药物发挥有益作用的基础。冠心病的膳食健康教育内容包括以下内容。

(1)限制总能量的摄入：限制总能量，以维持理想体重；超重者要限制总热能供给以降低体重；饭吃八分饱，切忌暴饮暴食，避免过饱，最好少量多餐（每天 $4 \sim 5$ 餐）。

(2)限制脂肪摄入：所有的脂肪都是高热量的，会增加体重。脂肪摄入量应占总热能的 20 %左右，不应超过 25 %，有高胆固醇血症者，脂肪摄入量可降至总热量的 16 %，应选用植物油。①预防性膳食：多不饱和脂肪酸/饱和脂肪酸（P/S）的比值应大于 1。②治疗性膳食：多不饱和脂肪酸为 $15 \sim 20$ g/d，P/S 比值应大于 2；禁用动物脂肪高的食物。

(3)限制胆固醇摄入：作为预防性膳食时，食物胆固醇供给限制在每日 300 mg 以下，治疗

性膳食应每日小于 200 mg;禁用高胆固醇食物如动物内脏(肝、脑、肾等)、松花蛋、贝类、墨鱼、虾、蟹黄、鱼子,以及肥肉、动物性脂肪、黄油、奶油等饱和脂肪酸高的食物。

(4)碳水化合物:碳水化合物占总热能的 65 %左右为宜,高甘油三酯血症者,碳水化合物供能应控制在总热能的 55 %左右;宜选用多糖类碳水化合物。因纤维素、谷固醇、果胶等可降低胆固醇,故宜多食。豆类、小扁豆、豌豆、燕麦、水果和蔬菜中含有较多的纤维素,对防治高脂血症、糖尿病等均有益。还应限制含单糖和双糖高的食品。

(5)蛋白质:冠心病患者膳食蛋白质占总热能 13 %～15 %,或按每千克体重 2 g 供给;动物蛋白质占蛋白质总量的 20 %～30 %,不宜超过 50 %;宜多选黄豆及其制品,如豆腐、豆干、百叶等,其他如绿豆、赤豆也很好。因豆类含植物固醇较多,有利于胆酸排出,被重吸收量减少,胆固醇合成随之减少。鱼类大部分含胆固醇较低,如青鱼、草鱼、鲤鱼、黄鱼、鲳鱼、带鱼等胆固醇含量小于 100 mg,每天吃 250 g 鱼,其胆固醇含量小于 300 mg。鱼油脂肪在防治冠心病中有重要的价值;牛奶含抑制胆固醇合成因子,每瓶牛奶仅含脂肪 9 g,胆固醇 30 mg,故冠心病患者不必禁牛奶;1 个鸡蛋蛋黄中约含 250 mg 胆固醇,健康人每天吃 1 个鸡蛋,对血清总胆固醇影响不大,适量吃鸡蛋有益无害,但不宜多吃。

(6)限制食盐的摄入:盐可以增加血容量,加重动脉硬化,增加心脏负担。尤其是发生心力衰竭时,更应限制食盐的摄入。很多罐头食品,如腌渍品和咸鱼,含有大量的盐。除此之外,快餐食品如炸薯条,通常添加大量的盐。还有速冻食品等半成品,也含有很多盐。尽量不往食物里加盐,每日进食的食盐量应控制在 6 g 以下。同时,应该通过食用菠菜、萝卜、卷心菜、芹菜茎、南瓜、鲜豌豆、柠檬等含钾高的食物来补充钾。

(7)供给充足的维生素和矿物质:新鲜蔬菜、水果、粗粮富含维生素和食物纤维。特别是维生素 C 对脂类代谢有一定的影响,它能加快胆固醇转变成胆酸的速度,减少胆固醇的吸收。富含维生素 C 的食物主要有绿叶蔬菜、柑橘、猕猴桃、草莓等。食物纤维可防止便秘,并可促使胆酸随粪便排出,以降低血清总胆固醇含量,从而起到防治冠心病的作用。富含膳食纤维的食物主要有粗粮、薯类、豆类及一些蔬菜。山楂除富含维生素 C 和胡萝卜素外,还含有黄酮类物质,可显著扩张冠状动脉,起到镇静作用,而且含有多聚黄烷,有降压强心的功能;海带、紫菜、发菜及黑木耳等食物富含蛋氨酸、钾、镁、铜、碘,均有利于治疗冠心病,但蛋氨酸不宜摄入过多,且配制膳食时应注意锌/铜比值不宜过高。

另外,平时可多食用有利于降血脂和改善冠心病症状的食物,如大蒜、洋葱、山楂、柿子、香蕉、淡菜、西瓜、黑芝麻、黑木耳、大枣、豆芽、荞麦、冬瓜、鲤鱼、蜂蜜等食物。

可随意进食的食物包括以下几类。①谷类:米、面。②豆类:黄豆、绿豆、赤豆及豆制品。③蔬菜:各种绿色蔬菜。④菌藻类:香菇、黑木耳。⑤水果:橙、梨、香蕉、苹果、西瓜等。

少吃或忌吃的食物:动物脂肪,如猪油、羊油、奶油等;各种动物的肥肉及脑、脊髓、内脏、蛋黄,鱼子,目鱼,鱿鱼,贝壳类等。

合理膳食指南口诀:一二三四五,红黄绿白黑。"一二三四五"的含义是每天 1 袋牛奶,250 g 碳水化合物,3 份高蛋白质食品,4 句话(有粗有细,不甜不咸,三四五顿,七八分饱),以及 500 g 蔬菜和水果;"红黄绿白黑"的含义是每天饮少量葡萄酒,摄入黄色、绿色蔬菜和绿茶,摄入燕麦片或燕麦粉,摄入黑木耳(糖尿病患者除外)。

2.运动指导

运动可加速脂肪分解,减少脂肪堆积,增强心肺功能,从而相对减少心脏负担,提高患者的身体综合素质,达到控制体重、保持良好状态的目的。因此,运动锻炼是许多心脏病患者康复计划的基石,对大多数稳定性冠心病患者而言是安全的。冠心病患者的运动方案应结合心脏功能测试,由专业的医师、护士或物理治疗师指导制定。运动强度应高于日常的活动水平,通常将个体所能达到的最大运动心率值的50％～70％的心率作为训练目标心率。

运动方式以有氧缓和运动为宜,如步行、慢跑、骑自行车、跳舞和太极拳等简单易行的运动,除此之外,运动不必拘泥于形式,任何引起体力消耗的活动均有健康效应,如散步、上楼梯、站立、家务劳动等。运动持续时间为20～30分钟,运动前要有5～10分钟的准备运动,运动后要有5～10分钟的松弛减速运动,并不强调每次时间都达到期望值,而是以每天或每周的累积时间计算。运动频率每周3～5次,可根据个体的需要、兴趣和功能状态而定,贵在持之以恒。

运动训练要注意个体化和循序渐进,从轻度运动开始,逐渐加大运动量,决不能勉强,如果运动后感觉头昏、心悸、气促、虚弱等,说明运动量过大,应减量或暂停运动,以避免过度劳累而诱发心绞痛、心律失常,甚至引起猝死。运动时应随身携带硝酸甘油制剂或冠心保健盒,以备急用,防止意外的发生。

不稳定型心绞痛、严重心力衰竭和心律失常型冠心病,以及急性心梗后的高危患者,病情尚未控制到理想水平时暂不宜进行运动,待病情稳定后,必须在医护人员的指导下从低运动量开始运动。

3.心理指导

在心血管疾病防治中,要重视社会心理因素对心血管系统的危害,强调心理平衡对保护心脏健康的重要性。冠心病患者的心理反应是极其复杂的,焦虑、抑郁、急躁、恐惧和失望是最常见的心理障碍,这些心理障碍可使体内儿茶酚胺释放增多、心率加快、心脏负担加重,诱发和加重病情,从而直接影响疾病的发生、发展和预后。因此,对冠心病患者实施心理指导具有重要意义。主要措施如下。

(1)和患者建立理解和沟通,了解其心理问题,采取疏导、支持、安慰、帮助、鼓励等措施,引导患者以积极的态度和良好的情绪对待疾病,树立战胜疾病的勇气和信心。

(2)采用缓解负性情绪的方法和措施,包括放松训练和音乐疗法等。

(3)进行心理行为的治疗。

(4)建立良好的家庭环境,给患者提供心理支持。对冠心病患者的心理支持就是要让其更多地了解心理健康对疾病的重要性,加强自我的心理调节能力。

4.禁烟限酒

吸烟能引起微血管收缩,诱发心绞痛、心肌梗死和猝死,被确定为导致冠心病的主要危险因素。吸烟者戒烟要经历几个阶段:考虑戒烟,准备戒烟,采取戒烟行动,维持戒烟状态或复吸。首先让冠心病患者认识烟的危害,并为他们创造戒烟环境,用一些代替品替代吸烟。用精神分散法缓解其注意力,周围的人要鼓励和监督他们。中国疾病预防控制中心控烟办公室推荐的"五日戒烟法"目前在国际上很流行,被大量的实践证明是有效的。

(1)第一日:准备阶段。充分认识吸烟的多种危害,增强戒烟的决心。当日尽可能不要和那些仍在吸烟的人待在一起。一日三餐以水果或水果汁为主食,少吃肉、鱼类食物,不要喝咖啡和其他酒类,不吃辛辣食物。睡觉前散一次步、做一次深呼吸,比平时早一点上床休息。

(2)第二日:开始戒烟。醒来的第一件事就是用意志力对自己再次强调"我今天选择不抽烟"。在早餐前喝一大杯水并洗澡,用湿毛巾擦皮肤,以促进血液循环,保持头脑清醒。食物仍以水果为主,避免食用油炸和肉类食品。

(3)第三日:两天没吸烟,对"瘾君子"来说,会出现头痛、口干、咳嗽刺痛感、焦虑或抑郁、腹泻或便秘等不适症状。此时可以选择喜欢的运动项目,洗热水澡,多喝果汁、热水,同时让自己的精神放松。

(4)第四日:对付尼古丁。重度吸烟者会尼古丁成瘾,可以用饮料和茶水淡化,为了避免各种饮料、茶的刺激,可以选择菊花茶或茉莉花茶替代。同时要进行适当锻炼,可选择走路、骑自行车等方式,以放松自己并增加能量消耗。

(5)第五日:防止复吸。这时最关键的是要为自己选择戒烟而感到骄傲,要有意识地远离吸烟人群,控制自己的食量。同时丰富自己的业余生活,如娱乐、看电影、运动等。

虽然五日戒烟法便于操作,但实施前仍需要做认真的心理准备和必要的物质准备,争取戒烟成功。做到从一个"五日戒烟",到 n 个"五日戒烟",从此天天都是戒烟日。

长期大量饮酒对心血管危害很大,会增加患高血压的危险,因此冠心病患者严禁大量饮酒。血压偏高者不得饮酒。

第八节　脑卒中

脑血管疾病(cerebrovascular disease)是各种原因引起的单一或多处脑血管损害导致的暂时或永久性脑功能障碍的总称,临床分为急性和慢性两种,急性最为多见。本节介绍的脑卒中(stroke)是脑部血液供应障碍引起的一组突然起病,以局灶性神经功能缺失为共同特征的急性脑血管病,脑部动脉血管的粥样硬化是致病的主要原因。脑卒中又称脑中风或脑血管意外(cerebrovascular accident),不包括短暂性脑缺血发作(transient ischemic attack,TIA)和慢性脑血管病。"中风"一词出自《黄帝内经·灵枢·邪气藏府病形》,因本病起病急骤,变化迅速,与自然界变化迅速的风邪特性相似,所以古人以风类比。

一、脑卒中的病因

脑卒中为起因于脑部血管病变的脑组织缺血或出血,脑血管病变的原因主要有以下几种:动脉硬化;高血压伴发的脑动脉病变;颅内血管发育异常;血管炎症,颅脑损伤、手术、穿刺等;血液病;糖尿病、家族性高胆固醇血症等;药物中毒、药物过敏等药物影响;心律失常、瓣膜病变、心肌梗死等;血管性肿瘤、肿瘤并发血管病变等。

二、脑卒中的流行病学特征及危害

无论是缺血性脑卒中还是出血性脑卒中,都会造成不同范围、不同程度的脑组织损害,因而产生多种多样的神经精神症状,严重的还会危及生命。据估计,有 3/4 的幸存者有不同程度的劳动力丧失,重度致残者占 40 % 以上。

在西方国家,脑卒中是最常见的神经疾病,是成年人失能的首位原因。世界卫生组织的MONICA 计划对全球 21 个国家的年龄为 35～64 岁的 290 万人进行了脑卒中事件发生的登记,结果显示,年龄标准化的脑卒中发生率,男性为(101～285)/10 万,女性为(47～198)/10万。该协作研究 10 年的结果表明,中国脑卒中发病率为 250/10 万,仅次于西伯利亚地区(300/10 万),居世界第二位。

目前,人类死亡原因序列中三大主要死亡原因仍然是心血管病、脑血管病(主要为脑卒中)、恶性肿瘤。各国之间由于统计标准不同,脑卒中年死亡率也显示出较大的差别,从最低的50/10 万到最高的 280/10 万不等。我国脑卒中死亡率为 80/10 万～140/10 万。据我国卫生事业发展情况统计公报对 2003 年 30 个市和 78 个县(县级市)的居民死因统计资料结果,城市居民和农村居民的主要疾病死因顺位中,脑血管疾病仅次于恶性肿瘤,位居第二位,死亡专率分别为 105.4/10 万和 89.9/10 万。2001 年,我国由慢性病引起的 DALY 损失已达 70 %,其中脑血管病在所有死因中位居 DALY 的首位,占总 DALY 的比例为 17.9 %。据科学推算,2003年我国仅缺血性脑卒中一项的直接住院负担即达 107.53 亿元,脑卒中的总费用负担为 198.87亿元,占当年国家医疗总费用的 3.79 %,占当年国家卫生总费用的 3.02 %。

高发病率、高死亡率、高致残率和高复发率是人们"谈脑卒中色变"的主要原因。因此,脑卒中是危害人类健康的大敌,严重影响人们的生活质量,甚至危及人们的生命,给社会和家庭带来极大的负担。

在许多工业发达国家,如美国、澳大利亚、新西兰、日本等脑卒中的死亡率呈下降趋势,且各年龄组的情况均如此。这主要是由于脑卒中发病率的下降。引起下降的主要原因有高血压的有效控制、与高血压有关的危险因素暴露的减少、脑卒中的其他危险因素暴露的减少和缺血性心脏疾病危险的竞争等。

目前在我国,脑血管病发病率和死亡率却呈逐年迅速上升的趋势,脑卒中的危害日益突出。20 世纪 60 年代以前,我国疾病死因顺位中始终以传染病为首位,20 世纪 70 年代以后逐渐被心脑血管病所代替。这种流行趋势的原因有 4 点。第一,由于发展中国家经历着人口迅速增长、人口老龄化、高出生率及人均寿命增长时期,尤其是人口老龄化会导致心脑血管病流行。第二,由于经济和社会的发展,人们收入增加,但选择高脂肪和高胆固醇食物,交通工具发展等因素使体力活动减少和烟酒消费激增等主要患病危险因素也伴随着个人收入增加而增多,人群中广泛存在不良生活行为和不合理膳食。结果是脑卒中发病年龄的前移和患者人数增加,从而使脑卒中患者人数和患病率增加。第三,由于发展中国家人口文化素质普遍偏低,许多人保留着不良的生活习惯,也不易接受卫生保健知识。第四,由于发展中国家的卫生资源相对缺乏,医疗、护理、保健、预防、健康教育、社区卫生服务及康复诸环节的服务均远远不能满足人民需要,也较难在全部人群中落实三级预防。

脑卒中的分布存在地域上的差异,这种差异不仅存在于国与国之间,也存在于一国之内的不同区域之间。我国脑卒中的分布存在明显的地域差异,总的分布趋势是由北向南梯度递减。北方地区,特别是东北和华北地区脑卒中的发病率、死亡率明显高于南方地区。另外,无论是卫健委的死亡统计还是国内各单位的调查结果都显示,城市脑卒中死亡率高于农村,但是也不能排除农村地区脑卒中发病与死亡的误诊和漏诊的可能。

有家族史者,即家族中父亲和/或母亲死于脑卒中或心脏病者,其脑卒中危险比一般人群增加 30 %～40 %。在人群的年龄分布上,据估计,脑卒中死亡者四分之三为 70 岁以上,15 %在 60 岁左右。脑卒中的患病率随年龄增长而增加,年龄每增加 5 岁,脑卒中死亡率增加将近 1 倍。一般 40 岁后开始发病,60 岁后发病率急剧增加,发病率和死亡率是 60 岁以前的 2～5 倍。目前,我国脑卒中的发生呈现低龄化趋势。脑卒中年龄结构上的变化,使得脑卒中不仅严重影响老年人的生活质量,而且直接威胁着中青年人的健康。另外,一般男性的发病率和死亡率略高于女性。但是,随着目前人口老龄化,女性寿命普遍长于男性,老年期女性发病率升高,有接近男性的倾向。

三、脑卒中的危险因素

临床实践证明,脑卒中一旦发生,多数患者对治疗效果不满意,可完全恢复健康者只占少数。因此,探讨脑卒中的危险因素,做好有针对性的预防工作,是减少脑卒中的根本措施。根据国内外大量研究资料,脑卒中的主要危险因素如下。

脑卒中相关的危险因素主要包括:先天特征(如基因、性别、年龄等)、生理学特征(如血压、动脉疾病史、凝血缺陷等)、行为特征(如吸烟、饮酒、饮食等)、社会学特征(如社会阶层等)、环境特征(如气温)等。除了这些传统公认的危险因素,近年来还发现了众多比较新的危险因素,如血同型半胱氨酸水平、血尿酸水平、左心室肥大、胰岛素抵抗、雌激素、炎症等。

1.高血压

高血压是导致脑卒中的最首要的、可改变的危险因素。70 %～80 % 的脑卒中患者都有高血压病史。长期持续的高血压主要损伤小动脉,可使脑内小动脉硬化,形成微动脉瘤,当血压突然升高时破裂出血,或使血管腔狭窄、血管扭曲变形而形成缺血性梗死。无论是收缩压还是舒张压升高,都可增加脑出血和脑血栓形成的危险性。降压可以有效地降低脑卒中的发生率。研究表明:舒张压降低 5 mmHg,脑卒中发生的危险性将降低约 40 %,每年可预防 50 万脑卒中患者死亡。

2.血脂异常

血脂异常,特别是高胆固醇血症、低密度脂蛋白升高是脑卒中的又一可控制的危险因素,与动脉粥样硬化的发生密切相关,使脑卒中危险度明显升高。

3.糖尿病

糖尿病是脑血管病的重要危险因素,糖尿病可引起脂肪代谢障碍,促进动脉粥样硬化的发生和发展,使小动脉管腔狭窄致脑梗死形成。糖尿病患者脑血管病变比非糖尿病患者高 2～4 倍。血糖的良好控制可防止微血管病变。值得注意的是,很多糖尿病患者在脑卒中发生前未得到糖尿病的诊断。脑卒中时血糖越高,预后越差。糖尿病患者脑卒中病死率为非糖尿病患者的 4 倍。脑卒中造成糖尿病患者残疾或死亡,在我国比西方国家更为严重。

4.与脑卒中相关的心脏及血管疾病

脑动脉狭窄和心房颤动是脑卒中的非常重要的危险因素,其他的还有心肌病、心律失常或间隔缺损。

5.吸烟

经常吸烟是一种被公认的缺血性脑卒中的危险因素。吸烟量与颅外颈内动脉粥样硬化程度呈正相关。动脉内有反应过强性内皮细胞,烟雾中的一氧化碳可以使这种细胞肌球蛋白收缩,血管通透性升高,加速动脉硬化,增加发生脑卒中的危险性。吸烟几乎可以使缺血性脑卒中发生的危险加倍,使蛛网膜下腔出血的危险增加 3.5 %。

6.饮酒

酒精可直接作用于脑血管平滑肌引起血管痉挛,还可使血小板增多导致脑血流调节不良、心律失常、高血压、高脂血症,这些均可增加脑血管病的发生率。

7.颈动脉狭窄

国外研究发现,65 岁以上人群中有 7 %~10 %的男性和 5 %~7 %的女性颈动脉狭窄程度超过 50 %。

8.肥胖

肥胖能够增加多种疾病的发生率,如高血压、高脂血症、2 型糖尿病、冠心病、脑卒中、睡眠性呼吸暂停和呼吸障碍等。

9.高同型半胱氨酸血症

研究表明,高同型半胱氨酸血症与脑卒中发病有相关关系。一般认为空腹半胱氨酸血浆水平为 5~15 μmol/L 是正常的,达到 16 μmol/L 即提示有高同型半胱氨酸血症。

10.不良饮食习惯、生活方式

研究表明,饮食和行为方式与中青年脑卒中关系密切,频繁在外就餐、肥胖均为中青年脑梗死的危险因素。

11.缺乏体力活动

不活动是与吸烟或高血压同等强度的脑卒中危险因素。运动可使内源性胆固醇合成减少,升高高密度脂蛋白胆固醇,有规律的运动可防止血管老化,抗自由基和抗血栓形成。

12.遗传因素

父母亲的脑卒中史是后代脑卒中发生率的独立危险因素。分子生物学研究表明,脑卒中是多基因性疾病,由遗传因素和环境因素相互作用引起。脑卒中的基因防治工作尚在探索之中。

四、脑卒中的诊断及临床表现

脑卒中包括三大类:脑梗死、脑出血和蛛网膜下腔出血。

(一)脑梗死

脑梗死(cerebral infarction)是指脑部血液供应障碍,缺血、缺氧引起脑组织坏死软化,是脑卒中中最常见的,占全部脑卒中的 60 %~70 %。临床上常见的包括动脉血栓性脑梗死(arteriothrombotic infarction)[相当于旧的分类中的"脑血栓形成"(cerebral thrombosis)加"动脉-动脉栓塞"(artery-to-artery embolism)]、心源性脑栓塞(cardiac embolism)、腔隙性脑梗死(lacunar infarction),以及 30 %~40 %临床上不能归入以上分类的脑梗死。

1.动脉血栓性脑梗死的诊断要点

动脉血栓性脑梗死的诊断要点为:①常于安静状态下发病;②大多数发病时无明显头痛和呕吐;③发病较缓慢,多逐渐进展或呈阶段性进展,多与脑动脉粥样硬化有关,也可见于动脉炎、血液病等;④一般发病后 2 天内意识清楚或轻度障碍;⑤有颈内动脉系统和(或)椎基底动脉系统症状和体征;⑥应做电子计算机断层扫描(CT)或磁共振成像(MRI)检查;⑦腰穿脑脊液一般不应含血。

2.心源性脑栓塞的诊断要点

心源性脑栓塞的诊断要点为:①多为急骤发病;②多数无前驱症状;③一般意识清楚或有短暂性意识障碍;④有颈动脉系统和(或)椎基底动脉系统的症状和体征;⑤腰穿脑脊液一般不含血,若有红细胞可考虑出血性脑梗死;⑥有心源性栓子的来源,也可同时伴有其他脏器、皮肤、黏膜等栓塞症状。

3.腔隙性脑梗死的诊断要点

腔隙性脑梗死的诊断要点为:①发病多由高血压动脉硬化引起,呈急性或亚急性起病;②多无意识障碍;③应进行 CT 或 MRI 检查,以明确诊断;④临床表现都不严重,较常见的为纯感觉性卒中、纯运动性轻偏瘫、共济失调性轻偏瘫综合征、构音障碍手笨拙综合征等;⑤腰穿脑脊液无红细胞。

(二)脑出血

脑出血(cerebral hemorrhage)又称"脑溢血",是指自发性脑实质内出血,由于脑内动脉破裂,血液溢出到脑组织内,占全部脑卒中的 20 %~30 %,死亡率高。脑出血绝大多数由高血压合并动脉粥样硬化引起,仅有少数为其他原因所致,如先天性脑血管畸形、动脉瘤、血液病、类淀粉样血管病、脑动脉炎、脑恶性肿瘤等。

高血压性脑出血的诊断要点:①常于体力活动或情绪激动时发病;②发作时常有反复呕吐、头痛和血压升高;③病情进展迅速,常出现意识障碍、偏瘫和其他神经系统局灶症状;④多有高血压病史;⑤应做 CT 或 MRI 检查;⑥腰穿脑脊液多含血和压力增高(其中 20 %左右可不含血)。

(三)蛛网膜下腔出血

蛛网膜下腔出血(subarachnoid hemorrhage,SAH)指原发性蛛网膜下腔出血,即脑表面或脑底部的血管破裂,血液直接进入容有脑脊液的蛛网膜下腔,不同于脑实质出血直接破入或经脑室进入蛛网膜下腔引起的继发出血,占全部脑卒中的 15 %左右。最常见的病因是先天性脑动脉瘤破裂,其次是脑血管畸形和脑动脉硬化出血等。

SAH 的诊断要点:①发病急骤;②常伴剧烈头痛、呕吐;③一般意识清楚或有意识障碍,可伴有精神症状;④多有脑膜刺激征,少数可伴有颅神经及轻偏瘫等局灶体征;⑤腰穿脑脊液呈血性;⑥应进行 CT 或 MRI 检查;⑦脑血管造影可帮助明确病因。

五、脑卒中的预防和健康管理

脑卒中是人类尤其是老年人健康的"第一杀手"。从医疗角度讲,我国现阶段脑卒中的治疗还远未达到令人满意的水平,具有可操作性的规范化治疗指南尚未普及;从患者角度讲,关于脑卒中的医学科普知识和理念还没有深入人心,三率(知晓率、治疗率、控制率)偏低。所以,积极预防脑卒中的发生是降低脑卒中对人群的危害,提高老年人生活质量的最有效的途径。

(一)一级预防

1.健康生活方式

脑卒中的预防首先应从健康的生活方式开始。

(1)合理饮食:强调低盐、低脂肪、低热量饮食的重要性,并以富含蛋白质、维生素、微量元素及粗纤维的食物为主。

减少钠盐摄入,每天控制在 6 g 以内;保持低脂而营养均衡的饮食,同时适量摄入动物蛋白质,如瘦肉、鱼类、禽类等;增加新鲜蔬菜水果的摄入,富含维生素 C 的饮食有助于防止脑卒中的发生;适当补充高钾、高镁与高食物纤维膳食;少吃甜食。

(2)限制饮酒,严格戒烟:参照前述有关章节。

(3)控制体重,增加运动量:参照前述有关章节。

(4)合理安排生活和工作,劳逸结合:大量的事例说明,过度疲劳可诱发脑卒中。中老年人生活要规律、起居有节,不要做任何超越自己体力和精力的负担的事情,避免过度劳累。

(5)保持良好的思想情绪,切忌狂喜暴怒,学会自我控制,做情绪的主人:老年人性格开朗、乐观,情绪稳定,生活规律非常重要;反之,急躁易怒、孤独抑郁、多愁善感易使血中的激素水平增高、血管痉挛、血栓形成。故必须强调神经系统、内分泌系统对人体健康的影响,使精神因素转变为正常的生理调节,而不是非致病因素。

2.积极控制危险因素

患者在坚持健康的生活方式的同时,还应配合医生,通过卫生宣教,坚持控制血压、血糖和血脂等的治疗。具有高血压、糖尿病、心脏病、血脂代谢异常、肥胖、吸烟、静态生活方式、脑动脉狭窄、血液高凝状态、有脑卒中家族史及年龄超过 60 岁的老人都应视为高危人群,要定期进行检查。

(1)有规律地长期坚持有效控制和治疗高血压:35 岁以上普通人群有必要定期监测血压,至少每年测量一次,尤其是有高血压、脑卒中家族史的高危人群,更要经常测量血压。当发现血压持续增高时,应开始服药,并一定要坚持。

(2)定期做身体检查,监测空腹血糖浓度:直系亲属中有糖尿病的人群,应及早化验空腹血糖或做糖耐量试验,以便及时发现高血糖或隐性糖尿病,及时控制高血糖。

(3)定期测量血脂,合理饮食配合必要的降血脂药物控制高脂血症。

(二)二级预防

一旦发生了脑卒中,应早发现、早诊断、早治疗,强调及时就医的重要性。因为目前的治疗方法还不可能非常有效地降低脑卒中死亡率或脑卒中所致的大脑损伤,所以早期防止脑卒中病情的加重,对于改善患者的预后,防止并发症都是有意义的。

当患者出现以下症状时,要尽快将患者送至附近具有神经科治疗条件的大型综合医院:①突然头晕;②肢麻、面麻和舌发麻;③说话吐字不清,流口水;④突然一侧肢体活动不灵活或无力,有的出现肢体抽筋或跳动;⑤头痛程度突然加重;⑥原因不明的跌跤;⑦精神状态发生变化;⑧全身无力伴出汗;⑨恶心、呕吐伴呃逆;⑩嗜睡,整天想睡觉,但呼之就醒;⑪一时性视物不清。同时,要让昏迷的患者就地平躺,打开领口,让患者的头偏向一侧,保持呼吸道通畅,以免患者将呕吐物吸进肺里。马上拨打急救电话。不给患者服任何药物,谨防病情加重。

在急性脑卒中的治疗中,首先应鉴别是缺血性损伤还是出血或其他原因所致的损伤,其次应依据不同的卒中类型选择不同的治疗方案。总的治疗原则是尽可能在脑卒中症状出现后的 3 小时内入院治疗,改善患者的预后。

对于脑梗死,治疗原则是:尽量解除血栓;抗凝、抗纤、降低血黏度、抑制血小板聚集;改善缺血梗死区的血液循环;维持呼吸、血压、血容量及心肺功能稳定;积极消除脑水肿(脱水)、降颅压(包括外科方法),进行脑保护治疗,减轻脑组织损伤;应注意避免降压、脱水过度。

一般来讲,在进行性脑梗死不断加重时,应尽早进行抗凝治疗。在脑血栓形成的早期,在有条件的情况下,应尽早进行溶栓治疗。如果丧失上述机会或病情不允许,则进行一般性治疗。在药物治疗中,如果病情已经稳定,应尽早进行康复治疗,无论是完全恢复正常者还是留有后遗症者,都应长期进行综合性治疗和预防,以防止脑血管病的再发。

对于脑出血,治疗原则是脱水、止血、降血压,控制脑水肿、颅内高压是治疗的关键。对症治疗,保持气道通畅,监测颅内压,应用组织脱水剂如甘露醇控制颅内压,高血压的处理,上消化道出血的处理等。对有明显意识障碍,尚未出现脑疝的较大血肿者,外科治疗(床旁锥颅抽吸、引流血肿等方法)优于内科治疗;对深昏迷、脑疝已形成的大量出血者,内、外科治疗效果均欠佳。

蛛网膜下腔出血的对症治疗与脑出血相同,有脑水肿、颅内高压应予以脱水、降颅压治疗。动脉瘤或脑血管畸形破裂引起的蛛网膜下腔出血,应当主要采用手术治疗(降低颅内压、清除血肿),否则再破裂出血的可能性很大,病死率也会增加。除了通过手术防治再出血,还要防治脑血管痉挛和脑积水。

(三)三级预防

脑卒中是成人严重残疾的重要原因。为了减少脑卒中的后遗症,应尽早进行神经功能锻炼,加快和促进脑卒中患者各方面的康复,防止复发。

康复治疗旨在通过复原和重建的方法,减少疾病所带来的机体各方面的功能障碍。脑功能的康复需要数周、几个月甚至更长的时间,而且绝大多数患者不可能长期住院,更多患者带着疾病回家康复,使有关社区康复的需求日益迫切。这就需要通过医疗工作者对家庭康复知识和技能的指导教育、家属的积极坚持配合、患者自身的自我管理来共同实现。同时,卫生行政部门应增强对家庭康复护理需要的认识,尽快将该工作纳入社区卫生服务日常工作。

为了达到病后身体的最佳恢复,还应用尽可能好的办法管理患者的其他疾病,预防脑功能的进一步丧失,降低患者将来再发脑卒中的危险。例如:有效控制血压;用抗凝剂抑制血栓形成;坚持有效地控制高脂血症、高血糖、肥胖;等等。

除了进行积极的、持续的、有计划的康复训练(包括物理疗法、作业疗法、言语疗法等),如何说服患者积极参与康复,使患者避免情绪低落、抑郁,以及进行患者的心理功能恢复也至关重要。

总之,脑卒中患者的病后康复过程需要患者、医生、家属的通力合作才能完成。应尽早开始,持之以恒,有信心,积极地运用科学的方法,尽可能地降低对脑卒中患者今后生活质量的影响。

第九节 高尿酸血症、痛风

痛风为嘌呤代谢紊乱和(或)尿酸排泄障碍导致血尿酸增高的一组异质性疾病。其临床特点是高尿酸血症、急性痛风性关节炎反复发作、痛风石沉积、特征性慢性关节炎和关节畸形,常累及肾引起慢性间质性肾炎和肾尿酸结石形成。痛风可分为原发性和继发性两大类,前者常与肥胖、糖脂代谢紊乱、高血压、动脉硬化和冠心病等聚集发生。高尿酸血症是引起痛风的重要的生化基础,但是痛风的患病率远低于高尿酸血症。人体尿酸来源有两个途径:外源性占20%,来自富含嘌呤或核蛋白的食物在体内的消化代谢;内源性占80%,是由体内氨基酸、磷酸核糖和其他小分子化合物合成的核酸所分解而来。从食物摄取或从体内合成的嘌呤的最终代谢产物是尿酸。高尿酸血症主要是内源性嘌呤代谢紊乱、尿酸排出减少与生成增多所致。

在20世纪50年代以前亚洲地区高尿酸血症和痛风的发病率很低(部分原因是人们对痛风的诊断和认识不足),是一种罕见病,但第二次世界大战后,随着各国经济水平的提高,痛风在世界各国的发病率逐年上升,同时发病有明显年轻化的趋势。目前,高尿酸血症的发病率在我国直线上升,由它所引起的多种并发症日益危害着人民的身体健康。高尿酸血症和痛风是遗传和环境因素(包括生活方式)共同作用的结果,其中生活习惯起着重要的作用。因此,可以通过生活方式管理进行预防及改善。

一、流行病学特征

痛风在世界各地均有发病,发病率的高低受环境、饮食习惯、种族、遗传、诊断标准和统计方法等多种因素的影响,各国报道差异较大。痛风多见于中老年人,患病率随年龄的增加而升高。随着经济条件的改善,饮食结构的改变,生活节奏的紧张,近年来,高尿酸血症和痛风的发病有显著的年轻化趋势。痛风的患病率男性远高于女性。

据现有资料显示,欧美地区高尿酸血症发病率为2%~18%,痛风的发病率为0.2%~1.7%。日本在第二次世界大战以后,随着饮食结构的变化,摄入动物蛋白质及脂肪的增多,高尿酸血症和痛风的患者有显著增多趋势,推测痛风发病率为0.5%。

痛风的发病与生活水平密切相关,以往我国人民生活水平较低,饮食中的动物性食品较少,因而痛风的发病率较低,一直被认为是一种少见病。随着人民生活水平的提高,与痛风发病有关的食品,主要是各种动物性食品在饮食结构中的比重逐渐增加,使得原来非常低的痛风发病率与日俱增,在中老年人群和慢性心血管疾病、糖尿病患者中更容易发病。有资料显示,我国20岁以上的人群2.4%~5.7%有血尿酸过高的情况。不同年龄组高尿酸血症的发病率有显著差异,如老年人高尿酸血症发病率24%以上。我国台湾地区30岁以上的成年人高尿酸血症的发病率为17.3%。血尿酸过高的患者如果不注意饮食控制和治疗,5%~12%最终会发展成为痛风,其余可始终没有任何症状。基本上,血中尿酸浓度越高,得痛风的概率也就越大。

二、临床特点与危害

痛风多见于体形肥胖的中老年男性,女性很少发病,如有发病多在绝经期后。发病前常有漫长的无症状高尿酸血症史。

目前,大多采用2020年美国风湿病学会(ACR)制定的痛风诊断标准。

(1)滑囊液中查见特异性尿酸盐结晶。

(2)痛风石经化学方法或偏振光显微镜检查,证实含有尿酸钠结晶。

(3)具备下列临床、实验室和X射线征象等12项中的6项者:①1次以上的急性发作;②炎症表现在1天内达到高峰;③单发作;④患病关节皮肤呈暗红色;⑤第一跖趾关节疼痛或肿胀;⑥单侧发作累及第一跖趾关节;⑦单侧发作累及跗骨关节;⑧有可疑的痛风石;⑨高尿酸血症;⑩X射线摄片显示关节非对称性肿胀;⑪X射线摄片显示骨皮质下囊肿不伴有骨质侵蚀;⑫关节炎症发作期间关节液微生物培养阴性。

当取材困难时,可用秋水仙碱诊断性治疗,如迅速显效,具有特征性诊断价值。痛风的生化标志是高尿酸血症。健康男性血尿酸为150～380 mol/L(2.4～6.4 mg/dl);女性更年期以前,血尿酸水平为100～300 mol/L(1.6～5.0 mg/dl),更年期后其值接近男性。人体体温37 ℃时,血清尿酸的饱和度为420 mol/L(7 mg/dl),高于此值即高尿酸血症。

高尿酸血症可根据尿中尿酸排泄量(EUA)和尿酸清除率(CUA)分为3型:尿酸产生过剩型(占15 %,尿酸产生量增加)、尿酸排泄低下型(占60 %,尿中尿酸排泄能力低下)和二者兼有的混合型(占20 %,表5-14),其中以尿酸排泄低下为主要类型。

血中尿酸值只供诊断时辅助参考。因为急性痛风发作时抽血检查尿酸,有30 %左右是在正常范围之内,所以痛风发作时不一定有高尿酸血症。但只要以后继续抽血检查,尿酸值通常会升高。反过来说,血中尿酸过高的人不少,约占人口的10 %,其中大部分没有痛风发作。但不管是血尿酸增高,还是出现关节疼痛,都应请医师诊治。

表5-14　高尿酸血症分型

病因类型	每小时尿中尿酸排泄量/(mg/kg)		尿酸清除率/(ml/min)
尿酸产生过剩型	>0.51	且	>0.62
尿酸排泄低下型	<0.48	或	<0.62
混合型	>0.51	且	<0.62

高尿酸血症和痛风的危害主要是尿酸结晶在组织内(主要在关节和泌尿器官内)沉积,造成组织学改变,引起痛风性关节炎、痛风石、痛风肾病、尿酸性尿路结石。痛风是一种全身性的代谢性疾病,常伴有肥胖、冠心病、血脂异常、高脂血症、糖耐量减低及2型糖尿病,并且可显著促进动脉粥样硬化的发展,使痛风患者心肌梗死、脑卒中、周围血管梗死的发生率显著增高。

痛风常突然发病,没有任何前驱症状,患者夜间入睡时无任何感觉,睡到半夜,脚趾关节突然疼痛、发红、肿胀,步行困难,疼痛逐渐加强,到凌晨到达高峰,疼痛剧烈,难以忍受,天亮后逐渐缓解,此后夜间重复发作,一般持续2天后疼痛逐渐缓解,1周后症状彻底消失。如不予以降尿酸的治疗,再发的可能性很高。

三、痛风的危险因素

1.性别与年龄

性别和年龄与高尿酸血症和痛风的发病密切相关。痛风患者发病时大部分为30～70岁,痛风最高的发病年龄组为男性50～59岁,女性50岁以后。男女比例为20∶1,即95 %的痛风患者是男性。但近年来高尿酸血症和痛风的发病有年轻化的趋势。

2.超重与肥胖

肥胖的人易发生高尿酸血症和痛风,体重与高尿酸血症呈明显相关。有研究显示,男性患者肥胖发生率为9.1 %～16.3 %,青年时期体重增加是临床痛风发生的危险因素。高尿酸血症患者中消瘦者仅占 2.6%。肥胖度即使不高,内脏脂肪的蓄积程度与血清尿酸值亦呈正相关。

3.过量饮酒

饮酒、酗酒是促进痛风发病最重要的因素。酒类可以促进痛风的发生、发展。其原因是:①饮酒常伴食含丰富嘌呤的食物。②乙醇可刺激人体内乳酸合成增加,而乳酸可抑制肾脏排泄尿酸的功能;酒中的乙醇可直接增快人体内嘌呤合成的速度,使其产量增加;某些酒类,尤其是啤酒在发酵过程中可产生大量嘌呤,对痛风患者很不利。

4.三高膳食(高蛋白、高脂肪、高嘌呤膳食)

痛风的原因之一是嘌呤代谢紊乱导致尿酸生成增多,因此过多食用富含嘌呤的食物会增加痛风和高尿酸血症的易感性。富含嘌呤的食物包括各类家禽,如猪肉、牛肉、羊肉、鸡肉、鸭肉、鹅肉等,以及动物内脏尤其是脑、肝、心等。近几十年来,使个体易患痛风和高尿酸血症的饮食和生活方式变得越来越普遍。

5.剧烈运动

过量运动会导致尿酸浓度升高,引起痛风性关节炎发作。肥胖患者为达到快速减肥的目的而过量运动时,常会引起痛风发作。长期从事专业运动训练的特殊群体,高尿酸血症及痛风的发生率明显高于普通人群。

6.紧张和应激

长期精神紧张和心理压力也会造成尿酸代谢紊乱,精神刺激和应激可诱发痛风发作。

7.其他因素

有高尿酸血症者较血尿酸正常者易发生高血压等心脑血管病、肥胖、高脂血症和糖尿病,同时,高血压等心脑血管病、糖尿病、高脂血症和肥胖也是高尿酸血症和痛风的危险因素。

以久坐为主的脑力劳动者与体力劳动者血尿酸含量有很大差异。在高收入的人群中,高尿酸血症患病率远远高于平民和体力劳动者。某些药物的长时间应用也会引起痛风和高尿酸血症。

四、痛风的药物治疗

痛风的预防与治疗要个体化和分阶段,在不同阶段预防策略和治疗方法也不一样,应按照如下方针进行:对于一般人群和高危人群主要进行生活方式管理;对于急性期患者,主要进行消炎、止痛等对症治疗,可使用秋水仙碱、非甾体抗炎药、糖皮质激素;对于发作间歇期和慢性期的治疗目的是维持正常水平的血尿酸,可使用排酸药[苯溴马隆(商品名立加利仙)、丙磺舒、磺吡酮等]、抑制尿酸生成药物(别嘌醇),但间歇期和慢性期的患者同时需要生活方式的指导。高尿酸血症和痛风的高危人群包括无症状高尿酸血症者、中老年肥胖男性、有痛风家族史者、高血压等心脑血管病患者、糖尿病与高脂血症等代谢性疾病患者等。

(一)痛风治疗的总原则

痛风治疗的总原则是合理的饮食控制,充足的水分摄入,规律的生活制度,有效的药物治疗,定期的随访复查。

(二)痛风的治疗

痛风治疗的目的是:减少尿酸合成,促进尿酸排泄,纠正高尿酸血症;阻止痛风急性发作,最大限度地减少发作次数;防治痛风石、痛风性肾病与痛风性尿路结石;防治与痛风相关的疾病,包括高血压、高脂血症、糖尿病、肥胖、动脉硬化和冠心病等;科学地进行健康指导,提高生活质量。

痛风治疗要个体化和分阶段,在痛风的不同阶段治疗方法也不一样,主要有以下几个方面。

1.一般治疗

必须限制饮酒,尤其是啤酒和葡萄酒。应采取低嘌呤和低脂饮食。多饮水以增加尿量,促进尿酸排泄。可选用苏打片碱化尿液。适当锻炼,避免超重与肥胖。可参考前述有关章节。

2.初期关节炎发作的治疗

在痛风发作时,治疗目的是控制发作,以止痛为主。可采取的措施有让受累关节停止活动和服用医生建议的抗痛风药。最快在 24 小时内可以控制痛风发作,一般来说最迟不超过 2 周。但有广泛痛风石者治疗难度较大。有关节炎发作先兆时即可用药治疗,痛风关节炎发作时可选用能迅速控制炎症的药物,包括非甾体抗炎药(双氯芬酸钠、布洛芬、尼美舒利等)、秋水仙碱和泼尼松等。例如,服 0.5~1 mg 秋水仙碱或 1~2 片非甾体抗炎药。如果有关节炎严重发作,药量可适当增加。若进入恢复期,可减为小剂量。关节炎发作完全控制后即停用止痛药。

3.控制尿酸的初期治疗

控制尿酸的初期治疗需 3~6 个月。痛风性关节炎平息后,进入间歇期,此时就要控制高尿酸血症。但为了防止开始治疗时血尿酸的突然下降诱发转移性痛风关节炎发作,应先用较小剂量,逐渐增加到足量,血尿酸达理想水平后再减到维持量。

4.控制尿酸的终身治疗

控制尿酸的初期治疗 6 个月以后进行本治疗。高尿酸血症不用药物治疗,尿酸一般不会下降,只有坚持服用药物才能使尿酸保持在正常水平,所以从这个意义上讲,患者需要终身治疗。但随着长期的治疗,体内尿酸池也会不断减少,此时药物剂量需由专科医师指导。

5.慢性关节炎期及痛风石的治疗

进入慢性期的患者大多数是没有得到早期治疗或不正规治疗造成的,治疗效果较差,治疗原则仍然是避免关节炎反复发作和保护关节功能。

6.痛风性肾病与痛风性尿路结石的治疗

治疗痛风性肾病与痛风性尿路结石,控制高尿酸血症是关键,避免有害肾脏的不利因素,防治尿路感染,治疗高血压、动脉硬化、糖尿病等合并症。

五、痛风的营养治疗

营养治疗的目的是限制外源性嘌呤的摄入,减少尿酸的来源,并增加尿酸的排泄,以降低血清尿酸水平,从而减少痛风急性发作的频率和程度,防止并发症。

1.限制嘌呤

患者应长期控制嘌呤摄入,根据病情限制膳食中嘌呤的含量。在急性期,应严格限制嘌呤摄入少于 150 mg/d,可选择嘌呤含量低的食物,以奶制品、蛋类、蔬菜、水果、细粮为主。在缓解期,视病情可限量选用嘌呤含量中等的食物。其中肉、鱼、禽食用量 60~90 g/d,用煮过汤的熟肉代替生肉。另外,可自由选用含嘌呤低的食物,禁用含嘌呤高的食物,但是不提倡长期采用严格的限制嘌呤的膳食。食品中嘌呤含量高的食物有豆芽、香菇、海鲜、动物内脏、啤酒等;含嘌呤较高的食物有豆类、肉类等;含嘌呤较少的食物有五谷类、奶类、蔬菜等。

2.合理膳食

痛风患者多伴有超重或肥胖,应控制能量摄入,尽量达到或稍低于理想体重,体重最好能低于理想体重 10 %～15 %。超重者应减重,减少能量应循序渐进,切忌"猛减",否则引起体脂分解过快会导致酮症,抑制尿酸的排除,诱发痛风急性发作。适量限制蛋白质供给可控制嘌呤的摄取,其供给量为 0.8～1.0 g/(kg·d)或 50～70 g/d,并以含嘌呤少的谷类、蔬菜类为主要来源,优质蛋白质可选用不含或少含核蛋白的乳类、干酪、鸡蛋等。尽量不食用肉、鱼、禽类等,如一定要食用,可经煮沸弃汤后食少量。

痛风患者伴有肥胖时,若长期严格控制蛋白质摄入,不能食用肉类、海鲜、豆类时,可造成体内蛋白质缺乏,应适当补充牛奶、奶制品等,以保证机体对蛋白质的需要。在痛风性肾病时,应根据尿蛋白的丢失和血浆蛋白质水平适量补充蛋白质;但在肾功能不全,出现氮质血症时,应严格限制蛋白质的摄入量。脂肪可减少尿酸排泄,应适量限制,可采用低量或中等量,为 40～50 g/d,占总能量的 20 %～25 %,并用蒸、煮、炖、卤、煲、灼等用油少的烹调方法。碳水化合物有抗生酮作用和增加尿酸排泄的倾向,故应是能量的主要来源,占总能量的 55 %～65 %。但果糖可促进尿酸的生成,应减少其摄入量。

3.限制饮酒和刺激性食物

乙醇可使体内乳酸增多,抑制尿酸排出,并促进嘌呤分解使尿酸增高,诱发痛风发作,故不宜饮酒。啤酒中含有较多嘌呤,同时能量也比其他酒类高,可使体重增加,因此应避免饮用啤酒。此外,强烈的香料和调味品,如辛辣调味品也不宜食用。茶、可可和咖啡可适量食用。

4.多饮水

保证液体入量充足,有利于尿酸排出。入液量应保持 2 000～3 000 ml/d,以维持一定的尿量,促进尿酸排泄,防止结石生成。可在睡前或半夜饮水,以防止夜尿浓缩。可多选用富含水分的水果和食品,并设法使尿液呈碱性。但若伴有肾功能不全,水分应适量。

5.充足的维生素和矿物质

各种维生素,尤其是 B 族维生素和维生素 C 应足量供给。碱性环境下尿酸盐易溶解,钠、钾、钙、镁等元素在体内氧化生成碱性离子,故称为碱性食物。多供给富含矿物质的蔬菜和水果等成碱性食物,有利于尿酸的溶解与排出。但由于痛风患者易患高血压、高脂血症和肾病,应限制钠盐摄入,通常用量为每日 2～5 g。

6.适当运动

对于肥胖患者,有必要进行运动疗法的指导。应事先进行心功能评价,避免过度运动,选择适当的体重目标(BMI 小于 25 kg/m²),每天在餐后一小时进行轻度运动。有氧运动虽然对血清尿酸值没有影响,但是可减少体脂肪,改善轻度高血压,增加高密度脂蛋白,改善糖耐量等,使得高尿酸血症的各种合并症症状改善。

7.缓解紧张

应适当缓解患者的精神压力,避免应急状况。

六、高尿酸血症和痛风患者健康管理效果的监测

对高尿酸血症和痛风患者进行健康管理时,除定期监测血清尿酸值外,还应注意以下方面。

1. 尿路管理

目前对于高尿酸血症和痛风治疗,国内存在误区,认为应控制含嘌呤食物的摄入,减少尿酸生成。但实际我国高尿酸血症和痛风患者中60%为排泄不畅,所以在进行干预和治疗时应以促进尿酸排泄为主,而不是控制尿酸生成。高尿酸血症和痛风患者多伴有尿路结石,尿 pH 对尿中尿酸的溶解度有很大影响,应保持适当的尿 pH,预防尿酸结石和尿酸结晶的形成。晨尿 pH<6.0 者,应服用尿液碱化剂,使尿液呈弱酸性(pH 为 6.0~7.0),尿酸容易溶解,不易结晶,尤其是服用尿酸排泄促进药品者。

2. 生活方式

高尿酸血症是一种生活习惯病,它也是心血管疾病危险因素。对于生活方式的管理应优先于降低尿酸的药物疗法。饮食欧美化所伴随的肥胖的增加、暴饮暴食是很多生活习惯病的温床,因此营养疗法、限制饮酒、适当运动疗法就非常有意义。为避免肥胖出现,应对体重控制进行指导。但当过度控制时,可能会造成社会生活的品质低下,应根据患者可能接受的程度进行指导。对于明确不是不良生活习惯造成的高尿酸血症患者,应以降低尿酸的药物疗法为主。

3. 全身健康管理

高尿酸血症常伴发其他生活方式病,如肥胖(内脏脂肪型肥胖)、高脂血症、糖耐量异常、高血压、代谢异常综合征,因此应注意是否有其他合并症,尤其是心血管疾病,应定期进行心电图、血糖、血脂检查。为监测药物副作用,还应定期进行末梢血流图、肝功能、肾功能等检查。

第六章　儿童青少年的健康管理

第一节　绪论

一、儿童青少年健康管理概述

(一)儿童青少年健康监测与管理的目的与意义

儿童青少年健康监测(students' health surveillance)是指采用抽样调查方法,对确定的监测点学校和目标人群进行生长发育、健康状况等长期的动态观察。通过健康监测掌握学生群体的健康状况变化趋势,是学校卫生工作和健康管理的基本内容之一,也是评价不同地区和学校卫生工作质量的重要手段,同时可为各级政府制定改善学生健康状况的政策、策略和措施提供科学依据。

1.监测对象

被抽选出的监测对象应具有代表性,覆盖所在地区城乡各级学校的学生。为减少样本数量,可以普通大、中、小学校不同年级的部分学生为代表。例如,小学以一、三、五年级学生为代表,中学以初一、初三、高二年级学生为代表,大学以大一、大三两个年级的学生为代表。每一性别、年龄组的监测人数应不少于300人。

2.监测时间

一般规定在每年同一时间(如每年5月至9月底)进行监测。检测人员需事先接受严格培训,以掌握统一的方法和标准。

3.监测内容

(1)生长发育状况:评价儿童青少年健康状况的重要标志之一,可从下列各方面挑选指标。①形态指标,如身高、体重、坐高、胸围、肩宽、骨盆宽、上臂围、肱三头肌和肩胛下皮褶厚度等;②功能指标,如肺活量、血压、脉搏;③身体素质指标,如50 m跑(反映速度)、立定跳远(反映下肢爆发力)、斜身引体、引体向上和仰卧起坐(反映肌力)、立位体前屈(反映柔韧性)、50 m×8往返跑、800 m或1 000 m跑(反映耐力)等。在条件成熟的情况下,可采用问卷调查等方法,了解学生的个性、人际交往、社会适应能力等心理卫生状况。

(2)疾病或异常:包括近视、沙眼、弱视、龋齿、牙周疾病、肥胖、营养不良、脊柱弯曲、神经官能症等。可通过测定血红蛋白、检查蛔虫卵等方法,筛查缺铁性贫血和肠道蠕虫感染。

(3)因病缺课状况:包括月病假率、因病缺课率及其病因分析等。

各地在完成国家、省区市下达的监测任务的基础上,可根据实际需要和人力、物力资源,适当增加某些监测项目。

4.监测质量控制

为保证监测质量,不仅需对监测对象的确定和抽样原则,监测的指标、内容、方法和过程等进行周密的设计,精心组织落实,而且应严格进行现场复测检验和数据统计前的数据逻辑检验。

(二)儿童青少年患病特点和主要死因

1.儿童青少年患病率与患病特点

(1)患病率:常用以下卫生统计指标来分析评价群体儿童青少年的健康状况,查找疾病的发生规律,为防治学生常见病提供科学依据。

①检出率:在一定时间调查的患某病的人数占受检人数的百分率。公式为:

$$某病检出率 = \frac{患某病的人数}{受检查的总人数} \times 100\%$$

沙眼、肝炎、营养不良等的检出率属此类。肠道蛔虫感染可用感染率表示。

②发病率:在一段时期内在某群体中发现的患某病的人数的百分率。公式为:

$$发病率 = \frac{某期间内发病的例数}{同时期该群体或地区的平均人数} \times 100\%$$

发病率表示在一段时间(一学期或一学年)内的总发病例,包括现患者、新发病者和重复罹患(感染)者。因为某些疾病(如急性传染病、外伤、沙眼等)患者在该时期内可能不止一次患病。若要专门表示某些慢性疾病(如近视)的新发病者所占比率,可用新发病率表示。公式为:

$$新发病率 = \frac{某时期内新发病的人数}{同时期内该群体的平均人数－原患病的人数} \times 100\%$$

③因病缺课率:常以月为单位,计算因病缺课的人时数或人日数占授课总时数的比率。为适应学校教学日历,可以四周代替一月来登记和统计,故又称月病假率。公式为:

$$月病假率 = \frac{某月病假总人时(节或日)数}{同月授课总人时(节或日)数} \times 100\%$$

④平均因病缺课日数:全校(或全班)学生一学期内平均每人因病缺课日数。公式为:

$$学生平均因病缺课日数 = \frac{全学期因病缺课人日数}{该学期全校学生平均数}$$

因病缺课率和平均因病缺课日数是反映学生健康状况的重要指标。应逐月认真做好登记,并确定缺课是否因患病引起;尽可能明确疾病诊断,进行病因分类。若遇学生因病缺课率突然增加,需要立即查明原因,采取必要措施。

(2)儿童青少年患病特点:儿童青少年时期疾病具有鲜明的年龄特征,并与集体生活、学习条件密切相关。

①婴幼儿期:常见呼吸道疾病、消化道疾病、蛲虫病和佝偻病。

②学龄前期:急性呼吸道传染病和上呼吸道感染仍较多,消化道疾病有所下降,肠道寄生虫病、龋齿、沙眼等患病率有较大增加。

③童年期(学龄期):呼吸道和消化道疾病仍居前列,与卫生习惯和生活条件有密切关系的

蛔虫、沙眼感染最多见。近年来沙眼和蛔虫感染率在城市有较大幅度下降,龋齿患病率则有上升趋势。与学习生活有密切关系的近视和脊柱弯曲异常等患病率比学龄前大幅增加。结核病、意外事故等与生活环境有密切关系。

④青春期(中学阶段):沙眼和蛔虫感染率明显降低,龋患率也呈下降趋势(与乳恒牙交替有关),而与学习负担有关的近视却逐年明显增多。青春期少女中月经异常(包括痛经)较多见。风湿病、肾炎、肝炎、结核病、胃病等的患病率较前有所增多。中学生中慢性鼻炎、副鼻窦炎的患病率增加,其是兵役体检不合格的重要原因之一。青春期心理行为问题较为突出,应引起高度重视。

2.儿童青少年死亡率和死亡原因

(1)儿童青少年死亡率:通常用年龄别(组)死亡率(‰)表示,公式为:

$$年龄别(组)死亡率 = \frac{某年内某年龄组儿童死亡人数}{同年该年龄组平均人口数} \times 1\,000 ‰$$

5 岁以下儿童死亡率和婴儿死亡率一样,都是衡量一个国家儿童健康状况的重要指标。1960 年我国 5 岁以下儿童死亡率为 209.9 ‰,随着医疗保健水平的提高,到 2000 年已降至39.7 ‰(表 6-1)。从年龄分布看,0 岁组死亡率最高,随着年龄的增加死亡率逐步下降,5~14 岁阶段降至最低,15~24 岁阶段死亡率略有上升;从性别分布看,男孩高于女孩;从城乡分布看,农村显著高于城市。我国不同群体儿童死亡率受到社会经济因素的较大影响,地区差异很大。

表 6-1　1991-2000 年全国婴儿及 5 岁以下儿童死亡率变化趋势

年份/年	婴儿死亡率/‰			5 岁以下儿童死亡率/‰		
	全国	城市	农村	全国	城市	农村
1991	50.2	17.3	58.0	61.0	20.9	71.1
1993	43.6	15.9	50.0	53.1	18.3	61.1
1995	36.4	14.2	41.6	44.5	16.4	51.1
1997	33.1	13.1	37.7	42.3	15.5	48.5
1999	33.3	11.9	38.2	41.4	14.3	47.7
2000	32.2	11.8	37.0	39.7	13.8	45.7

资料来源:中国卫生统计提要,2000 年。

(2)死因分析:死因构成与社会经济发展水平密切相关。我国大城市呈现与发达国家类似的婴儿死因顺位,围产因素、先天异常、恶性肿瘤等位居前列。但在偏远地区和农村,迄今仍以呼吸、消化系统等感染性疾病位居死因顺位的最前列。

儿童青少年的死亡率和婴幼儿时期不同,有两大特点:第一,死亡率显著低于婴幼儿,单就这一点而言,他们是所有年龄群体中最健康的;第二,其死亡率和患病率不呈平行关系,而婴幼儿时期的患病和死亡病种基本一致。儿童和青少年中常见病、多发病的患病率虽很高,但并不致死。

1991－1996年全国学校卫生监督统计年报显示,意外死亡是中小学生的首位死因,占总死亡数的40％～50％,个别群体甚至高达70％。意外死亡的死因顺位依次为溺水、车祸、跌坠、电击等。近年来,我国每年死于意外事故的学生人数已达因疾病死亡人数(死因顺位为呼吸系统疾病、传染病、恶性肿瘤、先天异常等)的两倍以上。因此,儿童青少年卫生工作者和健康管理人员既要努力采取措施降低各种常见病、多发病的患病率,又要和教育、临床医学、交通、公安、环境保护等部门密切配合,积极开展健康教育,预防意外事故发生。

(三)健康管理的实施

学校健康管理是以学生的健康需要为中心,通过学校健康促进、健康监测和常见疾病预防,将教学过程和健康教育融为一体的管理,积极动员学校、家长和学校所属社区内所有成员共同努力,为学生提供完整的、积极的经验和知识结构,包括设置正式和非正式的健康教育课程,创造安全健康的学习环境,提供合适的健康服务,让家庭和更广泛的社区参与,共同促进学生健康。

1.信息收集,建立档案

第一步是了解目标人群的健康,只有了解儿童青少年的健康状况,才能有效地维护他们的健康。具体地说,是通过体质监测和健康体检等方式收集目标人群健康信息,建立目标人群健康档案。健康信息包括个人一般情况(性别、年龄等)、健康状况和疾病家族史、生长发育基本情况(人体形态、功能、生理、生化、内分泌及心理、行为等指标)、生活方式等。具体的健康体检指标可以参考卫健委和教育部《关于印发中小学生健康体检管理办法(2021年版)的通知》(国卫医发〔2021〕29号)。

2.生长发育评价与健康诊断

根据所收集的目标人群健康信息,对儿童青少年生长发育水平和健康状况进行群体和个体的评价,分析其存在的主要身心问题及影响因素。针对目标人群进行相关内容的问卷调查与定性访谈,确定该目标人群的需求重点,即优先管理(干预)项目。在此评估的基础上,可以为群体和个体制订健康计划,以那些可以改变或可控制的指标为重点,提出健康改善的目标,提供行动指南及相关的健康改善模块。

3.健康干预

在前两部分的基础上,进一步分析儿童青少年的生长发育、疾病与健康、健康需求、学校服务、政策和环境状况、可干预的有利和不利的因素,实施优先管理(干预)项目。除学生生长发育监测、常见疾病控制与管理、教育教学过程卫生监督外,预防健康危险行为、倡导健康的生活方式也是学校健康管理的重要内容。生活方式管理是指以个人或自我为核心的健康教育活动,强调个人选择行为方式的重要性。生活方式管理通过健康促进技术,比如行为纠正和健康教育,来保护人们远离不良行为,减少健康危险因素对健康的损害,预防疾病,改善健康。

以多种形式来帮助群体和个人采取行动,纠正不良的生活方式和习惯,控制健康危险因素,实现健康管理计划的目标。与危害的严重性相对应,吸烟、网络成瘾、缺乏体力活动、膳食不均衡、精神压力等是目前学校生活方式管理的重点。将以生活技能为基础的健康教育和健康促进作为主要途径,培养青少年良好的自我意识,促进其社会适应能力的提高,同时把性知识、健康危险行为知识与之结合,促进青少年的身心健康,改善和发展青少年对环境的适应能力。

二、儿童青少年健康管理内容

儿童青少年的健康,对于未来成年的健康、人口的寿命、民族的繁衍、国家的兴旺发达,有着举足轻重的意义。WHO直接指出:"健康的青年——我们最好的资源。"随着医学领域的变革,重新认识儿童的意义,积极采取对策,努力增进他们的健康,有着现实和深远的意义。

(一)儿童青少年生长发育

完整的生长发育应包括身、心两个方面,两者相辅相成、相互影响。身体发育由形态、生理功能、运动素质共同构成;心理发育既涵盖认知、记忆、思维、想象力和创造性等智力因素,也包括气质、个性、性格、情绪、行为等非智力因素。一些学者通过对生长发育一般规律、特点和影响因素的研究,提出了有针对性的干预建议。影响生长发育遗传因素的研究已深入细胞、分子生物学水平。环境因素方面,除营养、疾病、体育锻炼、生活环境、环境污染等生物性因素外,家庭生活质量、学校人际环境、亲子情感联结和社会变革的影响作用也越来越受重视。

管理内容包括身体测量、人体诊察、体力测试、心理社会测验、问卷调查、生理和生化功能的检测,生长发育调查资料的收集、整理和分析,以及针对个体和群体的生长发育评价。

(二)儿童青少年合理营养

根据儿童青少年营养需求的特点和合理膳食要求,围绕儿童营养和膳食安排可能出现的问题进行管理,提出具体的卫生措施。

管理内容:不同年龄组合理营养与膳食安排;儿童青少年营养食谱的制定与评价;儿童青少年易患营养缺乏病的预防;儿童青少年特殊营养需求,如考试、体育运动和郊游时的营养需要。

(三)儿童青少年伤害与常见疾病防治

(1)以2019年国家卫健委和教育部联合颁布的《学生常见病综合防治规划》确定的沙眼、肠道蠕虫感染、视力不良和近视、龋齿和牙齿疾病、缺铁性贫血、营养不良和肥胖等为重点,开展常见病、多发病的筛查、诊断和防治,是学校卫生的常规工作。

(2)在多数传染病被消灭和控制的同时,仍应高度重视对新发生传染病的防治工作。针对学校特点,研究各种急慢性传染病和集体食物中毒的发生、消长规律,从建立应急反应机制、预防传染源、切断传播途径和保护易感人群着手采取切实预防措施。

(3)根据儿童青少年疾病谱的变化(意外事故和伤害取代疾病,成为主要死因),以青春期少年为重点,开展对诸如吸烟、酗酒、滥用药物、意外事故、暴力伤害、自杀、不良生活方式、网络成瘾、不良性行为等健康危险行为的预防和监测。

(4)根据一些成年期疾病在儿童期即有先兆表现的特点,从定期检测、健康知识宣教和培养良好生活习惯角度,开展对原发性高血压、糖尿病、高脂血症等成年疾病的早期预防。

(四)儿童青少年心理健康

应针对儿童青少年各种常见心理、情绪和行为问题,研究其发生、发展与个体心理素质、自然人文环境、社会变革因素间的关系。

管理重点:针对儿童开展行为指导,针对青春期少年开展心理咨询。

(1)以心理支持和行为治疗为主,配合药物、教育、改善环境等措施,治疗各种心因性紧张、神经官能性疾病和变态性行为等。

(2)开展学校心理教育,结合生活技能训练,提供有关改进学习能力和社会交往、情绪宣泄,以及消费、择业、休闲活动等方面的心理指导,提高儿童青少年的自我保健能力,保障其心理健康发展。

(五)儿童青少年教育过程健康管理

围绕儿童青少年在接受课程、体育和劳动教育过程中可能出现的各种问题进行管理,提出具体的卫生措施。

管理重点:学习中脑力工作能力的变化规律和影响因素;怎样根据功能素质的发育特点,合理组织体育课和课外体育活动,进行科学锻炼;预防和处理运动性创伤;从工种选择、劳动负荷和劳动制度等角度,合理安排劳动教育;等等。科学运用大脑皮层的功能活动特性,掌握对学习负荷和各种疲劳的测定方法,学习对生活作息制度的正确评价,并将这些技能用于学校卫生实际工作中,对提高儿童青少年的学习能力,促进其身心健康,改善和发展儿童青少年对环境的适应能力有重要的现实意义。

(六)儿童健康教育与健康促进

重点管理内容:健康教育规划的系统化、规范化,教育的实施方法和评价模式;通过生活技能教育培养儿童青少年良好的自我意识,促进其提高社会适应能力;青春期健康教育,尤其是青春期性教育和艾滋病、性病预防知识技能教育的密切结合,成为预防青少年健康危险行为的最有效途径;与成年期疾病早期预防相关的专题教育;等等。近年来,我国儿童青少年卫生领域引进 WHO 大力推荐的健康促进学校活动,有力促进了学校与家庭、社区的密切合作,在为儿童青少年营造良好的学习和身心发展环境、培养健康生活方式等方面发挥着重要作用。

三、儿童青少年健康保护与管理的法律依据保障

(一)学校卫生法规建设

学校健康管理是社区健康管理工作的重要组成部分,也是教育事业发展的一个重要环节,学生的体质健康关系到民族素质和国家的兴旺发达。下列法规性文件、制度,构建了我国学校卫生与健康教育工作的法规与制度框架,使学校卫生工作的开展基本做到了有章可循、有法可依,也促进了学校卫生与健康教育管理的规范化。

1.《学校卫生工作条例》

1990 年 6 月,国务院批准颁布了《学校卫生工作条例》,明确了学校卫生工作的主要任务、基本要求、管理与监督。《学校卫生工作条例》规定了学校卫生工作的主要任务,即"监测学生健康状况,对学生进行健康教育,培养学生良好的卫生习惯,改善学校卫生环境和教学卫生条件,加强对传染病、学生常见病的预防和治疗"。"监测""培养""改善""加强"八个字涵盖了学校卫生工作法制化的基本程序和清晰的运作蓝本,一环扣一环地把学校卫生工作与素质教育有机地结合起来。将片面的升学教育修改为素质教育,为切实解决学校卫生工作的实际地位

与理论地位奠定了坚实的基础。《学校卫生工作条例》把对学生的健康监测与健康教育摆在了学校卫生工作的首要位置,从行政法规的角度阐明了校医的权利与职责,既客观又准确地指出了健康教育是素质教育的重要组成部分。

由教育部和卫生部颁布的《学校卫生工作条例》是我国学校卫生工作第一部正式的行政法规,是学校卫生工作的基本法规,是指导学校卫生工作的重要依据。它的颁布实施标志着我国学校卫生工作法制化管理的开始,学校卫生工作步入了规范化、系统化的法制管理轨道,使学校卫生工作有章可循、有法可依,为保障学生身体健康发挥了积极的作用,有力地促进了学校卫生工作的进一步发展。同时,该条例的制定与施行,体现了国家对学校卫生工作的重视和关心,是开展和评估学校卫生工作的根本依据,是全面推行素质教育的重要组成部分,对推动我国学校事业的发展具有深远的战略意义。

2.《中国教育改革与发展纲要》

1993年,中共中央、国务院发布了《中国教育改革与发展纲要》(中发〔1993〕3号,以下简称《纲要》)。《纲要》指出,基础教育是提高民族素质的奠基工程,必须大力加强。发展基础教育,必须继续改善办学条件,逐步实现标准化。中小学要由"应试教育"转向全面提高国民素质的轨道,面向全体学生,全面提高学生的思想道德、文化科学、劳动技能和身体心理素质,促进学生生动活泼地发展,办出各自的特色。

《纲要》还指出,在20世纪90年代,随着经济体制、政治体制和科技体制改革的深化,教育体制改革要采取综合配套、分步推进的方针,加快步伐,改革"包得过多,统得过死"的体制,初步建立起与社会主义市场经济体制和政治体制、科技体制改革相适应的教育新体制。教育体制改革要有利于坚持教育的社会主义方向,培养德、智、体全面发展的建设者和接班人;有利于调动各级政府、全社会和广大师生员工的积极性,提高教育质量、科研水平和办学效益;有利于促进教育更好地为社会主义现代化建设服务。教育改革和发展的根本目的是提高民族素质,多出人才,出好人才。各级各类学校要认真贯彻"教育必须为社会主义现代化建设服务,必须与生产劳动相结合,培养德、智、体全面发展的建设者和接班人"的方针,努力使教育质量在20世纪90年代上一个新台阶。进一步转变教育思想,改革教学内容和教学方法,克服学校教育不同程度存在的脱离经济建设和社会发展需要的现象。要按照现代科学技术文化发展的新成果和社会主义现代化建设的实际需要,更新教学内容,调整课程结构。加强基本知识、基础理论和基本技能的培养和训练,重视培养学生分析问题和解决问题的能力,注意发现和培养有特长的学生。中小学要切实采取措施减轻学生过重的课业负担。职业技术学校要注重职业道德和实际能力的培养。高等教育要进一步改变专业设置偏窄的状况,拓宽专业业务范围,加强实践环节的教学和训练,发展同社会实际工作部门的合作培养,促进教学、科研、生产三结合。

《纲要》还指出,进一步加强和改善学校体育卫生工作,动员社会各方面和家长关心学生的体质和健康。各级政府要积极创造条件,切实解决师资、经费、体育场地、设施问题,逐步做到按教学计划上好体育与健康教育课。

《纲要》的颁布,为教育改革和发展提出了一个长期的指导,是20世纪90年代至21世纪初教育改革和发展的蓝图,是建设中国特色社会主义教育体系的纲领性文件,使中国的教育改革,尤其是学校卫生工作改革沿着一条科学发展的道路前进。1994年,为落实《纲要》,教育部重点加强了初中学生毕业升学体育考试,开展了"到阳光下、到操场上、到大自然中去陶冶身心"等活动。

3.《中共中央国务院关于深化教育改革,全面推进素质教育的决定》

1999年6月召开的第三次全国教育工作会议和《中共中央国务院关于深化教育改革,全面推进素质教育的决定》明确指出"健康体魄是青少年为祖国和人民服务的基本前提,是中华民族旺盛生命力的体现。学校教育要树立健康第一的指导思想,切实加强体育工作,使学生掌握基本的运动技能,养成坚持锻炼身体的良好习惯""培养学生的良好卫生习惯,了解科学营养知识"。《中共中央国务院关于深化教育改革,全面推进素质教育的决定》深刻地阐明了学校体育卫生工作在素质教育中的重要地位和独特的作用,对新时期学校体育卫生工作提出了新的更为明确的要求。

4.相关配套政策文件

为贯彻落实《学校卫生工作条例》《中国教育改革与发展纲要》《中共中央国务院关于深化教育改革,全面推进素质教育的决定》,促进学校卫生工作管理规范化、制度化,教育部及其有关部委相继出台了与之配套的《全国学生常见病综合防治方案》《中小学卫生保健机构工作规程》《高等学校医疗保健机构工作规程》《学校健康教育评价方案》《〈学校卫生工作条例〉检查评估细则》《学校食堂与学生集体用餐卫生管理规定》《学校食物中毒事故行政责任追究暂行规定》等政策文件。

5.《中共中央国务院关于加强青少年体育增强青少年体质的意见》

2007年5月7日,党中央、国务院印发了《中共中央国务院关于加强青少年体育增强青少年体质的意见》(中发〔2007〕7号,以下简称《意见》)。这是党中央、国务院高瞻远瞩,从全面落实科学发展观、构建社会主义和谐社会的战略高度出发,为全面贯彻党的教育方针,大力推进素质教育,培养中国特色社会主义事业的合格接班人而做出的重大决策。《意见》明确指出,广大青少年身心健康、体魄强健、意志坚强、充满活力,是一个民族旺盛生命力的体现,是社会文明进步的标志,是国家综合实力的基础。青少年的体质健康水平不仅关系个人的健康成长和幸福生活,而且关系整个民族的健康素质,关系我国人才培养的质量。要通过全党全社会的共同努力,坚持不懈地推动青少年体育运动的发展,不断提高青少年和全民族的健康素质。

为贯彻《意见》,教育部等相关部委又相继出台了《国家学校体育卫生条件试行基本标准》《中小学生健康体检管理办法》《中小学学生近视眼防控工作方案》《中小学健康教育指导纲要》《中小学体育工作督导评估指标体系(试行)》等一系列配套政策文件。

(二)学校卫生标准

学校卫生标准(school health standard)是进行预防性和经常性卫生监督的重要依据。为了给学生创建一个有利于身心健康的学习、生活环境,确保学校教室等教学设施、设备符合卫生要求,国家相继制定和颁布了一系列学校卫生标准。

学校卫生标准是国家有关学校卫生的技术规范的具体体现,是进行预防性和经常性卫生监督的重要依据。

第二节 儿童青少年健康问题及其对健康的危害

一、儿童青少年健康对国家发展的战略意义

当今世界,新科技革命迅猛发展,经济全球化趋势增强,综合国力竞争日趋激烈。推进社会主义现代化建设,实现经济和社会的全面进步,必须把提高国民素质、开发人力资源作为战略任务。健康是人类全面发展的根本前提条件,没有健康就没有一切。

十六届六中全会《中共中央关于构建社会主义和谐社会若干重大问题的决定》中进一步明确,到 2020 年,全民族的健康素质明显提高是构建社会主义和谐社会的目标和主要任务之一。2007 年《国家人口发展战略研究报告》指出,提高人口健康素质,必须从提高出生人口素质、提高全民健康素养、建立以预防为主的公共卫生体系三方面着手。

众所周知,儿童青少年时期是身心健康和各项身体素质发展的关键时期。在儿童和青少年走向成年时,他们面临着接纳健康行为的挑战,需要安全和支持的环境,包括抚养他们生长发育的家庭。因此,为儿童青少年身心发育提供良好的物质环境和社会环境,给予他们必需的保护、照顾和有效的健康教育,增强体质、促进健康,不仅关系个人健康成长和幸福生活,而且关系整个民族的健康素质,关系我国人才培养的质量,关系国家和民族的未来。广大儿童青少年身心健康、体魄强健、意志坚强、充满活力,是一个民族旺盛生命力的体现,是社会文明进步的标志,是国家综合实力的重要方面。

二、儿童青少年身心发展存在的问题

WHO 指出,在世界上最富裕与最贫穷人群之间的健康不平等现象中,儿童和青少年的健康问题占一半以上。世界上每 5 人中有 1 人,即共有 15.2 亿人为青少年。人们一般认为青少年都是健康的,因为他们已从童年早期的疾病中生存下来,而离与老龄有关的健康问题尚有许多年的时间。因此,人们往往不太注意他们的健康需求。不关注他们的健康和社会需求的一个可悲结局是,在 2006 年所有的 HIV 新感染病例中,约 1/4 发生在 15～24 岁年龄组。此外,估计每年有 140 万 10～19 岁的青年男女因非故意的伤害、自杀、暴力、与妊娠有关的并发症及疾病等而失去生命,而这些都是可预防、可治疗的。生殖健康问题是 15～19 岁女性死亡的主要原因,这些问题对青年女性的教育、就业能力及潜在收入产生了巨大的负面影响。15～24岁的青年人中性传播疾病的发生率仍然是最高的。2000 年,有 35 万 10～19 岁的青年男性因意外伤害及暴力被夺去生命。青少年营养仍是各地的一个问题。女孩营养不足及微量营养素缺乏与妊娠的不良结局有关,不健康饮食及缺乏体力活动加速了青少年肥胖的发生。成年人中许多过早死亡源于青少年时期的行为,包括不良的饮食和缺乏体力活动,以及吸烟和酗酒。青少年今天的选择将影响其成年时乃至其子女的健康。

党中央、国务院历来高度重视青少年的健康成长。改革开放以来,随着经济的迅速发展,人民生活水平显著提高,我国学校卫生工作取得很大成绩,青少年营养水平和形态发育水平不断提高,极大地提升了全民健康素质。但是,必须清醒地看到:一方面,由于片面追求升学率的影响,社会和学校存在重智育、轻体育、轻健康的倾向,学生课业负担过重,休息和锻炼时间严

重不足;另一方面,由于体育与卫生设施和条件不足,师资配备不足,学生体育课、健康课等相关活动难以保证。《2005 年中国学生体质与健康调研报告》表明,青少年耐力、力量、速度等体能指标持续下降,视力不良检出率继续上升,城市超重和肥胖青少年的比例继续增加,部分农村青少年营养状况亟待改善。这些问题如不切实加以解决,将严重影响青少年的健康成长,乃至影响国家和民族的未来。

(一)生长发育不平衡,身体机能和素质下降,超重和肥胖流行趋势快速上升和蔓延,西部地区营养不足问题依然严重

1.儿童青少年超重和肥胖流行呈快速蔓延趋势,引起慢性非传染性疾病早发和流行

伴随社会经济的迅猛发展和城市化过程的加速,我国儿童青少年的疾病谱发生了重大变化:超重、肥胖检出率持续、大幅度上升,慢性非传染性疾病发生、发展及其并发症的发生产生低龄化趋势。超重、肥胖及肥胖相关并发症已经成为影响我国儿童青少年健康的重要问题。城市男生超重、肥胖检出率分别从 1985 年的 2.22 %、0.68 %上升到 2005 年的 13.25 %和11.39 %。在大城市,肥胖流行程度已接近发达国家,其中儿童期超重和肥胖超过青春期,城市男小学生是肥胖和超重的最高发群体。更值得关注的是,我国乡村学生超重和肥胖流行率全面上升,学生超重和肥胖的流行已经从仅仅局限于城市发展到全民流行的阶段。北京等大城市 1985—2000 年城乡中小学生超重和肥胖的检出率差距逐渐缩小,城市部分经济不发达地区超重和肥胖的检出率高于经济发达地区。

根据 1985—2000 年《中国学生体质与健康调研报告》资料,应用中国肥胖问题工作组(WGOC)判定肥胖的标准,1985—2000 年:北京城区 7～18 岁男生的超重肥胖率从 5.3 %上升到 27.0 %,女生的超重肥胖率从 4.7 %上升到 25.9 %;沿海大城市 7～18 岁男生的超重肥胖率从 1991 年的 7.6 %上升至 2000 年的 23.6 %,女生的超重肥胖率从 4.2 %上升至 13.6 %。由于我国各地区之间经济发展水平存在差异,中小城市儿童肥胖率低于大城市,但也存在上升趋势。1985—2000 年:沿海中小城市 7～18 岁男生的超重肥胖率从 2.7 %上升至 19.3 %,女生的超重肥胖率从 0.9 %上升至 10.7 %;内陆中小城市 7～18 岁男生的超重肥胖率从0.6 %上升至 10.3 %,女生的超重肥胖率从 2.0 %上升至 6.3 %。

我国儿童青少年超重和肥胖相关慢性非传染性疾病的早发和流行严重,肥胖相关慢性非传染性疾病在超重和肥胖青少年中的患病率远高于在正常体重青少年中的患病率。

(1)高血压。2002 年中国居民营养与健康状况调查发现:12～18 岁儿童青少年肥胖者高血压检出率达 40.9 %;血压值随着儿童 BMI 值的增加逐渐升高,肥胖组、超重组儿童青少年的收缩压比正常体重组分别高 12 mmHg(1.60 kPa)和 7 mmHg(0.93kPa),舒张压比正常体重组分别高 7 mmHg(0.93 kPa)和 4 mmHg(0.53 kPa);超重和肥胖儿童青少年患高血压的危险分别是正常体重儿童青少年的 3.3 倍和 3.9 倍。

(2)糖耐量减低:糖耐量减低(impaired glucose tolerance,IGT)和空腹血糖受损(impaired fasting glucose,IFG)一样,都属于 2 型糖尿病的早期阶段。2002 年中国居民营养与健康状况调查发现:超重和肥胖组儿童的空腹血糖水平显著高于正常体重组;在调整影响因素后,超重组儿童患高血糖症的危险是正常体重组的 1.3 倍。

(3)2 型糖尿病:超重和肥胖儿童青少年的组织细胞对胰岛素的敏感性下降,产生高胰岛

素血症/胰岛素抵抗,当表现为一定程度的餐后和/或空腹血糖升高时,便成为 2 型糖尿病。肥胖程度、体脂分布及肥胖持续时间与 2 型糖尿病的发病密切相关。在美国,2 型糖尿病现在已成为 BMI 在 30 kg/m² 以上青少年的主要疾病,发病率为 4.1 ‰。我国尚缺少大规模人群数据。

(4)血脂代谢异常:2002 年中国居民营养与健康状况调查发现,超重儿童 TG、低 HDL 胆固醇和血脂异常的风险分别是正常体重儿童的 1.9 倍、1.4 倍和 1.5 倍,肥胖儿童的风险分别为正常体重儿童的 3.3 倍、1.5 倍和 1.8 倍。

(5)代谢综合征(metabolic syndrome,MS):我国 2002 进行的全国营养调查数据显示,肥胖儿童几乎 100 ％至少合并有一项 MS 的危险因素,MS 在我国正常体重、超重及肥胖儿童中的流行率分别达到 1.5 ％、18.3 ％和 38.1 ％(依据美国 ATPⅢ标准)。

2.生长发育不平衡,身体机能和素质快速下降

(1)在改革开放后经济快速发展的 20 年,我国儿童青少年身体形态发育水平不断提高,身体发育匀称度有所改善:1985—2005 年,城乡中小学生的身高、体重和胸围均有大幅度提高。我国不同学生群体中,城乡男女普遍存在势头强劲的长期生长趋势,青春发育期均有提前现象。以身高为例,城男、城女、乡男和乡女 20 年间身高分别增长了 1.55 cm、1.91 cm、1.10 cm 和 1.14 cm。在 1985—1995 年和 1995—2000 年,身高、体重和胸围的增长值和增长速度呈现不同的特点,具体表现为身高的"前快后慢"和体重、胸围的"前慢后快"。也就是说,我国学生长度生长水平的高峰期在今后可能速度会放慢,但是重量和围度生长的高峰期将会继续。

(2)1985—2005 年,我国儿童青少年身体机能和素质呈现下降趋势:反映学生肺功能的重要指标——肺活量在许多年龄段出现负增长,且负增长幅度呈上升趋势。1985—2005 年,7～18 岁汉族中小学生城男、城女,乡男和乡女肺活量分别平均下降了 304 ml、395 ml、312 ml 和 413 ml。其中仅在 2000—2005 年,上述人群肺活量分别平均下降了 285 ml、303 ml、237 ml 和 259 ml,女生降幅大于男生,城市学生降幅大于乡村学生。

1985—2005 年,无论是反映学生速度素质指标,还是反映学生爆发力指标、力量素质和柔韧素质的指标在前 10 年(1985—1995 年)均有明显提高,特别是爆发力和速度素质的提高尤其明显;相反,在 1995—2005 年,这些身体素质指标呈明显下降趋势,2000—2005 年的最后 5 年下降趋势更加明显。

1985—2005 年的 20 年里,所有性别、年龄组学生耐力素质水平都普遍下降。除 7～12 岁乡男、乡女和 19～22 岁城男、城女在 1985—1995 年变化趋于稳定,水平有微小提高外,其余学生人群在 1985—1995 年、1995—2000 年、2000—2005 年的各年度中耐力水平都呈连续下降趋势,特别是自 1995 年以来,降幅显著增大。

3.营养不足问题尚未根本解决,西部地区营养不足问题依然严重

经济和社会的发展改善了儿童青少年的营养状况,大大降低了我国儿童青少年营养不足的发生率。但是,营养不足问题尚未根本解决。根据 2005 年学生体质与健康调研报告,7～22 岁学生低体重及营养不良检出率,城市男生为 21.61 ％、乡村男生为 25.80 ％、城市女生为 32.74 ％、乡村女生为 34.16 ％。受自然条件的限制和经济发展滞后的影响,西部地区儿童青少年营养不良问题依然很严重。

2002 年居民营养状况调查报告显示:7～17 岁儿童青少年营养不良率为 27.8 %,轻度、中度、重度营养不良率分别为 23.5 %、3.7 %和 0.6 %;农村为 28.6 %,高于城市 3.6 个百分点。这种差异主要体现在轻度营养不良方面,无论城市农村,基本上消除了重度营养不良(0.9 %)。我国 13～17 岁组女性中度营养不良仍占有相当的比例(城市 7.9 %,农村 8.5 %),其他年龄组均在 5 %以下。13～17 岁组高于 7～12 岁组约 10 个百分点。城市 18 岁以上成人营养不良率以青年组最高(7.1 %)。

(1)六类地区居民营养不良率:大城市、中小城市、一类农村、二类农村、三类农村、四类农村 7～17 岁儿童青少年营养不良患病率分别为 20.6 %、26.4 %、33.3 %、29.5 %、23.1 %和 24.2 %。一类农村最高,二类农村次之,大城市最低,中小城市略高于三、四类农村。无论大城市还是中小城市,青年组营养不良率最高,四类农村显著高于其他三类农村。

(2)不同经济水平居民营养不良率:城市 7～17 岁儿童青少年营养不良率从家庭年收入低于 800 元的 23.2 %下降到 10 000 元以上的 18.1 %,下降了 22.0 %。农村 7～17 岁儿童青少年营养不良率除家庭人均年收入低于 800 元的 26.9 %下降到 800～1 999 元的 25.4 %外,随收入增加略呈上升趋势,人均年收入 10 000 元以上的营养不良率为 27.9 %,略高于 800 元收入组。

(3)营养不良率在 1992—2002 年的变化趋势:7～17 岁儿童青少年的营养不良率升高了 24.7 %。城市变化不明显,农村的营养不良率从 1992 年的 21.6 %上升到 2002 年的 28.6 %,增加了 32.4 %。除城市 7～12 岁男童营养不良率降低了 11.6 %外,其他性别年龄组营养不良率均有不同程度的升高,尤其是农村 7～12 岁男童,其营养不良率增加了 42.6 %。

我国学龄儿童青少年轻度营养不良率仍比较高,尤其是处于青春发育期的青少年,女性中度营养不良者尚占 8 %左右。对于这部分重点人群,应加强营养宣传教育,纠正其不良饮食习惯,提高其身体素质。

(4)儿童贫血患病率状况:5～17 岁儿童贫血患病率各年龄段统计,城市为 8.7 %～12.1 %,农村为 13.7 %～17.5 %,城市男性 8.4 %～11.2 %,城市女性 9.0 %～13.0 %,农村男性 14.0 %～16.2 %,农村女性 13.3 %～19.0 %。中国不同地区儿童青少年贫血患病率差异较大:大城市 6～17 岁男性为 3.2 %～13.8 %,女性为 2.8 %～13.3 %;四类农村男性为 11.1 %～23.9 %,女性为 9.9 %～23.5 %。

(5)儿童青少年维生素 A 的营养状况不良,多为边缘性缺乏:3～12 岁儿童维生素 A 缺乏率为 9.3 %,其中男童为 9.6 %,女童为 9.1 %;边缘缺乏率全国为 45.1 %,男童为 46.0 %,女童为 44.2 %,男童稍高于女童;3～7 岁组缺乏率均在 10 %以上,分别为 10.0 %、11.1 %、11.6 %、12.8 %、12.5 %,明显高于其他年龄组。城市 3～12 岁儿童维生素缺乏率为 3.0 %,男 3.1 %,女 2.9 %;农村平均缺乏率为 11.2 %,男 11.5 %,女 10.8%。农村远高于城市,男童稍高于女童。边缘缺乏率城市平均为 29.0 %,男 30.1 %,女 27.9 %;农村平均为 49.6 %,男 50.4 %,女 48.8 %。六类地区分别为 1.3 %、3.4 %、3.5 %、12.6 %、14.2 %、13.2 %。大城市、中小城市和一类农村儿童维生素 A 营养状况明显好于二、三、四类农村。

(二)心理社会能力不足,健康危险行为高发

儿童青少年的心理健康问题越来越得到广泛关注。众多的研究发现,目前儿童青少年的心理健康问题是一个不容忽视的影响儿童青少年健康的主要问题。

有研究者使用症状自评量表 SCL-90 对学生进行调查,结果显示,初中生心理健康问题主要表现为敌对、强迫、人际关系敏感和恐怖,高中生心理健康问题主要表现为强迫症状、抑郁,大学生心理健康问题主要表现为强迫、人际关系敏感、抑郁、偏执、精神病性等。廖建英等人(2005)使用 SCL-90 量表研究发现,除敌对因子外,其余 8 个因子的均分高中生都显著高于初中生。张茂林等(2003)发现,初中学生的心理健康问题检出率有随着年级的增加逐步上升的趋势,初三学生在强迫因子分值上显著高于初一学生。

处于毕业和升学年龄阶段的青少年心理健康问题较为突出。例如:刘万里(2005)的研究指出,15 岁(初三)和 18 岁(高三)两个年龄组心理问题的检出率均高于其他各年龄组;段佳丽等(2004)采用心理健康测查表(PHI)对北京市 5 910 名中学生进行了调查,结果发现初三、高二、高三年级学生各项得分显著高于其他年级,可见面临毕业和升学压力的同学心理健康状况较差。

涂敏霞(2006)研究发现,广州青少年的心理健康状况与 1995 年相比,均有不同程度的恶化。如"自杀或企图自杀"的比例从 1995 年的 3.7 % 上升到 2005 年的 7.7 %。骆伯巍等人(1999)比较了 1984 年和 1997 年中小学生心理问题的发生情况及其影响因素,结果发现 13 年之间,青少年的各类心理障碍检出率有提高的趋势,从 1984 年的 16.53 %,提高到 1997 年的 25.20 %,且年龄段越高,则变化越明显。

1989 年,全国 22 个省市 26 个单位对 24 013 名城市在校少年儿童行为问题进行协作调查,使用 Achenbach 儿童行为量表(CBCL),样本年龄 4～16 岁,儿童行为问题检出率为 12.97 %,各省市检出率为 6.32 %～16.00 %。1990 年,对湖南 8 644 名 4～16 岁的儿童青少年开展的一次调查,以美国精神医学学会《精神障碍诊断与统计手册》(DSM)中的诊断标准诊断儿童精神障碍,发现各种精神与行为障碍达 38 种之多,患病率为 14.9 %,其中:城市儿童青少年为 14.2 %,农村为 16.1 %;男性为 18.5 %,女性为 10.8 %。1985 年,使用 Rutter 儿童行为量表对 2 432 名北京城区六年级小学生进行调查,行为问题检出率为 8.3 %,男生、女生分别为 13.5 %、2.8 %;1993 年又选取了 1 960 人,其行为问题检出率为 10.9 %,男生、女生分别为 16.2 %、5.9 %。2005—2006 年,我国 6 个省及 2 个直辖市对 51 956 名中小学生进行流行病学问卷调查显示,26.75 % 的被调查者有焦虑性情绪倾向,其中男性 21.78 %,女性 31.93 %,两者差异有统计学意义。

在各类心理问题中,抑郁是目前青少年最严重的心理卫生问题。抑郁是一种心境的低落状态,多伴有焦虑、躯体不适和睡眠障碍等。儿童青少年的抑郁与成人相比,出现时比较隐蔽,其发生通常有一个缓慢的、长期的过程,使成人期患抑郁症的风险增加 2～4 倍,此外,青少年的抑郁症状还有复发的风险。抑郁可影响儿童青少年正常的生长和发育、学校的表现、与同龄人及家人的关系,甚至导致自杀。其通常有多种不同的表现形式,如学习成绩的突然下降、过敏性体质的变化、朋友关系的恶化、社会交往或娱乐活动的减少、饮食的改变、睡眠障碍、经常疲劳、感到没有价值、无望感等。儿童青少年的抑郁也增加了药物滥用和自杀的风险。因此,青少年心理抑郁问题需要引起高度重视。

国内外文献报道的儿童青少年抑郁流行率调查结果存在很大差异:美国的一项调查结果

显示,大约有 15 ％的儿童青少年有抑郁症状;澳大利亚每年约有 3 ％的 6～17 岁儿童青少年受到抑郁性障碍的影响;意大利有 5 ％～10 ％的儿童青少年有抑郁症状。

我国冯正直(2005)等采取横断面调查,使用贝克抑郁自评量表(BDI)、Zung 氏抑郁自评量表(SDS)对 12 所中学的初一至高三 2 634 名中学生进行测试,结果发现中学生抑郁症状的发生率为 42.3 ％,其中轻度为 14.6 ％、中度为 15.3 ％、重度为 12.4 ％,且不同年龄、年级学生的轻、中、重抑郁症状存在差异,普通中学的抑郁症状学生显著多于重点中学,女生显著多于男生。徐雯等针对南京市普通中学初中一年级至高中三年级的在校学生共 7 161 人,利用儿童抑郁量表进行调查,发现抑郁障碍检出率为 14.8 ％。

青少年的心理健康直接与其心理社会能力密切相关。心理社会能力又称生活技能,是指青少年能够采取适应和积极的行为,有效地处理日常生活中的各种需要和挑战的能力,主要包括 10 种(五对)能力:自我认识能力-同理能力;有效的交流能力-人际关系能力;处理情绪问题能力-缓解压力能力;创造性思维能力-批判性思维能力;决策能力-解决问题能力。

2001 年,对北京 1 171 名初一学生进行的心理社会能力和危险行为调查发现,男女生心理社会能力有差异。女生的人际关系交流能力和调节情绪与解决问题能力高于男生,女生的危险行为得分低于男生。41.2 ％的学生发生过至少一项危险行为。在 10 项危险行为中,以"考虑过离家出走""饮白酒""吸烟"的发生率特别高,分别为 18.9 ％、18.7 ％、11.9 ％。

心理社会能力不仅影响儿童青少年的心理健康,还与青少年健康危险行为的发生密切相关。众多研究发现,青少年心理社会能力不足,可以导致各种健康危险行为的发生,青少年的心理社会能力越低,危险行为的发生率越高。青少年的问题行为之间有着密切的联系,有一种问题行为的青少年更容易发生其他的问题行为。

在各种健康危险行为中,伤害,不健康的饮食行为、缺乏体力活动,物质成瘾行为,网络成瘾,不安全性行为等为当前亟须关注的问题。

1.伤害

伤害已成为青少年的首要死因,是导致青少年早死和伤残的首要原因,对青少年身心健康造成严重危害,给家庭和社会造成严重经济负担。中国 14 个省对 7～18 岁中小学生进行的一项调查显示,35 ％～50 ％的学龄儿童在过去的一段时间内发生过伤害。据估计,每年中国中、小学生发生各类伤害的人次数可能达到 4 000 多万。其中,机动车交通事故、溺水相关危险行为、青少年斗殴、自杀等成为儿童青少年伤害的主要原因。除自杀外,男性青少年容易导致伤害的行为发生率高于女性。

道路交通伤害是我国伤害的首位原因,是 15～29 岁儿童青少年的首位死因。在我国机动车交通事故死亡者中 60 ％是行人、乘客和骑自行车的人。我国中学生中 61 ％～70 ％的交通伤害事故与骑自行车有关。北京市中学生中 10.5 ％的学生经常或总是出现骑车违规行为,而在所有骑车违规行为中以骑车带人、骑车逆行和骑车时双手离把有关。

我国居民死亡资料统计报告显示,溺水是 0～14 岁儿童的第一位死因,溺水死亡人数占该年龄段所有伤害造成的死亡人数的一半左右。男性溺水死亡率高于女性,男性死亡率达到 16/10 万。溺水与其他伤害不同,一旦发生溺水相关危险行为,则死亡率较高。2005 年中国 18 省、直辖市城市学生调查表明,22.8 ％的学生曾到不安全场所游泳。

自杀是青少年死亡和伤残的主要原因。自杀是我国 15～34 岁人口的第一位死因,占该年龄段人口伤害死亡总数的 16.8 %。北京、合肥等地的研究表明,我国中学生中,近 1/5 的学生考虑过自杀,1/20 的人曾经为自杀做过计划。2005 年中国城市青少年健康危险行为调查表明:调查前 12 个月内,19.6 %的学生报告自己曾认真考虑过自杀,6.0 %的受试生不仅想过自杀,而且曾认真制订过计划;有 2.4 %的城市学生在调查前 12 个月内曾采取措施自杀。

2005 年中国 18 省市城市青少年健康危险行为调查表明,有 23.1 %的大、中学生过去一年内至少参与过一次斗殴行为,初中学生斗殴行为的报告率远远高于高中学生,男生高于女生。

2.不健康的饮食行为、缺乏体力活动

不健康的饮食行为、缺乏体力活动等行为发生率呈上升趋势,导致青少年肥胖发生率居高不下,严重影响青少年健康,给青少年及其成年期健康带来严重危害。

2005 年中国 18 省城市青少年健康危险行为调查表明,3.5 %的大、中学生经常大量饮用碳酸饮料,25.9 %的学生一周内至少吃一次西式快餐,9.3 %的学生不吃或很少吃早餐。我国青少年体育锻炼不足现象严重,有 68.4 %的学生不参与或很少参与体力活动,有 1/3 的女生几乎不参加体力活动,有近 90 %的大学生不参加体力活动。2005 年中国学生体质健康调查显示,有 60.4 %的学生认为自己从小没有养成体育锻炼的习惯,有 23.7 %和 41.7 %的男女学生在业余时间里不参加体育锻炼,有 11.8 %的大、中学生每天看电视的时间超过 4 小时。

3.物质成瘾行为

儿童青少年吸烟、酗酒和吸毒等物质成瘾行为随年龄增大呈上升趋势,青少年开始吸烟、饮酒的年龄提前,将对青少年及其成年后的健康和生活质量造成严重影响。

1984 年,全国吸烟行为流行病学调查显示:我国 15～19 岁青少年吸烟率为 9.6 %,男生的吸烟率为 19.0 %,女生的吸烟率为 0.3 %。1990 年,中国预防医学科学院对全国学生吸烟状况的调查结果表明:男中学生吸烟率为 4.17 %,女中学生吸烟率为 0.18 %。1996 年,全国吸烟行为流行病学调查显示:我国 15～19 岁青少年吸烟率为 9.70 %,男生的吸烟率为 18.00 %,女生的吸烟率为 0.28 %。2002 年,全国吸烟行为流行病学调查显示:我国 15～19 岁青少年吸烟率为 10.7 %,男生的吸烟率为 20.1 %,女生的吸烟率为 1.2 %。2005 年,卫生部对全国 18 个省区大、中学生进行调查,发现我国青少年目前吸烟率为 14.9 %,其中男生为 22.4 %,女生为 3.9 %。2008 年,中国控制吸烟的报告显示,我国青少年现在吸烟率为 11.5 %,男女生分别为 18.4 %和 3.6 %。季成叶的关于青少年吸烟的调查发现:我国目前吸烟人口呈低龄化,开始吸烟年龄明显提前,1984 年 70 %以上的学生自 15～20 岁开始吸烟,1990 年提前到 12～17 岁,2005 年进一步提前到 11～15 岁。

我国青少年饮酒现象比较普遍,近年来饮酒行为的增长趋势惊人,开始饮酒年龄比较低。2005 年,中国 18 省城市青少年健康危险行为调查表明:66.0 %左右的大、中学生尝试饮酒,大四学生尝试饮酒率最高,达到 78.9 %;有 27.9 %的大、中学生现在饮酒,有 16.2 %的学生酗酒;一半学生初次饮酒年龄小于 13 岁。

2005 年中国 18 省城市青少年健康危险行为调查表明,有 1.0 %的学生曾使用过冰毒、摇头丸、大麻等毒品,男生显著多于女生,大学阶段吸毒率迅速增高。

4.网络成瘾

随着网络的普及,青少年网络成瘾倾向报告率呈上升趋势,给青少年的身心健康、家庭和社会造成严重危害。

中国互联网络信息中心调查显示:1997年我国网民总数只有62万人,而截至2006年年底,我国网民总人数已达13 700万人,增加了12倍。青少年和学生网民人数增长最快,1997—2006年:25岁及以下青少年所占比例已从41.9%增至52.4%;学生人群所占比例亦从13.6%增至32.3%。2005年中国城市青少年健康危险行为调查发现,7.1%的大、中学生每天上网时间超过4小时,8.9%的学生有过度使用网络倾向,并对其身心健康产生影响。2005年,中国青少年网络协会进行的全国青少年网络成瘾现场调查显示13.2%的青少年网民为网络成瘾者,网络在线调查显示16.6%的青少年网民为网络成瘾者,男性和13～17岁低龄群体网络成瘾报告率较高。

5.不安全性行为

过早和无保护的性行为可导致青少年非意愿妊娠、性病和艾滋病发生,严重影响青少年及其成年后的身心健康。青少年是艾滋病流行的主要受害群体之一,截至2009年底,我国15～49岁人群中HIV感染率为0.1%。婚前和不安全性行为是青少年感染艾滋病和性传播疾病的主要原因。我国青少年不安全性行为呈上升趋势。20世纪80年代,北京等地区资料显示不足1%的青少年有婚前性行为。1997年潘绥铭调查显示,分别有10.9%和8.4%的男、女大学生发生过性行为。2005年中国城市青少年健康危险行为调查显示,分别有15.0%和5.8%的男女大学生发生过性行为,有6.8%和2.0%的男女高中学生发生过性行为。

(三)健康素养亟待提高,学生常见病高发

美国《健康国民2010》提到健康素养时,指出健康素养是指个体具有获取、理解和处理基本的健康信息和服务,运用这些信息和服务做出正确判断和决定,维持和促进健康的能力。

"健康素养代表着认知和社会技能,这些技能决定了个体具有动机和能力去获得、理解和利用信息,并能够通过这些途径促进和维持健康",健康素养意味着应掌握必要的知识水平、技能(如健康决策、解决问题),并付诸行动来改变自己的生活方式和生活条件,来改善自身的健康状况,从而提高整个社区的健康水平。

美国国家健康教育标准(national health education standards,NHES)中指出,观念、知识和技能都是健康素养基本的内涵。其中:知识包括最重要、最持久的关于获得良好健康的思想、论点和观念;技能包括交流沟通、解释、询问时采用的各种方式。

珠海市对3 268名大、中学生调查显示,最近一年,61.4%的学生参加过各种健康教育活动。从相关传播媒介获得过健康素养相关知识的学生,已经具备一定的健康素养知识。总的来看,被调查学生对提高自我保健意识、防范伤害的意识、如何缓解精神紧张和青春期知识等43个相关知识的整体知晓率为32.3%,但对如何正确饮水、健康饮食和运动提高自我保健意识、防范伤害意识、缓解精神紧张、学习压力及青春期相关知识等方面还缺乏科学的理解,存在认识上的模糊和错误。

学生健康素养的水平与学生常见病发生密切相关。卫健委、国家教育部等在全国学生常见病综合防治规划中将视力不良、龋齿、沙眼、缺铁性贫血、蛔虫感染、营养不良和肥胖列为六大学生常见病。随着我国社会经济水平和学生健康素养的改变,龋齿、沙眼、缺铁性贫血、蛔虫感染等呈下降趋势,但在西部、少数民族地区仍有待改善,而视力不良检出率居高不下。

1.视力不良

与 1985 年前相比,儿童早期过度用眼现象更为普遍,我国汉族中小学生各群体中的视力不良率、"疑似近视"率呈明显上升趋势,且视力不良发生均呈低龄化趋势。视力不良率、"疑似近视"率及其严重程度在青春期的增长都最迅猛。1985 年时,我国各年龄学生的视力不良检出率较低,城男、城女、乡男、乡女 9 岁时视力不良检出率分别为 12.7 %、13.9 %、4.3 %和 5.6 %,12 岁时分别为 27.4 %、33.2 %、8.1 %和 12.3 %,15 岁时分别为 50.3 %、57.8 %、22.8 %和 31.2 %,18 岁时分别为 57.6 %、64.7 %、22.8 %和 50.1 %。2005 年全国学生体质调查结果表明我国学生视力不良状况严重:7~18 岁城男、乡男、城女、乡女视力不良检出率分别达 52.9 %、37.3 %、61.4 %和 46.2 %,其中 16~18 岁分别达 76.8 %、65.5 %、85.1 %和 76.5 %,且 95 %以上属"疑似近视"。4 个群体 16~18 岁"疑似近视"率分别达 74.5 %、64.8 %、81.3 %和 74.6 %,将近 3/4 的在校高中生"疑似近视"。视力不良检出率和严重程度均在青春期增长最迅猛。女生检出率高于男生,但同龄男生视力不良严重程度略高于女生。城市学生视力不良检出率高于乡村学生,但近年来乡村群体中学阶段视力不良检出率、严重程度呈大幅上升趋势,如城乡男女学生 13~18 岁期间都出现视力不良检出率的大幅上升趋势,幅度上以乡村学生表现更为突出。北京市西城区中小学校调查数据表明,学生视力不良呈明显上升趋势:小学、初中、高中视力不良检出率分别由 2002 年的 24.01 %、62.93 %和 79.30 %上升至 2006 年的 31.88 %、76.45 %和 85.41 %;随着年级升高,视力不良检出率增高,小学阶段是视力不良发生的危险阶段;中、重度视力不良比例明显增高。

不仅如此,蒙古族、回族、维吾尔族、壮族、朝鲜族和东乡族等少数民族学生视力不良检出率和"疑似近视"检出率亦呈明显上升趋势,其中,回族学生视力不良检出率最高,维吾尔族最低。

2.口腔疾病

包括我国在内的很多国家,相当数量的儿童对常见口腔疾病的病因和预防方面的知识知之甚少。仅有一小部分儿童、父母和学校老师了解食物中隐含的糖及含糖饮料对牙齿的破坏作用。很多人不知道如何预防龋齿、牙龈疾病,而对氟在龋齿预防中的作用的认识更是相当有限。在很多国家中,仅有不到一半的母亲通过牙科医生获得口腔卫生保健方面的建议。

近年来,我国学生龋齿的流行状况有明显改善,城乡学生龋患率明显下降,龋患率水平仍然处于世界低水平。但我国学校口腔卫生保健水平仍然很低,改善潜力很大,乡村学生乳牙龋率上升,正取代城市学生成为恒牙龋的高发人群。

第四次全国口腔健康流行病学调查是在国家卫生计生委科教司、疾控局的组织指导下,由中华口腔医学会具体实施,联合中国疾控中心和全国 35 个口腔医学院校等单位共同开展。

本次调查参照世界卫生组织推荐的口腔健康调查方法,结合中国实际,采用多阶段分层随机抽样,在全国 31 个省(自治区、直辖市)抽取有代表性的年龄组共 17.2 万人,进行口腔健康检查和问卷调查。

调查结果显示,中国居民口腔健康素养水平逐渐提高。目前中国 5 岁、12 岁儿童和成年人每天两次刷牙率分别为 24.1 %、31.9 %和 36.1 %,城市高于农村,女性高于男性,与十年前相比分别上升了 9.5 %、13.9 %和 12.8 %。5 岁、12 岁儿童和成人含氟牙膏使用率分别为

42.1％、55％和61％，与十年前相比分别上升了7.9％、19.6％和56.4％。中国5岁儿童龋患率为70.9％，男女没有明显差异，农村高于城市。12岁儿童龋患率为34.5％，女性高于男性，农村高于城市。与十年前相比，5岁和12岁儿童龋患率分别上升了5.8和7.8个百分点。而龋均是每个人口腔内龋齿、已填充治疗过和因为龋病丧失的牙齿总数的平均值，反映了人群龋病的严重程度。12岁儿童龋均是世界卫生组织用于评价各国龋病流行程度的指标，1.2以下为流行很低的水平。中国12岁儿童龋均为0.86，按照世界卫生组织评价标准，中国龋病流行状况处于很低的水平。

3.肠道蠕虫感染

1991—2005年，我国汉族学生粪便蛔虫感染率呈下降趋势，如1991年我国7岁农村男、女学生粪便蛔虫阳性检出率分别为26.1％和24.6％，2005年分别降至8.1％和8.4％。少数民族学生蛔虫阳性检出率差别较大，如2005年7岁水族男女乡村学生的蛔虫阳性检出率最高，分别为74.0％和74.8％，而瑶族男女学生均为0。回族学生的蛔虫检出率也比较高，男、女学生蛔虫阳性检出率分别为32.1％和25.7％。

三、儿童青少年身心发展问题对健康的影响

(一)超重和肥胖严重影响儿童身心健康和成年期生活质量

儿童青少年肥胖可以影响机体多个系统的健康。鉴于儿童青少年的身体、心理发育和社会适应能力的特殊性，肥胖对其健康的影响与成人相比不完全相同。儿童青少年肥胖最重要的长期后果是肥胖及其相关的健康危险可持续至成年期。常见的、重要的或较有特殊性的健康危害有心理行为问题、高血压、血脂异常、糖耐量异常、2型糖尿病、早期动脉粥样硬化、阻塞性睡眠呼吸暂停、非酒精性脂肪性肝病、微量白蛋白尿、男性青春期乳房发育、多囊卵巢综合征、黑棘皮病等全身多系统疾病。

(二)儿童期不良的心理健康状况对成年期健康带来严重影响

心理健康是一个相对的概念，健康与不健康之间没有明确的界限。对于儿童青少年来说，心理健康的基本标准是个体的整体心理活动特征与年龄大致相符，相对稳定、协调和充分发展，并与客观环境保持一致。根据世界卫生组织的定义，儿童青少年心理健康是指个体能够取得和维护最大的心理功能和良好状态的能力，心理健康直接与心理社会能力水平密切相关。心理健康包括以下几个维度：智力发展正常、情绪反应适度、心理特点与年龄相符、行为协调反应适度、人际关系的心理适应、个性的健全稳定。

儿童期心理健康是成年期健康的基本保障，可以直接影响个体良好的心理发展，社会人际关系，有效的学习、自我照顾能力，以及良好的身体健康和有效的经济参与。心理健康出现问题，不仅严重影响儿童青少年的心理功能的健康发展，而且会影响身体发育、社会功能发展、个人潜力发挥，引发一系列的健康危险行为。由心理问题诱发的青少年犯罪呈逐年上升趋势，不仅危害家庭的安宁，也危害到社会的稳定，对构建和谐社会产生了不可忽视的影响。

(三)学生常见病是学生因病缺课、因病休退学的主要原因

1992年，视力不良、龋齿、沙眼、缺铁性贫血、蛔虫感染、营养不良和肥胖被列为卫生部、国家教委和全国爱国卫生运动委员会全国学生常见病综合防治规划中的重点六大学生常见病，是学生因病缺课、因病休退学的主要原因，影响我国青少年个体的发展，给其家庭和社会带来

了严重的经济负担。

国内外的研究表明,较低的健康素养与较高的住院率、昂贵的卫生费用和较差的健康结果密切相关。而对青少年而言,他们获得健康信息、技能、服务的权利未得到根本满足,导致青少年早期意外妊娠、高缺课率和学习成绩差,不仅影响青少年个人的发展,而且对其家庭及社会均造成不良影响。美国一项研究表明,青少年健康素养影响其健康相关态度和观念形成,那些不相信其青少年时期行为和决定会影响其成年健康的青少年对健康信息不感兴趣,也不能按照相关信息行事以便维持他们的健康。另外,那些认为健康信息难以理解的青少年则对相关内容和信息不感兴趣,不能贯彻采纳健康的生活方式,从而对其健康产生影响。例如,儿童的口腔健康是引人关注的公共卫生问题,是所需费用最高的、与饮食行为相关的疾病之一,儿童期的口腔疾病如果得不到及时治疗,将会引起各种不可逆的病损、疼痛、畸形和更严重的全身健康问题,如儿童青少年发育迟缓、营养不良、发音障碍、咀嚼能力障碍等,并且导致缺课、自信心下降、生命质量降低,甚至引起死亡。儿童时期不良的口腔卫生状况会延续到其成年后,影响个体的生产力和生命质量。而良好的口腔健康有益于营养摄取,能增强孩子的学习潜能和提高在校成绩,使孩子拥有更丰富多彩的人生。口腔健康不良的儿童更容易遭遇活动受限、缺勤等经历,其可能性是其他健康儿童的12倍。牙齿缺失会影响儿童的营养摄入,影响他们的生长和发育。每年因为口腔疾病而导致的学校缺勤总时数至少达到50 000万小时。有报道表明,口腔卫生习惯越早建立其对健康的影响持续的时间越长,儿童青少年时期培养和发展起来的口腔健康相关行为、信念和态度可以终身保持。

蠕虫(如血吸虫)感染是一种显著的公共卫生负担,对5～14岁的儿童来说尤为严重。这些肠道寄生虫对健康和营养状况造成的损害,可导致患麻疹、疟疾、肺炎和其他疾病等严重后果。疾病的反复发作,使幼儿无法通过探索世界、与世界交流的过程来学习。对大龄儿童来说,疾病限制了他们进一步发展的机会、影响他们的上学率和学习成绩。

国内外研究表明,健康教育与健康促进是公共卫生的主要内容,是提高公民健康素质的重要手段,是减少和消除卫生服务不公平的有效方法。提高公众健康素养水平是提高公众健康素质的前提条件之一。公众健康素养的提高可以在一定程度上反映健康教育与健康促进的效果。

第三节　儿童青少年健康的影响因素分析

青少年健康是一项涉及教育、饮食、健身、心理、环境等领域的综合体系,儿童青少年的健康受多种因素的影响。经济生活条件的优裕,家长对孩子的溺爱,使青少年的营养结构严重失调,导致肥胖和超重问题日益突出。与此同时,因贫困家庭生活水平低,农村学校卫生、保健等保障条件差等,少数农村学生仍然营养不良。随着我国改革开放的不断深入和城市化进程的快速进展,社会的竞争压力越来越大,这种压力已经传递给青少年,这也是青少年身心亚健康的一个主要诱因。在追求升学率、就业率的指挥棒下,一些家长过于重视孩子的学习成绩,忽略了孩子的身体素质和健康,学习不再是一种快乐,而是孩子们的沉重负担,蚕食着孩子们的身心健康。

一、静态生活方式与缺乏体育锻炼

静态生活方式和体育锻炼不足是儿童青少年机能和素质水平下降的直接决定因素,而其背后的深层社会原因,则是中国特有的重智力、轻体育的社会文化的原因和激烈社会竞争引起的学业压力加大、睡眠不足和精神紧张等因素。

伴随社会和经济的迅猛发展,我国现代化和城市化进程加快,儿童青少年生活方式发生了巨大变化。城市化进程使得绝大部分城市学生居住在拥挤的社区和高层建筑中,缺少户外活动的机会和条件;家庭拥有私家车的学生比例大幅度增加,大大减少了步行和骑车的机会;受中国传统文化和激烈的社会竞争的影响,家庭、社会和学校普遍存在重智育、轻体育的倾向,学生课业负担过重,休息和锻炼时间严重不足;由于体育设施和条件不足,学生体育课和课外体育活动难以保证。上述诸因素均严重影响儿童青少年的身体活动机会,导致体育锻炼和身体活动的减少。

二、缺乏健康营养的社会环境与健康饮食知识

随着经济的快速发展,中国居民的膳食结构发生了巨大变化。由于缺乏健康营养的社会环境,儿童及其家长缺乏健康饮食知识,儿童动物性食物、高能量、高脂肪食物摄入过多,蔬菜和水果摄入过少。膳食脂肪摄入量超过 WHO 推荐的 30 % 的上限,膳食结构已经由传统的植物性食物模式向动物性食物模式转化,这与儿童青少年肥胖的发生具有显著相关关系,而蔬菜和水果的摄入量没有明显增加。

蔬菜、水果富含多种维生素、抗氧化物质和膳食纤维,对预防微量营养素缺乏和肥胖具有重要作用。西方发达国家强调儿童青少年通过摄入富含水果和蔬菜的健康饮食预防和控制肥胖,而我国儿童青少年蔬菜水果摄入量在三次营养调查中没有明显增加。世界卫生组织推荐成年人每天应当摄入 400 g 蔬菜和水果,我国儿童大部分没有达到这个标准,也没有达到中国居民膳食指南推荐的每天摄入的水果和蔬菜数量。

根据 2002 年中国居民营养与健康状况调查,我国 15～19 岁青少年新鲜蔬菜的食用频率为每周 11.7 次,其中:一类和二类农村食用频率最高,分别为每周 12.8 次和 12.4 次;其次为大城市,每周 12.0 次;再次为中小城市和四类农村,分别为每周 11.4 次和 11.5 次;三类农村最低,为每周 10.4 次。城市男性青少年新鲜蔬菜食用频率低于女性青少年,分别为每周 11.5 次和 12.0 次;农村则相反,男女青少年新鲜蔬菜的食用频率分别为每周 12.0 次和 11.5 次。我国 15～19 岁青少年新鲜水果的食用频率为每周 3.8 次,城市明显高于农村,分别为每周 5.6 次和 3.0 次,并且大城市高于中小城市高于一类农村高于二、三类农村高于四类农村。女性青少年新鲜水果的食用频率高于男性青少年,分别为每周 4.1 次和 3.5 次。

三、社会经济发展的不平衡性导致显著的东西部差异

乡村男女学生生长水平总体落后于城市男女学生,而且有逐渐扩大的趋势。同时,身体机能水平的城乡差异依然存在。学生营养不良问题在我国西南、西北部地区尤其突出。例如:各省小学生营养不良检出率,大、中学生低体重检出率均比沿海地区高 2～3 倍;西南乡村学生的中度营养不良检出率比京、津、沪三大城市高 4.4 倍。身高发育迟滞(低于同龄百分位数正常

值的 P3)现象在西部乡村小学生中较多,该群体少数有遗传、内分泌、慢性消耗性疾病等因素,更多的(85 %)系自幼开始的长期营养不良所致。

受经济发展条件的制约,农村儿童青少年特别是西部农村儿童青少年的膳食营养状况依然存在诸多问题。农村寄宿制学校学生膳食补贴政策虽然解决了部分学生的温饱问题,但是学生的膳食质量仍有待于提高。动物性食物及蔬菜水果极度贫乏,严重影响了青少年的膳食质量和营养状况。

四、学校健康教育缺乏和卫生服务不健全

素养是指需要终身学习获得的一系列技巧和能力,这些技巧和能力可以帮助个体寻求、理解、评估和应用健康信息和观念,以便做出理智选择,降低健康危险和提高生活质量。个体的健康素养能力基于受教育的水平,在很大程度上受文化、语言和环境的影响。同样,群体的健康素养受到医疗卫生服务体系、教育体系、社会和文化环境等因素的影响。我国健康素养的研究还不成熟,2015 年 12 月,国家卫计委发布了《中国公民健康素养——基本知识与技能(2015年版)》,这对提高我国公众的健康素养起到重要作用。美国全国健康教育标准认为,学龄儿童和青少年发展和维持健康素养需熟练掌握以下技巧:①批判性思维和问题解决能力;②负责态度和创造力;③自我指导能力;④有效交流能力。这对提高我国青少年健康素养有很强的借鉴作用。

用眼时间过长、视物过近、视近工作条件不良,如灯光照明差、课桌椅尺寸不合理、书本字体过小、印刷不清等环境因素与青少年近视形成密切相关,特别是视近时间过长、视物过近是导致近视形成的重要因素。近年来,我国儿童青少年视近时间增加,体育锻炼和户外时间减少,均可直接导致学生在视力尚未发育正常之前就发展成近视。2005 年全国城市青少年健康危险行为调查显示:有 1.8 %的大、中学生每天看电视的时间超过 2 小时;有 8.3 %的大、中学生每天玩电子游戏的时间超过 4 小时;有 11.2 %的大、中学生有时或经常参加课外辅导和补习班,其中 20.8 %的初三学生有时或经常参加课外辅导和补习班;有 24.4 %的重点学校学生每天课外作业时间超过或等于 4 小时。江西省对大、中、小学生进行的一项调查表明:小学生平均睡眠时间为 9.20 小时,初中生为 7.95 小时,高中生为 7.26 小时,学生睡眠时间远远低于《学校卫生工作条例》中的要求;三组人群用于学习的时间分别为 9.8 小时、9.7 小时和 11.7 小时,远远高于《学校卫生工作条例》提出的标准。

2005 年全国学生体质健康调查资料显示,大多数中小学生每天睡眠时间远远低于《学校卫生工作条例》中要求的标准(小学生应睡足 10 小时,中学生应睡足 9 小时);30.3 %的小学生不足 8 小时,11.5 %的小学生不足 7 小时;31.9 %的中学生不足 7 小时。有 34.0 %的中学生和 19.6 %的小学生感觉到课业负担很重。不健康的用眼习惯和态度导致青少年对近视预防持消极态度,据媒体 2020 年 9 月报道,教育部抽样调查结果显示,近半年中小学生的近视率增加了 11.7 %,其中小学生的近视率增加了 15.2 %。这其中一部分原因是家长对儿童青少年近视防控的缺失。

口腔卫生保健习惯和饮食卫生习惯影响青少年龋齿和牙周疾病的发展。平衡膳食中,减少含糖食物、饮料摄入量和摄取频率,保证充足的新鲜水果和蔬菜可以有效降低龋齿的发生,正如前面所述,我国青少年蔬菜水果摄入量远远没有达到中国居民膳食指南要求的标准。

第四节 儿童青少年健康管理的策略建议

一、增强学生体质,改善学生营养不良状况

(1)制定学校保健政策,每年对儿童青少年进行营养状况的监测,及时发现营养不良和营养相关疾病,并采取措施进行预防和控制。

(2)制定和实施营养标签政策,规定营养标签的强制性营养信息的标示。

(3)制定和实施学校营养午餐政策,保证学校午餐提供的食物群、能量及营养素达到质量标准。

(4)制定和实施学校营养教育政策,将营养教育课程列入国家法定课程。

(5)制定和实施食品强化相关政策,规范食品强化技术要求。

(6)制定和实施相关政策,限制食品企业和媒体对儿童青少年进行低营养、高能量密度食品和饮料的广告宣传和营销活动。

(7)加强学生体质与健康监测工作的经费支持,完善监测工作的覆盖人群范围。

(8)将5年一次的学生体质与健康调研和2年一次的监测纳入财政预算,划拨专款保证调研和监测的组织、培训、实施、数据分析、报告发布等工作的顺利进行。同时,将监测工作扩展到青少年弱势群体,与民政、残联等部门加强合作,依托现有的技术支持,将残疾儿童和青少年纳入体质与健康监测范围。

二、开展青少年健康促进计划,提高学生健康素养

(1)根据我国社会经济文化的发展,进一步完善学校卫生相关法律、法规和政策,增强现有法律、法规的执法力度。

(2)动员全社会参与,加强部门间的合作,建立部门间有效的协调沟通机制,使学校卫生工作能够顺利开展。

(3)建立、健全各级学校卫生行政管理体系,省级疾病预防控制部门成立专职的学校卫生工作人员队伍,从人员和经费等方面保证日常学校卫生工作,如学校卫生工作报表信息体系建立和经费的落实。

(4)各级各类学校按照法律规定配备合格的校医,并建立校医资格认证和晋升机制。

(5)加强学生健康信息化建设,开展学生健康状况及相关因素监测。开展学生常见病(如近视、龋齿、肥胖、营养不良等)普查、普治工作。

(6)单独设置健康教育课,加强健康教育课教师的资格认证和继续教育,使他们能够及时准确地了解、掌握健康教育的理论和方法的最新发展动态,使学校健康教育课能够适合儿童青少年的心理发育水平,增强学校健康教育课的科学性、活泼性。

(7)将儿童青少年纳入医疗保障制度范围内,建立对青少年友好的、符合青少年身心发育特点的卫生服务体系,如青春期生殖健康服务中心和心理咨询服务机构和热线等,进一步提高卫生服务可及性、公平性及服务质量。

(8)全面实行学校营养午餐制度,为学生提供符合健康饮食标准的营养午餐。实行西部农村政策倾斜制度和流动人口儿童青少年营养补贴制度,提高营养状况;实行食品强化制度,对

人群普遍容易缺乏的维生素和微量元素实行强制性食品强化。

(9)结合社区行动,开展针对父母、教职员工等相关人员的健康教育及健康促进活动。针对留守儿童、残疾儿童和打工人员子弟开展专项服务。

三、开展心理社会能力干预活动,预防健康危险行为

(1)建立青少年行为指导中心、开展青少年友好的(youth-friendly)健康咨询和青春期行为指导服务。

(2)通过改善家庭、学校和社会环境,为改变青少年健康危险行为提供支持环境。

(3)积极推进以生活技能为基础的健康教育。将健康教育作为一个系统工程,纳入学校的日常教学,加强师资力量,设置课程,加大师资培训力度,将健康相关的课程内容,如心理健康、生长发育基本知识、青春期卫生、疾病预防、伤害预防、毒品预防、环境教育等都纳入健康教育之中,帮助学生不仅系统地掌握健康相关的基本知识,还能够建立良好的健康信念,提高心理社会能力,避免健康危险行为,养成良好生活方式,健康成长,并为成年期健康打下良好的基础。

四、以生活技能教育为基础的健康教育

生活技能教育是学校健康教育的重要组成部分。该教育本是一个心理健康教育项目,但伴随其迅速发展,和学校健康教育关系越来越密切。1995年,世界学校健康教育和健康促进专家委员会日内瓦会议,对学校卫生工作提出开展"健康促进学校"活动的建议。委员会总共提出十条建议,其中有一条专门提到:"每个学校都必须使各年龄的儿童青少年学会主要的健康知识和生活技能。这种教育是针对不同发展阶段特点的健康教育,以及积极、全面、完整的生活技能教育。"学校生活技能教育不仅是预防儿童青少年行为和健康问题的重要途径,而且有助于提高基础教育水平和质量,提高生活质量,培养良好的公民,促进终生学习和维护和平,最重要的是生活技能教育能够促进儿童青少年的健康发展,使他们有能力适应不断变化的社会环境。

生活技能教育能够把相关技能教给儿童青少年,预防其不良的健康行为问题。其理论模式是通过生活技能教育,提高心理社会能力,使儿童青少年具有良好的行为准备,进而建立健康的行为。生活技能教育目前被认为是促进儿童青少年心理健康、预防问题行为的最有效的途径。国外许多研究表明,生活技能教育有助于提高自尊和自我概念,减少抑郁、紧张和焦虑,调整情绪,预防青少年自杀及物质滥用等危险行为。

(一)生活技能教育的概念和内容

"生活技能"(life skills)并非泛指做饭、洗衣、整理房间等,而专指儿童青少年的心理社会能力(psychosocial ability)。WHO专家认为:"心理社会能力是指人能有效处理日常生活中的各种需要和挑战的能力;是个体保持良好的心理状态,并且在与他人、社会和环境的相互关系中,表现出适应的、积极行为的能力。"

生活技能教育是学校健康教育领域的一种新方式。20世纪80年代初,美国某著名医学博士首先采用"生活技能训练",进行预防青少年吸烟的健康教育。传统的预防青少年吸烟的健康教育模式是由老师或高年级学生通过宣传吸烟的危害,教育青少年来阻止学生吸烟。这种教育方式所做的理论假设基础是学生掌握了足够的有关烟草的知识就会自动选择不去吸

烟。然而实际上,这种教育方式只能成功地教给学生知识和态度,却很难有效预防吸烟行为的改变。"生活技能训练"方法则是从心理-行为角度入手,借用同伴教育的做法。该方法选择部分中学生,进行 10 次生活技能训练,内容除烟草知识外,还包括自我意识、决策、应对焦虑和交流技能等。评估发现,干预组无论吸烟知识或心理社会指标,都比对照组有不同程度的提高,且"新烟民"的增加人数少于对照组。

学校生活技能教育在预防青少年性行为和少女怀孕方面也起着重要作用。有研究表明,生活技能教育能有效减少青少年性行为,并在不同程度上增强了儿童青少年交流、协商和拒绝的技能。还有一些研究显示,学校生活技能教育在预防青少年自杀方面有显著作用。例如,美国新墨西哥州的印第安青少年自杀率较高,有 30 % 的被调查者报告曾经尝试过自杀。针对这个问题,研究人员根据他们的文化背景,为他们开设了生活技能教育课程,教育目标是培养包括交流、处理苦恼、压力和紧张、制定目标等方面的能力,给予有自杀意念或行为的青少年有效的帮助,培养他们解决问题的技能,同时对发现的问题及时予以支持和回复,降低他们发生极端行为的可能性。通过学生对自杀行为、危险因素和个人社会能力的自我报告显示,干预组的自杀倾向明显降低。

生活技能教育在预防青少年问题行为方面的应用日益广泛,如在预防青少年饮食错乱的研究中培养学生对自我形象的正确认识,在饮酒及酒后驾车的干预研究,以及在毒品教育中培养学生的拒绝技能等。生活技能教育在预防校园暴力问题上也起到了很大作用。美国某心理学家开展的一项针对非洲裔美国学生的预防校园暴力的研究中,有针对性地开展"18 课时预防校园暴力生活技能"课程。课程的重点是暴力预防而不是解决问题冲突,它的焦点是向学生传授青少年暴力行为产生的主要原因和环境因素。另外,还有一部分生活技能培训,如控制愤怒、矛盾的非暴力解决方式等,通过轻松的课堂氛围和没有竞争性的活动,为学生营造一个安全而友好的环境,使他们愿意与别人分享自己的观点并且互相尊重,最终减少校园暴力的发生。

同样,在预防艾滋病的健康教育中,提高儿童青少年的决策和寻求帮助的能力,有助于提高相关的知识和态度,建立健康行为,有效地预防艾滋病的传播。目前,生活技能教育作为一种积极的心理健康教育模式已为人们所接受,并被认为是促进儿童青少年健康的有效途径之一。生活技能教育打破了传统健康教育的框架,它主要关注的是对儿童和青少年进行应对健康问题挑战的能力的培养,预防问题行为的发生,提高儿童和青少年的社会适应性。通过生活技能教育提升他们的心理社会能力,从而预防各种问题行为的出现,提高其社会适应性,促进他们的健康发展。

生活技能可概括表现为以下 10 种核心能力。

1.自我认识能力

个体对自己的个性、爱好、优缺点等,能做出客观的评价。在正确认识自我的基础上,逐步建立自信心,并与周围的人发展和保持良好的人际关系。

2.同理能力

能站在他人的角度上考虑问题。与人交往、商讨、解决问题时,能设身处地为别人着想,不仅表现出充分的理解和同情,而且能主动帮助别人,相互配合、协作解决问题。

3.有效交流能力

能恰当地运用口头或身体言语(手势、姿势、表情、动作等),准确、恰当地表达自己的心情、观点和意见,而且能在自己需要时,积极、主动地寻求他人的帮助和建议。

4.人际关系能力

能以积极的方式与他人交往,建立和保持友谊;与家人和睦相处,相互沟通;使自己经常保持良好的心理状态,获得社会支持。还能在必要时采用恰当的、使自己和别人都不受严重伤害的方式,巧妙断绝和他人的关系。

5.调节情绪能力

人在悲痛、愤怒时表现出的强烈的消极情绪,如处理不当,会损害健康。应能正确认识自己和他人的情绪,运用一些方法来把消极情绪逐步转化为积极情绪,使之不对健康造成危害,也不使消极情绪影响他人。

6.缓解压力的能力

适当的压力可促使人不断进取,但过大的压力却起阻碍作用,甚至影响自身健康。缓解压力的能力,指人能认识到压力的产生根源及其危害,并有能力采取必要措施,通过改变周围环境或生活方式,来减少这些压力,或者学会放松自己,使压力尽量减轻到不对健康造成危害的程度。

7.创造性思维能力

人在思考问题时,能抛开以往经验的束缚,不因循守旧,而是积极探索其他可能的途径和方式。具备创造性思维能力的人,解决问题时往往有更多选择,能做出更好的决定。

8.批判性思维能力

批判性思维与创造性思维相近,但思维角度、方向、形式等有区别。这种能力也可帮助人们开阔思路,用批判的眼光来分析获得的信息和以往的经验。该能力若和创造性思维能力有机结合,能使人多角度、全面地考虑问题,灵活适应日常生活,做出更合理的决定。

9.决策能力

人能通过权衡不同的选择,考虑每种选择带来的后果,从而做出正确决定。

10.解决问题的能力

解决问题的过程,指人做出正确决定并付诸实施的过程,包括认识自己面临的主要问题,寻找可解决问题的方法,分析各种方法的利弊,从中选择最适合者,据此着手制订计划,解决实际问题。

(二)生活技能教育的方法

生活技能教育的教学要求,与传统的教学模式有很大区别(表6-2),关键体现在前者的以下方面:①高度尊重学生;②以学生为教学主体;③课堂学习和课外生活结合;④活动多种多样,形式活泼,能激发学生的兴趣。

正因为生活技能教育有别于传统的教育模式,所以对教师来说,这项工作极富创造性和挑战性。从事生活技能的教学,应注意以下原则。

表 6-2　"传统式"和"生活技能式"教学模式的要素比较

要素	传统式教学模式	生活技能式教学模式
主体	教师	学生
目标设置	基于教材内容	基于需要和评估
教学质量	基于教师的表现	基于学生的表现
学生对教学目标的理解	学生不知道教师的教学目标	学生知道教师的具体指导目标
期望成绩	基于人群正态分布曲线	基于所参照的评价标准
对学习的掌握	只有少数学生能掌握大部分教学目标	大多数学生能掌握大部分的教学目标
分级	基于学生间的相互比较	基于学生各自的实际水平
辅导	常无计划性	根据学生需要制订计划
教育策略	根据教师的爱好和特长进行选择	为达到教学目标而选择各种有效的教学策略
评价	根据标准答案	参考标准,评价学生对教学目标的掌握
修改教学和教材	根据新教材的可获得性	根据评估资料和教学中经常出现的问题

(1)面对全体学生,以他们为主体,使他们积极参与到教学中。儿童青少年的发展是自觉、主动的过程,只有以主体身份参加到教育过程中,才能达到掌握和主动应用的目的。因此,本类教学是动态的、活跃的,教师要充分调动学生的学习兴趣,使他们积极、主动地参与。

(2)生活技能教育应从初中一年级开始,开始越早,效果越好。生活技能之所以被称为"技能",意味着其学习和掌握必须通过不断的应用。学生早日获得系统的生活技能,有助于在各种健康危险行为形成之前,就通过对正向技能的练习和强化,来预防其发生。

(3)学校和教师应充分接纳学生的个体差异,以人为本,尊重学生的人格和权利。要让他们感受到,自己和包括教师在内的成年人,在人格上完全平等。要创造条件,使他们的个性特点、聪明才智有充分发挥的机会。学生得到尊重,才能学会自尊、自重和自信。这一点对处于自我意识成熟转折关头的青少年尤其重要。

(4)学校应注重对教师的培训。教师既是学生的指导者,又是学生活动的组织者、协调者,不仅要有良好的教学能力,能充分调动学生的积极性,还要能控制局面,不使混乱产生。对教师的培训要注意以下重点:①真正改变传统教学模式的影响;②有充足的热情;③有良好的个人素质、个性、能力和工作积极性;④能通过教学,不断提高自身的组织协调、应变和自我调整能力。

(5)重视学校、家庭和社区相结合。良好的社会环境来自家庭的支持,是生活技能教育获得成功的关键。同样,学生在课堂上学到的技能,也需要课后在家长的帮助下,通过在社区活动中的不断实践,获得巩固、提高和强化。

第七章　特殊人群的健康管理

第一节　孕妇、乳母的健康管理

怀孕和哺乳阶段是女性人生中的重要阶段,因此对这部分群体和个体进行健康的管理非常重要。从宏观的角度来看,孕产妇的健康和死亡对社会经济和医疗发展水平来说比较敏感,通常孕产妇死亡水平代表着一个国家和地区宏观社会经济发展的水平。从微观的角度来看,妇女在怀孕和哺乳期间的健康关系到上下两代人的生命和健康,此阶段的健康管理也就显得更加重要。

一、孕妇和乳母的生理特点

妊娠是很复杂的生理过程,孕妇在妊娠期间体内会有一系列的生理调整,以适应胎儿在子宫内正常的生长发育。妊娠期,在大量激素的影响下,母体的合成代谢能力增强,基础代谢率升高。妊娠期妇女常伴有消化功能的改变,如恶心、呕吐、消化不良、便秘等反应,对某些营养素如钙、铁、维生素 B_{12} 及叶酸的吸收能力增加。妊娠期胃肠道蠕动减弱,易引起胃肠胀气与便秘,妊娠晚期子宫压迫直肠可加重便秘,并可因静脉血流淤滞而出现痔疮。妊娠期孕妇需要排出自身及胎儿的代谢废物,因此肾功能负担加重。妊娠期母体的体重发生明显变化,一般体重增加 11.0～12.5 kg。妊娠期妇女血容量及红细胞量增加。血容量的增加幅度较红细胞增加的幅度大,致使血液相对稀释,血中血红蛋白浓度下降,可出现生理性贫血。在妊娠晚期,随着红细胞增生及胎儿成长,孕妇容易出现缺铁。妊娠期血液处于高凝状态,部分凝血因子增加,血小板略有减少。妊娠期间的口腔卫生值得注意,孕妇体内的雌激素、孕激素增多,内分泌系统发生很大变化,使牙龈的毛细血管扩张、弯曲、弹性减弱,导致血液淤滞,血管壁的通透性增加,加之进食次数增多,以及早期频繁呕吐,为口腔中的细菌滋生创造了条件。

产后哺乳期的生理变化与妊娠期变化是连续的,开始逐步恢复至孕前状态,泌乳是这个时期的主要生理特征。妊娠晚期就可由乳房挤出少量黄色清水样乳汁,直至产后 2～3 天仍分泌初乳,以后在腺垂体催乳素的作用下,乳腺充血肿胀,分泌乳汁,并且量逐渐增多。产后 2～3 日乳房增大,皮肤紧张,表面静脉扩张充血,有时可形成硬结并使产妇感到疼痛。哺乳期给胎儿哺乳有利于母体生殖器官及有关器官组织的更快恢复。初乳中含有大量免疫蛋白,是新生儿早期理想的天然食物。接下来的过渡乳中乳糖和脂肪的含量逐渐增多,而蛋白质的含量有所下降。成熟母乳富含蛋白质、乳糖、脂肪等多种营养素。因此,母乳是婴儿的天然食品,在正常条件下一般提倡母乳喂养。与此同时,哺乳期女性的心理变化也是这一时期比较显著的特征,初为人母的女性通常心理变化比较复杂,与其在妊娠期的心理状态、对分娩经过的承受能力、环境及社会因素有关。

二、孕妇和乳母的健康风险

(一)个体因素

孕妇的一些个体因素会给孕妇的健康带来风险。例如:孕妇先天性子宫畸形;输卵管发育不良;年龄小于 18 岁或大于 35 岁;身高小于 1.5 m;体重小于 40 kg 或大于 70 kg;有过畸形儿的妊娠史;家族有遗传病或畸形史;有原因不明的 2 次以上自然流产史;以往有死胎、死产、新生儿死亡的病史;骨骼发育异常,尤其是骨盆狭窄或畸形;既往或目前患内外科、妇科疾病;早孕反应很重、尿酮体阳性;等等。这些因素可能导致孕妇的流产、早产、异位妊娠等异常妊娠结局。对于乳母,乳房发育异常会给乳母哺乳过程带来健康问题。

(二)环境因素

工作和生活环境中的不良因素,如一些化学物质(酒精、铅、镉等)和物理因素(如噪声、高温、X 光等)会影响孕妇健康,进而可能对胚胎或胎儿造成损害。社会文化(文化程度、贫富、宗教)、孕产妇所处的社会和家庭环境也会间接影响孕妇和乳母的健康。

(三)行为因素和生活方式

孕妇在妊娠期间受到创伤、感染或自身精神高度紧张等都可能引起不良的妊娠结局,常见的是流产、胎儿畸形。孕妇和乳母的不合理用药也是影响健康的突出危险因素,已有的研究表明药物的性质、服用剂量、服用时间的不同可能会引起胎儿或婴儿不同的健康问题,值得引起重视。孕妇营养是妊娠期保健的重要方面,妊娠期营养不良可能导致孕妇患营养缺乏病。例如,缺乏铁、叶酸、维生素 B_{12} 容易引起营养性贫血,维生素 D 缺乏引起骨质软化病,蛋白质严重缺乏引起营养不良性水肿,等等。营养缺乏对胎儿的影响也较为严重,可引起胎儿出生低体重、早产、围生期死亡率增加、脑发育受损、先天畸形。此外,合理利用已有的卫生服务是妊娠期健康的重要保障。目前,医疗保健机构可以提供包括计划怀孕前的体检、妊娠早期建卡、定时进行产前检查、异常情况及时终止妊娠、住院分娩等服务。近些年来,随着医疗服务水平的提高,越来越提倡计划怀孕,即在怀孕前半年夫妻双方开始为怀孕做相应的准备,注意营养和生活方式、避免环境危险因素等,以最佳的身体和心理状态进入妊娠期。

三、孕妇和乳母的健康管理

妊娠期可以分为 3 个阶段:妊娠早期(孕 12 周之前)、妊娠中期(孕 12 周至孕 27 周)、妊娠晚期(孕 28 周至孕 40 周)。

(一)妊娠早期的健康管理

孕妇的健康管理首先应该从孕妇识别早孕开始。有性生活的妇女,以往月经正常,一旦月经超期未潮,首先应该想到可能是怀孕,并及时去医疗保健机构检查确诊。确诊已经怀孕并适宜生育的孕妇,应该定期做产前检查。孕 12 周之前在医院建立档案,12 周后要定期检查,如有高危因素,如孕妇年龄过小或是高龄产妇、有不良妊娠史、有疾病遗传史、有内外妇科疾病等,应增加检查次数。通过每次产前检查和及时筛查,能够及时发现高危因素,如不良孕产史、内科合并症及产科并发症等。正常情况下,孕妇到医疗保健机构检查的次数是前 3 个月至少一次,孕 27 周前每 4 周一次,孕 28~35 周每 2 周一次,孕 36 周后每周一次。有异常的孕妇应增加产前检查的次数。

妊娠早期是胚胎细胞分裂活跃、神经系统发育的关键期,也是胚胎最敏感的时期,应该避免接触有毒物质(如农药)、X 射线,治疗疾病使用药物时应该听从医生的建议。妊娠早期要避免工作场所和生活环境中的不良因素,如噪声、辐射、高温、装修材料黏合剂等。在妊娠期应该避免感染疾病,治疗疾病需要在医生指导下慎重用药。边远山区或新生儿破伤风高发区,没有接受过破伤风类毒素全程免疫接种的孕妇应该到医院去注射破伤风类毒素。妊娠早期的孕妇应避免过重的体力劳动及剧烈运动,以防流产、早产或早破水,但适当运动还是必要的。

妊娠期膳食应该随着生理变化和胎儿生长发育的状况而合理调配。因为妊娠早期主要是胚胎发育阶段,所需要的营养与妊娠前差别不大,但重要的是合理膳食。妊娠早期的膳食应以清淡、易消化、口感好为主要原则。建议每日服用适量叶酸和维生素 B_1 等,以预防神经管畸形的发生。孕妇要适当补充营养,保持良好心态,避免吸烟、饮酒和过量摄入咖啡因。《中国居民膳食指南》(2007)指出,孕早期妇女在一般人群膳食指南 10 条基础上,还应补充以下 5 条内容:①膳食清淡、适口;②少食多餐;③保证摄入足量富含糖类的食物;④多摄入富含叶酸的食物并补充叶酸;⑤戒烟、禁酒。

由于体内激素的变化,孕妇很容易出现牙龈出血、肿胀和口臭,由此引起的牙龈炎称为"妊娠期牙龈炎"。因此,要重视妊娠期口腔卫生,掌握口腔保健的方法,坚持每日两次有效刷牙,饭后漱口,做好定期口腔检查和适时的口腔治疗。只要重视并做好口腔清洁保健,可以有效预防妊娠期牙龈炎的发生。妊娠期口腔疾病发展较快,定期检查能够保证早发现、早治疗,使病灶局限在小范围内。对于较严重的口腔疾病,应选在合适的时间治疗。妊娠早期治疗有可能引起早产,妊娠晚期许多药物及麻醉剂不能使用,所以合适的治疗时间是妊娠中期。

孕妇的情绪与婴儿的发育有着密切的联系。妊娠早期的过度不安可能会导致胚胎发育不良、流产并引起胎儿畸形。孕妇应该以喜悦的心情接受怀孕,学会自我心理调节,善于缓解不健康的情绪,保持稳定、乐观、良好的心态,使胎儿有一个良好安全的生长环境。

如果在妊娠早期出现早孕反应过于严重、阴道流血等症状,应该及时到医疗机构就诊。

(二)妊娠中期的健康管理

妊娠中期的孕妇要定期进行临床检查,包括体检、化验、B 超等。存在高危因素的人群要进行产前诊断,可以在形态学、染色体、酶学、代谢产物和基因五个水平上进行产前诊断,判定胎儿是否有先天性疾病,为能否继续妊娠提供科学依据。

在妊娠中期,孕妇要适当休息,每天保证充足的睡眠(8～10 小时),取左侧卧位,改善胎儿的供氧。妊娠中期应该每天做孕妇体操,活动关节,锻炼肌肉,同时可以缓解因妊娠中期姿势失去平衡而引起的身体某些部位的不舒服感。妊娠中期坚持每天锻炼能够松弛韧带和肌肉,使身体以柔韧而健壮的状态进入妊娠晚期和分娩。国内外许多运动医学专家认为,正常健康的孕妇在妊娠期间能够安全地从事体育锻炼,只要没有出现异常情况就可以坚持下去。在运动过程中要注意热身、补液、适度等原则。

《中国居民膳食指南》(2007)指出,孕中、晚期妇女在一般人群膳食指南 10 条的基础上,还应补充以下 5 条内容:①适当增加鱼、禽、蛋、瘦肉、海产品的摄入量;②适当增加奶类的摄入;③常吃含铁丰富的食物;④进行适量的身体活动,维持体重的适宜增长;⑤禁烟、戒酒,少吃刺激性食物。

妊娠期能量的增加是为了满足胎儿生长发育、母体组织增长、母体蛋白质和脂肪贮存及代谢增加的能量需要,但能量的摄入量与消耗量应保持平衡。妊娠中期的膳食应广泛选择和食用新鲜的乳、蛋、禽、鱼、肉、蔬菜和水果等,以保证母体和胎儿对营养素的需求。妊娠期的营养不良使胎儿的生长发育延缓,早产儿发生率及围生期新生儿死亡率增加,脑发育受损。但如果孕妇营养过剩、体重增加过度,易出现巨大儿,增加难产的危险性。中国营养学会 2000 年修订的膳食参考摄入量建议孕妇自妊娠 4 个月开始每日增加能量摄入量 0.84 MJ(200 kcal)。除了数量保证外,还要保证优质的动物及豆类蛋白质的摄入占 1/3 以上。妊娠期对无机盐的需要量增加,易缺乏的主要是钙、铁、锌、碘等。中国营养学会建议妊娠中期妇女钙的每日适宜摄入量(AI)为 1 000 mg,铁的 AI 为 25 mg。

在妊娠中期孕妇应加强自我监护,如数胎动、测体重、家属配合测胎心等。如果出现严重的头疼、头晕、阴道出血等要及时就医。

(三)妊娠晚期的健康管理

妊娠晚期的重点是监测胎儿发育,防治妊娠并发症,做好分娩前的准备。妊娠晚期,孕 28~36 周,每 2 周去医院检查 1 次,孕 37 周以后每周检查 1 次,包括常规保健内容(产科检查和辅助检查)、骨盆测量、胎儿监测。

全妊娠期体重增长的最佳标准是 12.5 kg。妊娠晚期的营养应该在妊娠中期的基础上适当调整。妊娠晚期应合理控制总热量,多食高纤维素食物、高质量蛋白质、新鲜蔬菜,补充维生素及矿物质,可少食多餐,并要监测空腹及餐后 2 小时血糖。需要增加蛋白质、必需脂肪酸的摄入,多吃瘦肉、海鱼等。补充钙摄入,每日需要 1 200~1 500 mg,可多喝牛奶,多吃鱼和虾。妊娠晚期,胎儿肝要贮存铁,孕妇需要多吃动物肝脏。妊娠晚期的热量不能补充太多,尤其是最后一个月,要适当限制饱和脂肪酸和糖类,限制肥肉和谷物的过多摄入,以免胎儿过大,影响分娩。中国营养学会 2000 年修订的膳食参考摄入量建议孕妇妊娠后期钙的 AI 为 1 500 mg,铁的 AI 为 35 mg,锌的每日推荐摄入量(RNI)为 20 mg,碘的 RNI 为 200 μg,维生素 A 的 AI 为 3 000 IU,维生素 B_1 的 RNI 为 1.5 mg,维生素 B_{12} 的 AI 为 2.6 μg,维生素 B_6 的 AI 为 2.0 mg,维生素 C 的 RNI 为 130 mg,维生素 D 的 RNI 为 400 IU。

一些研究表明,阴道的各种感染可能与胎膜早破、绒毛膜羊膜炎、早产、宫内窘迫、低出生体重有关,因此阴道感染阳性者可以口服敏感、毒性小的抗生素来预防多种并发症。

(四)哺乳期的健康管理

产后 42 天内,产妇身体逐步恢复到怀孕前的状态,尤其是生殖器基本恢复正常,除乳房外。母乳是婴儿最好的食物,初乳对婴儿的健康格外重要。早期持续的母婴接触能够增加母乳喂养的时间和效率,所以产后应该在短时间内开始哺乳,在新生儿出生后提倡"三早",即早接触、早吸吮、早开奶。

乳母每天分泌 600~800 ml 的乳汁来喂养婴儿。当营养不足时,需动用母体营养储备来维持乳汁成分的恒定。中国营养学会推荐哺乳 1~6 个月的乳母应每日增加能量摄入 2.1 MJ(500 kcal)。哺乳期妇女摄入适量的蛋白质对维持婴儿生长发育、免疫和行为功能等十分重要,中国营养学会推荐乳母应比非妊娠期妇女每日多摄入 20 g 膳食蛋白质。膳食脂肪的种类与乳汁脂肪的成分关系密切,中国营养学会推荐乳母每日膳食脂肪供给量应以其能量占总能量摄入的 20 %~25 %为宜。人乳中的主要矿物质(钙、磷、镁、钾、钠)的浓度一般不受膳食的影响。中国营养学会根据国内外资料综合考虑后,建议乳母钙的 AI 为 1 200 mg,铁的 AI 为 25 mg,乳母膳食中的各种维生素都应适量增加。中国营养学会推荐乳母膳食维生素 A 的 RNI 为 1 200 μg,维生素 B_1 的 RNI 为 1.8 mg,维生素 B_2 的 RNI 为 1.7 mg,维生素 B_6 的 RNI 为 1.9 mg,维生素 B_{12} 的 RNI 为 2.8 ug,维生素 C 的 RNI 为 130 mg。总之,哺乳期膳食原则是保证供给足够的能量,多吃富含优质蛋白质的食物,同时多吃富含膳食纤维的食物,防止便秘,还要适量补充维生素和铁剂。乳母每天应多喝牛奶以补充钙。

哺乳期妇女需要注意乳房的护理,包括热敷、按摩和挤奶等,以减轻乳房胀痛和维持乳汁的继续分泌。喂奶姿势不正确或使用肥皂水、酒精等清洗乳房,都容易引起乳头干裂而产生疼痛,一旦发生可每次挤少量乳汁涂于乳头上。

哺乳期常常因乳汁淤积而引起急性乳腺炎。一方面,乳汁淤积很可能导致入侵细菌的繁殖生长,而导致乳汁淤积的原因主要有乳头发育不好(过小或内陷),妨碍哺乳,而乳汁分泌过多或婴儿吸乳少、哺乳姿势不正确、乳腺管不通畅等也会造成乳汁淤积;另一方面,细菌也可能常由乳头破损、皲裂处入侵,沿淋巴管入侵是感染的主要途径。婴儿口含乳头睡觉或婴儿患有口腔炎吸乳时,细菌可直接侵入乳腺管,上行至腺小叶而发生感染。产后的 1 个月内是急性乳腺炎的高发期;6 个月后的婴儿开始长牙,这个阶段乳头也容易受到损伤,应该小心预防急性乳腺炎;而断奶更要警惕急性乳腺炎的发生。哺乳期淤乳引起的急性乳腺炎早期要积极治疗,做好乳房按摩,对疏通乳管、消肿散结起到重要作用。伴有乳头破裂感染的应及时治疗。

哺乳期用药要谨慎,一些药物,如磺胺类、四环素类药物,以及硫酸阿托品、苯巴比妥等,可经乳汁排出,哺乳期妇女用量过多,可能导致婴儿中毒受害。

产妇产后可能会发生产后抑郁,发生在产后 6 周内,一般持续到产后 6 个月。其临床表现与一般抑郁症状类似,预后较好。治疗上以心理治疗为主。

第二节　婴幼儿的健康管理

婴幼儿(0~3 岁)生长发育迅速,是人一生中身心健康成长的重要时期。同时,婴幼儿的生长发育是机体各组织器官增长和功能成熟的过程。

一、婴幼儿的生理特点

婴儿出生后,前半年增长速度比后半年快,体重每月增加 600~800 g,后半年平均每月增加 500 g,周岁后发育基本稳步增长,直至青春期又会出现短期内猛然加速。出生后第一年平均身长增加 25 cm,前期增长得比后期快。从 6 个月前后开始萌生乳牙,2 岁内乳牙总数等于月龄减 4~6。同时,婴幼儿时期头围、胸围、上臂围、皮下脂肪都会有所增长。各系统器官的发育不平衡,快慢不同。神经系统发育领先,生殖系统发育较晚,淋巴系统则先快而后回缩。

婴幼儿的消化系统也在不断发育成熟,婴儿的吞咽功能已经十分成熟,双颊脂肪垫发育良好,有利于吸吮活动。婴儿出生时唾液腺发育不完善,唾液分泌少,淀粉酶含量低,因此 3 个月以下小儿不宜喂淀粉类食物,随着唾液腺发育的迅速完善,淀粉酶会不断增加。婴儿食管较短,早产儿和新生儿常因下端贲门括约肌松弛而发生胃内容物反流。婴儿胃呈水平位,胃容量出生时 30~60 ml,1 岁时为 250~300 ml。婴儿肠道较长,有利于消化吸收,但因为肠移动性大且肠系膜较长,易发生肠套叠。

婴幼儿鼻腔比成年人短,无鼻毛,后鼻道狭窄,黏膜柔嫩,血管丰富,易感染。鼻窦黏膜与鼻腔黏膜相连续、鼻窦口较大,故急性鼻炎常累及鼻窦,以上颌窦与筛窦最易感染。咽鼓管较宽、直、短,呈水平位,故鼻咽炎时易致中耳炎。婴幼儿的气管、支气管较狭小,软骨柔软,缺乏弹力组织,黏膜血管丰富,纤毛运动较差,清除能力薄弱。左支气管细长,位置弯斜;右支气管粗短,异物容易坠入右支气管内。小儿肺的弹力纤维发育较差,血管丰富,间质发育旺盛,肺泡数量较少,造成肺的含血量丰富而含气量较少,故易于感染,并易引起间质性炎症、肺气肿或肺不张等。婴幼儿胸廓短,呈桶状;肋骨呈水平位,膈肌位置较高,使心脏呈横位;胸腔较小而肺较大;呼吸肌不发达,呼吸时胸廓活动范围小,肺不能充分地扩张。小儿纵隔较大,纵隔周围组织松软、富于弹力,故在胸腔积液或气胸时易致纵隔移位。婴幼儿因呼吸系统的解剖特点使得呼吸量受到一定限制,但因代谢旺盛、需氧量高,只能增加呼吸频率来满足机体代谢的需要,因而年龄愈小呼吸频率愈快。小儿呼吸道的非特异性及特异性免疫功能均较差,咳嗽反射及气道平滑肌收缩功能差,纤毛运动功能亦差,难以有效地清除吸入的尘埃及异物颗粒,因此容易发生呼吸道感染。婴幼儿各项呼吸功能的储备能力均较低,当患呼吸道疾病时较易发生呼吸功能不全。

婴儿出生后脑实质生长很快,第一年脑的发育尤为迅速。4 岁以前是脑的结构及功能发育最为迅速的时期,也容易受到有害因素的侵袭。婴儿出生时小脑发育较差,出生后 6 个月达到发育高峰。出生后各种感知能力发育都很迅速,包括视感知、听感知、嗅觉和味觉、皮肤感觉。运动神经的发育由上而下,由不协调到协调,由粗动作到精细动作。

婴儿出生后体内由母体传递的抗体开始逐渐消失,对各种传染病比较易感。因此,母乳喂养、营养供给和免疫接种显得非常重要。

二、婴幼儿的健康风险

(一)个体因素

婴幼儿由于处在发育时期,具有很明显的特点,如各个系统发育不均衡,消化、呼吸系统发育不完善,这些特征与婴幼儿的健康密切相关,使得婴幼儿对一些疾病易感。

(二)环境因素

婴幼儿期主要在家庭环境中,与外界接触不多,因此家庭环境的洁净和亲属的情感影响着婴幼儿的发育和成长。

(三)生活方式和行为

婴幼儿还不能作为独立的个体生存,所以其健康会明显地受到家庭主体的生活方式、行为、喂养方式的影响,更多地受到母亲的一些生活方式和行为的影响,如是否能够及时调整婴幼儿养育方式,及时发现不适症状,及时利用卫生服务,及时进行免疫接种,等等。

三、婴幼儿的健康管理

(一)健康档案和定期体检

一般来讲,婴儿出生后应该在社区建立健康档案,详细记录婴儿出生时的情况,随访婴儿的发育情况。社区医生会给予一定的喂养指导。同时,儿童的定期健康体检是系统、连续动态地对儿童健康、生长发育、保健服务的数据资料进行收集、整理、分析、评价和反馈的过程。根据儿童生长发育规律,建议婴儿在出生后 3 个月、5 个月、8 个月、12 个月时分别做体检,1～3 岁每半年做一次。检查的内容包括一般情况(包括喂养情况、生长发育情况、预防接种情况、患病情况)、体格发育测量、全身系统检查、智力筛查、血红蛋白测定。进入幼儿期后,定期的健康检查还包括口腔保健、视力保健、听力筛查等。

(二)营养

婴幼儿时期生长发育迅猛,代谢旺盛,需要足量的营养素供给,以满足正常生理功能活动和生长发育需要。但婴幼儿消化吸收功能尚不够完善,对营养的吸收和利用受到一定限制。2000 年中国营养学会推荐婴幼儿能量日摄入量 1 周岁以内 AI 为 0.40 MJ(95 kcal)/(kg.BW),1～2 岁 RNI 为男童 4.60 MJ(1 100 kcal)、女童 4.40 MJ(1 050 kcal),2～3 岁 RNI 为男童 5.02 MJ(1 200 kcal)、女童 4.81 MJ(1 150 kcal)。推荐的数值对个体婴幼儿差异较大,但对集体婴幼儿而言,不应低于推荐值的 90 %。婴儿的蛋白质需要量是用营养状态良好的母乳喂养的婴儿的需要量衡量。中国营养学会在 2000 年建议蛋白质 RNI 婴儿为 1.5～3.0 g/(kg · d),1～2 岁幼儿为 35 g,2～3 岁幼儿为 40 g。脂肪是体内重要的能量来源,摄入过多和过少对婴儿的生长发育都不利。中国营养学会推荐的婴幼儿每日膳食中脂肪能量占总能量的适宜比例 6 月龄以内为 45 %～50 %,6 月龄～2 岁为 35 %～40 %,2 岁以上为 30 %～35 %。碳水化合物主要供给婴幼儿能量,帮助机体完成蛋白质的体内合成及脂肪的氧化。如能早期给婴幼儿添加适量的淀粉,可以刺激唾液淀粉酶的分泌。但如婴幼儿食物中含碳水化合物过多,则会在肠腔内发酵过强,产生大量短链脂肪酸,刺激肠蠕动而引起腹泻。无机盐是人体必需的营养物质,在婴幼儿时期具有极为重要的作用,较容易缺乏的有钙、铁、锌。维生素是维持人体生理过程所必需的一类有机化合物,几乎所有的维生素在缺乏时都会影响婴幼儿的生长发育,其中关系最为密切的有维生素 A、维生素 D、维生素 B 族中的维生素 B_1、维生素 B_2 和烟酸,人工喂养的婴幼儿还应该注意维生素 E 和 C 的补充,早产儿更应该注意补充维生素 E。

婴儿时期,母乳是天然的喂养方式,具有营养素齐全、比例合适、含有特异性免疫物质和非特异性免疫物质等特点,可以使婴儿有效地抵御致病菌及病毒的侵袭,因此目前我国推荐在婴儿时期进行母乳喂养。断奶过渡期通常从 4 月龄开始持续 6～8 个月或更长,期间母乳照常喂养直到断奶。在婴儿 4～6 个月时,母乳喂养已经不能完全满足婴儿生长发育的需要,应添加断奶食物作为母乳的补充。断奶食物添加的顺序为:先单纯后混合;先液体后固体;先谷类、水果、蔬菜,后鱼、蛋、肉。

(三)计划免疫

中国有比较完善的儿童计划免疫程序和制度。从新生儿出生开始,就为其建立了接种卡介苗、乙肝疫苗的计划,建立计划免疫登记卡及预防接种证,婴儿期要完成脊髓灰质炎、百白破、麻疹疫苗的基础免疫。2007 年 12 月,卫生部印发了《扩大国家免疫规划实施方案》,其中涉及婴幼儿期免疫规划的疫苗如下。

1.乙肝疫苗

接种 3 剂次,儿童出生时、1 月龄、6 月龄各接种 1 剂次,第 1 剂在出生后 24 小时内尽早接种。

2.卡介苗

接种 1 剂次,儿童出生时接种。

3．脊髓灰质炎疫苗

接种 4 剂次，儿童 2 月龄、3 月龄、4 月龄和 4 周岁各接种 1 剂次。

4．百白破混合疫苗

接种 4 剂次，儿童 3 月龄、4 月龄、5 月龄和 18～24 月龄各接种 1 剂次。无细胞百白破混合疫苗免疫程序与百白破混合疫苗程序相同。无细胞百白破混合疫苗供应不足阶段，按照第 4 剂次至第 1 剂次的顺序，用无细胞百白破混合疫苗替代百白破混合疫苗，不足部分继续使用百白破混合疫苗。

5．白破疫苗

接种 1 剂次，儿童 6 周岁时接种。

6．麻腮风疫苗（麻风、麻腮、麻疹疫苗）

目前，当麻腮风疫苗处于供应不足阶段时，可使用含麻疹成分疫苗的过渡期免疫程序。8 月龄接种 1 剂次麻风疫苗，麻风疫苗不足部分继续使用麻疹疫苗。18～24 月龄接种 1 剂次麻腮风疫苗，麻腮风疫苗不足部分使用麻腮疫苗替代，麻腮疫苗不足部分继续使用麻疹疫苗。

7．流脑疫苗

接种 4 剂次，儿童 6～18 月龄接种 2 剂次 A 群流脑疫苗，3 周岁、6 周岁各接种 1 剂次 A＋C 群流脑疫苗。

8．乙脑疫苗

乙脑减毒活疫苗接种 2 剂次，儿童 8 月龄和 2 周岁各接种 1 剂次。乙脑灭活疫苗接种 4 剂次，儿童 8 月龄接种 2 剂次，2 周岁和 6 周岁各接种 1 剂次。

9．甲肝疫苗

甲肝减毒活疫苗接种 1 剂次，儿童 18 月龄接种。甲肝灭活疫苗接种 2 剂次，儿童 18 月龄和 24～30 月龄各接种 1 剂次。

(四)体格锻炼

体格锻炼是可以促进儿童生长发育、增进健康、增强体质的积极措施，充分利用各种自然因素，如空气、日光、水和肢体活动进行身体锻炼，能提高机体固有的防御能力和获得适应自然环境变化的耐受能力，提高抗病能力以预防疾病。

(五)生活习惯

卫生习惯的养成很重要。从新生儿起就可以培养其每天洗澡，大便后冲洗臀部的习惯，定期剪指甲；1 岁开始就可以教其学着自己打湿手、抹肥皂，并教洗手的方法；1 岁半后，可教其用流动水洗手；2 岁以后学习自己洗手，认识自己的毛巾，擦干手脸；养成饭前便后洗手、饭后漱口、睡前勿进饮食、注意口腔卫生的习惯；3 岁开始刷牙。

幼儿时期开始形成一定的饮食习惯。饮食习惯与生长发育密切相关，关系到婴幼儿的营养和健康。良好的饮食习惯是幼儿均衡营养的基础，也能促进胃液分泌、消化良好，维护消化道健康，并能促进幼儿的心理健康成长。饮食习惯包括餐前准备（餐前洗手，餐后漱口、擦嘴）、定时定量进餐、不偏食挑食等。

(六)心理保健

婴幼儿心理健康是健康的起点，对以后的生长发育至关重要。婴儿初到人间，心理活动逐渐形成并得到发展。婴幼儿期母爱是首要的保健因素，母亲微笑的面孔、爱抚的动作、亲切的语言将促进婴幼儿良好的情绪、语言和运动的发育。父亲和家庭其他成员同样也应给予婴幼儿照顾,有利于其对周围人产生信任感、安全感。同时应该尽可能提供给婴幼儿多看、多听、多动手摆弄物体的机会,促进他们认知能力的发展。与婴幼儿的语言交谈,对他们耐心地进行言语训练,有利于促进其言语功能的良好发展。早期的家庭影响对性格的发展起着直接的作用,需要注意教育方法,培养良好性格。

(七)常见病防治

(1)维生素 D 缺乏性佝偻病:常由内源性维生素 D 不足、维生素 D 摄入不足、生长过速、消化系统疾病等原因引起。临床表现为易激惹、夜惊、多汗,出现枕秃、方颅、前囟增大、出牙延迟,严重者可出现肋膈沟、肋骨串珠、鸡胸、脊柱畸形、膝内翻或膝外翻及体格发育迟缓。患病后应及时就医,通常采用口服维生素 D 来进行治疗。该病的预防主要是补充维生素 D 和钙剂,提倡母乳喂养,合理添加辅食,多晒太阳,同时加强宣传工作,包括对孕妇围生期乳儿期的合理预防佝偻病知识。

(2)营养不良:营养不良是营养素的严重不足或过多,以及代谢障碍造成的机体营养失调,主要表现为营养缺乏或营养过剩。营养缺乏症包括维生素缺乏、蛋白质缺乏、微量元素缺乏等,可能由摄入不足或吸收不足引起。表现为体重和皮下脂肪厚度低于正常值。发生后应该及时治疗,调整饮食,补充营养。其预防主要是通过指导母亲喂养,培养婴幼儿良好的饮食习惯,监测生长发育情况。营养过剩是机体摄取的营养素超过了本身的需要,多余部分在体内蓄积并引起病理状态。克服营养过剩的主要措施是加强普及营养学知识,宣传平衡合理营养的重要意义,建立良好的饮食习惯,避免摄入过多的营养素,安排一定的体育运动,改变不良的生活习惯。

(3)营养缺乏性贫血:常因摄入不足、损失过多、吸收障碍引起。临床表现为皮肤黏膜苍白、营养不良、生长迟缓、毛发易脱落等。一般采用口服铁剂治疗,以补充铁的储存量。预防措施主要是及时添加动物类食品的辅食及铁强化食品,注意合理搭配膳食。乳母也要注意补铁。

(4)锌缺乏症:通常由摄入不足、患病等原因引起。可以服用锌剂治疗。预防措施主要是注意添加辅食,辅食中有一定比例的动物性食品,尤其是海产品。培养孩子不挑食的习惯。

在婴幼儿的健康管理中,母亲具有重要作用,因为是她们判断了症状的出现和恶化,及时准确地提供了食物、水和药物,而卫生工作者多是把母亲作为命令的被动接受者。因此,WHO 建议促进卫生工作者和母亲的交流,帮助母亲学习照顾儿童的技巧。

第三节　职业人群的健康管理

一、概述

职业对健康的影响,经常是环境与相关遗传因素交互作用的结果。遗传因素难以控制,故职业对健康的影响主要取决于职业环境因素对健康的影响。随着医学模式的多元化发展,职业环境因素除了传统的职业有害因素,还包括社会心理因素、个人行为生活方式等,它们均对健康产生影响。因职业有害因素的存在,健康受到损害而引起的职业性病损主要包括职业病、工作有关疾病和工伤。

健康人体对职业有害因素的作用有一定抵抗力和代偿能力。当职业有害因素作用于人体的强度和时间超出人体的代偿能力时,机体出现功能性或器质性病理改变,出现相应临床症状,影响劳动能力,这类疾病统称为职业病(occupational disease)。《中华人民共和国职业病防治法》将职业病界定为"企业、事业单位和个体经济组织的劳动者在职业活动中,因接触粉尘、放射性物质和其他有毒有害物质等因素而引起的疾病"。

工作有关疾病是多因素相关的疾病,既与工作有联系,也见于非职业人群中,因而不是每一病种和每一病例都必须具备该项职业史或接触史。当这类疾病发生于劳动者身上时,由于职业接触,原有的疾病会加剧、加速或复发,或者劳动者劳动能力明显减退。

工伤是指作业者在工作过程中,因各种原因,包括职业有害因素、操作技术原因、设备原因、管理原因和不可预测的偶然因素等所造成的身体伤害、残疾甚至死亡。1921 年国际劳工大会通过公约,将工伤定义为"工作直接或间接引起的事故为工伤"。简言之,在工作过程中造成的身体伤害(以伤害为目的的除外)为工伤。

国际劳工组织(ILO)于 2007 年"世界职业安全与卫生日"发布报告指出,目前全世界每年有近 4.5 亿人发生工伤事故或遭受职业病的折磨,最终导致 220 万人丧生。与此同时,由职业事故和职业危害引发的财产损失、赔偿、工作日损失、生产中断、培训和再培训、医疗费用等总经济损失约占全世界生产总值的 4 %。据统计,截至 2000 年,我国因职业病危害而死亡的职工,造成供养遗属和病残人员总数近 100 万,一年造成的损失近 1 000 亿元。其中,每年由尘肺造成的直接经济损失约为 90 亿元,直接和间接经济损失约为 470 亿元,职业病所带来的经济损失约占年国民经济总产值的 2.5 %。近几年,每年新发尘肺患者依然有 1 万人左右。

我国是世界上最大的发展中国家。长期以来,由于工业基础和生产工艺的薄弱与落后,再加上卫生防护设施差,工作场所普遍存在职业有害因素。中华人民共和国成立以来,我国先后在职业卫生方面制定了多项国家职业卫生标准、行业卫生标准,以及工业企业卫生标准和职业病诊断标准,使职业性病损的防治取得了一定的成效。2001 年 10 月 27 日,全国人大常委会审议通过了《中华人民共和国职业病防治法》,于 2002 年 5 月 1 日起正式实施。《中华人民共和国职业病防治法》的颁布实施,为职业病的防治提供了法律保障。尽管如此,我国职业卫生的形势依然非常严峻。一方面,目前我国总体经济水平仍然较低,许多工业企业生产和劳动条件较差,防护设施和装备比较落后,使原有的职业有害因素尚未得到很好的控制,如我国目前仍然是尘肺大国,尘肺人数、接触粉尘作业人数都居世界首位;另一方面,我国现在正处于经济转型时期,多种经济形式并存,新兴产业日益发展,用工制度变化,许多新技术、新材料得到广泛应用,使得各种新职业有害因素也不断出现,如长期在电脑前静坐、伏案工作、精神紧张和过度疲劳等可导致颈椎病、电脑眼病、过劳死和精神障碍等疾病的发病率增加。

职业人群多处于青壮年阶段,职业人群的安全和健康状况与一个国家的社会经济发展和人民的生活质量紧密相关。1996 年,世界卫生组织通过了"人人享有职业卫生保健"的全球战略建议书,指出"能使工人在有效工作年龄及其以后都能享受到健康和有效的生活","必须在公司、国家和国际各级政策中给予应有的考虑",使工人能够人人享受职业卫生保健。加强职业人群的健康管理,正是让职业人群"人人享有职业卫生保健"的重要策略和措施之一。

二、职业性病损的危险因素

凡是在生产、劳动过程及作业环境中存在的危害劳动者健康的因素,统称为职业性有害因素。除产生职业性病损的危险因素外,还包括社会心理因素、个人行为、生活习惯、卫生素养、个人防护等。

(一)职业性有害因素

1.生产工艺过程中产生的有害因素

(1)化学因素:①有毒物质,如铅、汞、苯、氯、一氧化碳、有机磷农药等;②生产性粉尘,如矽尘、煤尘、石棉尘、有机粉尘等。

(2)物理因素:①异常气象条件,如高温、高湿、低温;②异常气压,如高气压、低气压;③噪声、振动;④电离辐射,如 X 射线、γ 射线等;⑤非电离辐射,如可见光、紫外线、红外线、射频辐射、激光等。

(3)生物因素:如附着在动物皮毛上的炭疽杆菌、甘蔗渣上的真菌、医务工作者可能接触到的生物传染性病原物等。

2.工作过程中的有害因素

(1)工作组织和制度不合理,工作作息制度不合理,如夜班等。

(2)精神心理性职业紧张。

(3)工作强度过大或生产定额不当,如安排的作业或任务与作业者生理状况或体力不相适应,导致过劳死等。

(4)个别器官或系统过度紧张,如长时间紧盯电脑工作,易导致电脑眼病等。

(5)长时间处于不良体位或使用不合理的工具,易导致颈椎病。

3.工作环境中的有害因素

(1)自然环境中的因素,如夏季炎热高温易导致中暑、寒冷季节的低温易导致冻疮。

(2)厂房建筑或布局不合理,如有毒工段与无毒工段安排在同一个车间。

(3)工作过程不合理或管理不当导致环境污染。

(二)社会心理因素

1.社会经济因素

(1)经济全球化,企事业单位之间竞争力度加大,导致就业压力和工作压力增大。

(2)因国家经济实力,对职业环境的改善投入不足,相关的法律法规制度不健全,也是影响职业人群健康的因素之一。

2.人际关系

人际关系不和谐,同事间或上、下级间关系紧张,彼此间缺乏信任和支持,影响情感和工作兴趣,造成工作时心情不愉快、紧张,易导致工作失误、事故或工伤。

3.文化教育水平

职工文化教育水平低,缺乏相应的有害作业防护知识,自我保护意识淡薄,不能正确采用个人防护用品等,也是造成职业性病损的原因之一。

4.职业卫生服务水平

医疗卫生工作水平和医护人员的服务意识,是预防和治疗职业人群职业性病损的重要的影响因素之一。

(三)行为生活方式

职业人群除了存在特定的职业危害因素,日常的行为生活方式会也会影响职业性病损的发生和发展的进程。例如:吸烟会提高石棉接触者诱发肺癌的危险性;酗酒易导致意外伤害和工伤;高脂饮食会增加机体对二硫化碳诱发心血管病损的易感性;吸毒、不洁性行为等易增加患性传播疾病和艾滋病的风险。

三、预防控制的策略和措施

职业人群发生职业性病损存在三个环节,即职业危险因素、一定的作用条件和接触者个体特征。三个环节共同存在并相互作用,才会导致职业性病损。因此,采取适当的预防措施,控制职业有害因素,减少接触机会,加强个人防护等,职业性病损是可以被预防的。职业性病损的预防和控制,应该遵循预防医学的三级预防原则。

(一)一级预防

一级预防又称病因预防,即从根本上杜绝危害因素对人的作用。例如:改进生产工艺和生产设备,合理利用防护设施及个人防护用品,以减少工人接触危害因素的机会和程度;建立健全安全管理制度,制定和完善相关的法律法规,制定职业接触限值和安全操作规程;加强职业卫生健康教育,进行就业前健康体检,检出易感者,避免其接触职业有害因素;改变个人的行为生活方式,如低脂饮食、戒烟、进行适当的体育运动等。

(二)二级预防

二级预防又称临床前期预防,即早期检测职业人群是否受到职业危害因素而导致相应的疾病。其主要手段是定期进行环境中职业危害因素的监测和对接触者的定期体格检查,以达到早期发现病损,及时预防和处理的目的。体格检查通常使用较特异及敏感的生物检测指标进行评价。例如:肺通气功能的检查或 X 射线肺部摄片,常用于对接触粉尘作业者的功能性和病理性改变的指标;血铅浓度是接触铅作业者首选的生物监测指标,而尿铅浓度则是反映近期铅吸收水平的敏感指标之一;其他如心电图、脑电图、听力检查等,亦可作为早期的特异性检查方法。

(三)三级预防

三级预防又称临床期预防,即对已发展成为职业有关疾病的患者,给予积极的治疗和合理的康复处理,延缓病程,延长寿命,提高生命质量。预防原则:①对已受损害的接触者应调离原工作岗位,并给予合理的治疗;②根据接触者受到损害的原因,改进生产工艺过程、生产环境和劳动条件;③促进患者康复,预防并发症。

四、职业人群健康管理的程序

(一)基本资料收集

1.一般情况调查

一般情况调查包括姓名、性别、出生年月、出生地、婚姻状况、受教育程度、家庭住址、现工作单位、工种、体力劳动强度、联系电话等信息。

2.协同因素调查

协同因素调查包括职业史、既往疾病史、家族史、个人生活史等。职业史调查主要包括从业起止时间、工作单位、车间(部门)、班组、工种、接触职业病危害(危害因素的名称,接触两种以上应具体逐一填写)、接触时间等。既往疾病史包括既往预防接种及传染病史、药物及其他过敏史、过去的健康状况及患病史、是否做过手术及输血史、患职业病及外伤史等。家族史主要包括父母、兄弟、姐妹及子女的健康状况,是否患结核病、肝炎等传染病,是否患遗传性疾病

(如糖尿病、血友病等),以及死亡者的死因等。个人生活史主要包括吸烟史、饮酒史、吸毒史、女工月经与生育史等。

3.职业危险因素调查

职业危险因素调查包括职业有害因素的暴露情况调查,职业有毒有害物质浓度的检测,以及自然环境中有害因素调查,厂房建筑及其布局是否符合职业卫生标准,劳动组织和作息制度是否合理,劳动强度是否适度,职业心理紧张与否,个别器官或系统是否紧张或长时间处于不良体位,是否使用不合理工具,以及个人防护用品的使用情况等。

4.职业性相关疾病检查

根据职业暴露接触史,有针对性地进行包括内科、外科、妇产科、其他专科,以及神经系统、呼吸系统、消化系统、泌尿生殖系统、造血系统、内分泌系统等常规检查,根据检查结果判断是否存在心脑血管疾病,肌肉及关节、四肢、眼、耳、鼻、咽喉和口腔疾病,以及其他各个系统疾病等。

5.体检及实验室检查

身高、体重、血压、血脂、血尿便常规、心电图、肝肺功能检查、胸部 X 射线和一些工种特异性较强的生化检测(如血铅或尿铅、血 ZPP 等)等,详情可参考我国《职业健康监护技术规范》。

(二)风险评估

1.根据一般情况调查和基本资料进行一般性慢性非传染性疾病的风险评估

控制血压、血糖、血脂和体重等。

2.对职业有害因素进行评估

进行职业有害因素的接触评估和危险度评价。接触评估的内容包括:①接触人群的数量、性别、年龄分布等;②接触途径、方式等接触条件评估,如鉴定有害因素进入机体的主要途径及接触的时间分布等;③接触水平的评估,除采用环境监测和生物监测的资料来估算接触水平外,还应注意职业人群通过皮肤污染、食物与饮水、生活环境等其他方式的接触而吸收的有害因素的计量。接触评估的方法主要包括询问调查、环境监测和生物监测。询问调查的内容主要包括职业史、接触人群特征、接触方式、接触途径、接触时间等。环境监测必须深入现场详细了解、实际调查有害因素的种类、来源、存在的形式、形态和浓度(强度)等,确定采样点、采样方式、采样时机和采样时间,跟班观察并记录作业者的操作过程、活动范围、接触途径及接触时间等。生物监测用来反映职业人群接触职业有害因素的内剂量或生物效应剂量。直接测定生物样品中的生物标志物是相对简单有效的评估方法。职业有害因素的危险度评价是通过对毒理学研究、工作环境监测、生物监测、健康监护和职业流行病学调查的研究资料进行综合分析,定性和定量地认定和评价职业性有害因素的潜在不良作用,并对其进行管理的方法和过程。

3.对社会心理因素和行为生活方式进行评估

根据社会心理因素和行为生活习惯,评估职业人群是否存在工作紧张、人际关系不和谐、自我保护意识差,以及医疗卫生服务水平是否欠缺,职业人群是否存在不良的行为习惯等。

(三)健康干预

1.加强职业卫生监督,改善作业环境

《中华人民共和国职业病防治法》第八条明确规定"国家实行职业卫生监督制度"。职业卫生监督是卫生监督的重要组成部分,它是卫生行政机关对管辖范围内的用人单位执行职业卫生法规的情况所实施的卫生监督活动。开展职业卫生监督的目的在于确保用人单位职业卫生条件处于良好的状态,预防和消除职业性有害因素对劳动者健康的损害,保证和促进职业活动的顺利进行。职业卫生监督按其性质可分为预防性职业卫生监督和经常性职业卫生监督。

预防性职业卫生监督是以职业卫生法规为依据,运用预防医学和相关学科技术,把用人单位新建、扩建、改建建设项目和技术改造、技术引进项目(统称建设项目)可能产生的职业性有害因素,控制在项目设计和生产实验阶段,从而防止职业性有害因素在用人单位正式投产后,造成生产作业场所的污染和劳动者的身心健康损害。《职业病危害项目申报管理办法》《建设项目职业病危害分类管理办法》等法规的颁布,为预防性职业卫生监督提供了法律依据。

经常性职业卫生监督是指卫生行政部门依据职业卫生法规,运用现代预防医学和相关学科的知识和技术,对现有用人单位生产过程、劳动过程、生产环境的卫生条件所实施的卫生监督活动。经常性职业卫生监督内容包括职业卫生组织管理的监督、对防护措施的监督,以及有害作业职工健康监护等,如建立健全的职业卫生档案,改革生产工艺过程,改进生产设备,对防护设施进行升级改造,降低职业有害因素的浓度或强度,减少职工接触时间,加强职工就业前健康监护和定期健康监护,等等。

2.职业健康监护

职业健康监护是对职业人群的健康状况进行各种检查,了解并掌握人群健康状况,早期发现职业人群健康损害征象的一种健康监控方法和过程。职业健康监护的内容包括接触控制(职业性有害因素的环境监测、接触评定)、医学监护和信息管理等。我国已经颁布《职业健康监护技术规范》,建议参考学习。

医学监护的内容主要包括:①就业前健康检查,目的在于掌握职业人群就业前的健康状况及有关健康基础资料和发现职业禁忌证,如对拟从事铅、苯作业的工人着重进行神经系统和血象的检查,对拟从事粉尘作业的工人进行胸部 X 射线检查,以确定该工人的健康状况是否适合从事该项工作。②定期健康检查,目的是及时发现职业性有害因素对职业人群健康的早期损害或可疑征象,为生产环境的防护措施效果评价提供资料。定期健康检查的时间间隔可根据有害因素的性质和危害程度,从业人员的接触方式、接触水平,以及生产环境是否存在其他有害因素而定。健康检查的内容应根据国家颁布的《职业病诊断标准及处理原则》中的有关规定执行。③离岗或转岗时的体格检查,目的是掌握职工在离岗或转岗时,职业性有害因素对其健康有无损害或可疑征象,为离岗从事新工作的职工和接受职工新工作的业主提供健康与否的基础资料。④职业病的健康筛检,是指应用快速、简便的实验和检查方法对职业人群进行筛选性医学检查,以达到早期发现可疑患者,早期采取干预措施和治疗措施,或者评价暴露控制措施和其他预防措施效果的目的。

职业健康监护的信息管理主要包括建立健全的健康监护档案,对职工的健康监护资料进行健康状况分析,以及对健康监护档案进行管理等。职业健康监护档案主要包括生产环境监测和健康检查两方面资料。例如,为每名职工设立健康监护卡,卡上的记录项目主要有职业史、既往病史、职业性有害因素接触水平、家族史、基础健康资料和日常行为生活方式等信息。健康状况分析是指对职工健康监护的资料应及时加以整理、分析、评价并反馈,使之成为开展和搞好职业卫生工作的科学依据,常用的指标有发病率、患病率、平均发病工龄、病伤缺勤率等。健康状况分析能够发现对职工健康和出勤率影响较大的疾病及其所在的部门与工种,从而深入探索其原因,采取相应的防护策略。职业健康监护档案管理是一项非常重要的工作,管理得好可以起到事半功倍的效果,但我国目前对职业健康监护的管理制度尚不够完善,应加强其制度建设,完善相关的法律法规,落实相关的管理权限、责任和义务。

3.体育运动

有规律的体育运动可以使老年人和青年人的死亡率降低,可以降低心血管疾病和冠心病的死亡率,可以预防和缓解高血压的发展,降低结肠癌的风险,降低非胰岛素依赖型糖尿病进一步发展的风险,降低肥胖症进一步发展的风险,减轻抑郁和焦虑的症状,改善与健康相关的生活质量等。除此之外,职业人群进行有规律的体育运动还可以增强员工自身的自信心,降低企事业单位的医疗费用,减少缺勤,提高工作效率等。例如,进行有氧运动,每周3～5天,每次20～60分钟,具体包括跑步、骑自行车、游泳、跳舞等。

4.营养

众多的研究结果表明,膳食结构与疾病和健康之间存在很重要的联系。例如:不合理的膳食可能会导致高脂血症、高血压和高血糖,进一步导致肥胖症和心血管疾病等;多摄入蔬菜水果可以降低患肺癌、胃癌、结肠癌、食管癌及口腔癌的风险;高脂饮食可以增加患前列腺癌、结肠癌的风险;大量饮酒可能会增加乳腺癌、口腔癌、食管癌、结肠癌和肝癌的风险。缺钙会导致绝经后妇女骨质疏松,会影响育龄期妇女的生育能力和妊娠结果。因此,应该控制饱和脂肪酸的摄入,增加蔬菜和水果的摄入,节制饮用酒精饮料等。同时,针对工作性质,进行适当饮食干预,如高温作业时注意补充电解质等。从事重金属接触的人群,可以适当补充微量元素,改善机体元素平衡的紊乱等。

5.体重控制

肥胖是一种以身体脂肪过多为特征的病理状态,常表现为体重超标。保持正常的体重策略和措施有:支持健康控制体重的工作场所政策;加强工作场所锻炼;提供健康食品;每日食物和活动的自我监测;减少饮食中的脂肪含量;增加富含纤维素的食品,如水果、蔬菜、全麦食品等。

6.自我保健

职业人群通过阅读自我保健书籍,获得自我保健信息,自觉管理自己的健康,提高执业过程中的自我保护意识。同时,不断纠正不良的生活方式或饮食习惯,合理进行体育运动,提高自己的生活质量,降低医疗费用。

7.工作压力管理

工作中注意力不集中、压力增加、意外伤害和创伤的危险,使缺勤和换班增加,最终导致企业生产力降低,成本提高。工作压力使满意度降低,会反过来削弱员工的工作动力和成绩。常见的工作压力来源有个体原因,如工作不适应、角色冲突、角色不明确、超负荷工作、恐惧感、工作条件不良、人际关系紧张、有疏远感等。根据这些压力来源,可以制定相应的减压措施,如重新安排工作,调离原工作岗位,制订计划进行技能培训,改善态度和能力,减少不能胜任的工作,提高解决问题的能力,帮助员工消除潜在恐惧感,解决个性冲突、社会孤立等问题,提高员工的沟通能力,帮助员工学习更好地与他人相处,帮助员工解决疏远感,提供沟通、参与的方法。

8.职工援助项目与社会支持

职工援助项目包括:为职工个人问题提供相关的心理咨询,如婚姻不和睦、饮酒、药物滥用、焦虑和抑郁、法律问题、职业问题、经济和健康问题等；给企业主管、职工及工会代表有关员工的工作绩效问题提供咨询，在员工出现明显的个人问题之前，可以根据他们较差的工作绩效给予帮助。

社会支持指的是社会关系的功能性内容，通常包括情感支持、设备支持、认知支持、社会身份的保持和社会活动范围延伸。情感支持使人产生愉悦感，让人感到被关心和爱护，受到别人的肯定和尊重。设备或原料的支持包括提供商品和服务，如提供经济帮助、提供食物、帮忙照顾孩子等一些解决实际问题的帮助。认知支持是指提供信息和建议，帮助个体理解自身所处的世界并适应外界的变化。社会身份的保持包括通过行为反馈建立起来的共同世界观的确认。社会活动范围延伸是指社会接触和发挥作用的通路。大量的研究表明，社会支持可以缓解工作压力，帮助应付孀居和离异，减轻失业带来的身心效应，减轻生活常见压力和过劳对个体的影响。

9.健康教育与健康促进

加强职业卫生宣传，如加强职工岗前培训，提高职业人群对职业有害因素、防护原则等相关知识的认知，自觉提高其自我防护能力，进一步加强《中华人民共和国职业病防治法》等相关法律法规的宣传，提高职业卫生监督管理人员的法律意识、危害防范意识及其管理水平，动员全社会的力量，提高社会对职业卫生工作的认识及其关注程度，共同维护职业人群身心健康。

(四)效果评估

对职业人群进行一段时间的健康干预后，应对其效果进行评估。例如：通过建设项目预评价及经常性卫生监督，观察控制职业有害因素暴露程度或强度后，职业人群职业性病损的发病率和患病率是否有所改善，原有的职业性病损的临床表现、体征及实验室检查指标是否有所改变或好转；进行生活方式干预后，评估体重、血压等是否下降，行为是否有所改善，职业卫生相关健康知识的掌握及知信行方面的变化，职工因身体原因的病假率、缺勤率及工作效率等是否有所改善，因职业伤害所致的医疗费用是否有所降低；等等。

第八章　健康体检在健康管理中的应用

第一节　健康体检的现状与发展趋势

一、健康体检的变迁

1.体检目的发生变化

以往,体检主要是为了了解受检者的身体健康状况,明确是否适宜某项工作或活动,如入伍、招工、调动、升学(中招、高招、攻读学位)、入托等。即使是自费体检,也是为了明确自己是否存在某种疾病。可见,传统体检的目的是寻找疾病。

随着改革开放的深入和经济的繁荣,特别是 2003 年严重急性呼吸综合征疫情的发生,唤醒了民众的健康保健意识。不同形式的体检机构应运而生,特别是健康管理理念的引入,使体检目的发生了巨大变化,受检者不仅要了解自己的身体是否存在疾病,更要了解自己存在何种健康风险。

2.体检场所发生变化

除少数卫生行政管理部门建立的体检机构外,传统体检是由医院的门诊完成的。体检执行科室分布于门诊不同楼层,受检者手持体检单,夹杂在就诊患者之间,自行穿梭于相关诊疗科室,采集健康信息。现代健康体检,体检诊室或整合在一个平面上,或为单独建筑,使体检受检者与患者分离,避免交叉感染,同时为受检者提供便捷的服务。

3.体检内容发生变化

随着体检目的的变化,体检的项目内容也发生了巨大变化。在常规体检项目的基础上,增加了调查问卷、亚健康测查、体适能测试、肿瘤筛查等。

4.体检机构发生变化

以往的体检几乎完全由医院承担,只有少数的专职体检中心。现在体检机构呈现百花齐放的局面,它们依托医院的体检中心、卫生行政管理部门的体检中心、民营体检中心、合资体检中心等,打破了医院体检中心的垄断局面。

二、体检中心的发展趋势

1.由单纯体检向健康管理转变

促使单纯体检向健康管理转变的原因有:①受检者对健康的要求。民众已经不满足于年复一年的常规体检,他们需要了解自己的健康的动态变化,需要了解自己的健康走势,需要预防某种或某些疾病。②体检中心生存的需求。随着体检市场的发育和完善,市场竞争日趋激烈,体检同质化,体检中心的"广告战""价格战"不足以赢得市场,更难以形成品牌。为受检者提供检后服务,特别是通过长期不间断的健康管理,受检者的健康状况得以改善,体检中心则赢得了固定客户。③国家"新医改方案"的要求。卫生机构不仅要为老年人和妇幼提供体检，更要加强民众的健康教育，实现"战略前移、重心下移"的战略目标。④医院生存的需要。以往体检中发现的患者和临床前期的人员，因无人管理而流失，同时医院又存在患者量不足的问题，需要体检中心成为吸纳患者的窗口。

2.由单纯经营型向学科建设型转变

体检中心经过近 10 年的飞速发展，仍然存在健康体检和健康管理的理论滞后的问题，不能为健康管理提供有效支撑，必须加强相关理论的研究。体检中心庞大的受检人群，为不同地区、不同民族、不同岗位、不同年龄人群的健康状况的调研提供了得天独厚的数据，但由于缺乏规范，数据采集的工作标准不统一，难以汇总统计。因此，体检中心需要向成熟的临床科室学习，把体检中心的工作流程科学化、规范化。快速发展的体检市场，不仅为体检中心开展科研工作提供了物质基础，更吸引了大批来自不同专业、有志于健康管理的人才，使学术研究、人才培养迅速开展。

第二节　健康体检在健康管理中的重要性

各级各类的健康管理机构，无不是从体检开始健康管理工作的，健康体检是健康管理的基石。

1.体检是采集受检者健康信息的主要途径

体检是健康管理中信息采集的最主要的形式。其他信息采集的形式有门诊诊疗手册、住院病历、人事档案、卫生部门的调查问卷等，这些方式所获取的信息量有限，仅偏重于某个方面。唯有体检，在信息采集中既有内容丰富的问卷调查（受检者的历史信息），又有通过体检获取的生理信息（断面信息），通过综合分析，既能发现疾病，也能发现健康风险，为健康评估打下了坚实的基础。

2.体检时期是受检者最为关注自身健康的时期

从接到体检通知，到检后阅读自己的体检报告（如同围手术期和围生期一样，我们称之为围体检期），受检者不仅在生活习惯上或多或少地自我矫正，而且关注健康信息、关注自己与同伴健康状况的比较。这种在短期内对健康状况的集中关注，为提高受检者健康管理的依从性创造了极好的氛围。

3.体检时期是进行健康宣教的最佳时间

正因为围体检期受检者对自身和群体健康状况比较关注，采取恰当的健康教育方式，受检者对健康知识的知信行的比率会提高。

4.体检是健康评估的基础

体检所采集的健康信息全面，很适于健康评估。因此，有专家称，当前健康管理的主要载体形式是体检。

5.健康体检是健康管理的最佳营销时间

正因为体检中心为受检者提供疾病筛查与风险评估服务，围绕受检者的需求开展工作，并在工作中注重提供人性化服务,使受检者对体检中心产生信任,所以受检者乐于接受后续的健康管理,依从性得到提高。

第三节 健康体检计划的制订

一、健康体检需求调查

健康体检需求调查的目的是了解受检者的既往史、生活方式、以往的体检情况,为设计体检项目做准备,可分为深入访谈和问卷前置两种方式。

1.深入访谈

深入访谈适用于个人体检,其方式是面对面交流,针对受检者健康状况、生活习惯、以往的体检结果、风险因素、所患疾病或某种疾病的遗传情况。可以做详细、深入的访谈,也可以用启发式询问,帮助受检者了解自身存在的健康风险及其危害,不仅为体检项目的设计做好准备,同时为健康评估打下基础,为有针对性地开展健康干预做好了铺垫。

2.问卷前置

问卷前置适用于群体受检者,指用调查问卷的方式,根据受检群体的职业特点、生活习惯、既往体检普遍存在的问题,了解该群体普遍存在的健康风险,使体检项目的设计基本涵盖常见健康问题和健康风险。问卷的呈现方式分为纸质问卷和电子问卷两种。

二、健康体检项目设计

1.指导思想

项目选择必须符合当前防控慢性非传染性疾病的需要。随着社会经济发展、生活水平提高、人口老龄化,以及膳食结构、行为方式的变化,慢性非传染性疾病已经成为威胁我国人民健康的主要因素(占死亡总数的80%以上)。根据《中国居民营养与健康状况调查报告之一:2002综合报告》:我国人群高血压患病率达到18.8%,比1991年增加了31%,全国达到1.6亿人;血脂异常总患病率18.6%;糖尿病患病率达2.6%;超重和肥胖分别为22.8%、7.1%。以上是危害我国居民健康的主要慢性病,这就决定了问卷调查的主要内容。在体检时,项目选择必须涵盖与上述疾病相关的诊断、评价指标。

2.常规体检项目

常规体检项目包括一般检查、物理检查、实验室检查、仪器检查。一般检查包括身高、体重、腰围、血压测量;物理检查包括内科、外科、眼科、耳鼻喉科、口腔科、妇产科;实验室检查包括血、尿、便三大常规,生化(肝功、肾功、血糖、血脂、尿酸)检查,肿瘤筛查,免疫功能检查;仪器检查包括腹部超声、心电图、胸部X射线检查等。

3.特殊检查项目

根据受检者健康状况和存在的风险因素,有选择地开展特殊项目的检查:①动脉硬化无创检测,包括颈动脉及下肢血管超声检查、脉搏波传导速度检测(PWV)、心脏冠脉多排CT检查、眼底动脉检查;②心功能检查,包括超声心动图检查、平板运动试验、同位素心肌显像;③动态血压和动态心电检查;④对于吸烟和粉尘环境下工作的受检者需检查肺功能;⑤骨密度检查。

三、检前注意事项

在实际体检工作中,经常需要向受检者发送检前注意事项,以提醒受检者做好准备,便于体检实施,缩短体检时间,使体检采集的信息更为真实、可靠。

(1)检查前 3～5 日饮食宜清淡,检查当日清晨空腹、禁食,可服用治疗高血压和冠心病的药。

(2)测量血压、体重;采血及腹部 B 超检查须空腹进行;做膀胱、前列腺、子宫及附件 B 超时需憋尿,如无尿,需饮水至膀胱充盈。

(3)做 X 射线检查时,宜穿棉布内衣,勿穿带有金属纽扣的衣服、文胸,需摘去项链、手机、钢笔、钥匙等金属物品。哺乳、怀孕及准备怀孕的女性,不宜做 X 射线检查。

(4)女士行经期不宜做妇科检查,不宜做尿检及粪便常规检查;妊娠、未婚女士不宜做妇科检查。

第四节 健康体检报告的编制与解读

一、个人健康体检报告的编制

体检报告是体检机构交给受检者的体检结果,有纸质体检报告和/或电子体检报告两种,前者便于受检者就医、开展深入的诊疗工作,后者便于受检者对信息保存、异地调阅、动态对比等。体检报告由调查问卷结果、体检所获取的生理信息、本次体检的阳性发现(或称异常发现)、体检建议等组成。

(1)将调查问卷中偏离健康生活的内容按不同维度分类小结,使受检者对自己的测试结果有清晰的认识和深刻的印象。

(2)将体检所获取的生理信息分类显示,便于受检者阅读,如物理检查、检验检查、仪器检查、特殊检查等。要求各个栏目名称规范,条目全面,检验检查和部分定量的仪器检查显示正常参考值。

(3)阳性发现或异常发现是指体检中所采集到的生理信息偏离正常值或参考范围,以及问卷调查中发现的躯体症状和影响健康的危害因素。生理信息的阳性发现包括三种情况。第一,检验、检查数据达到了疾病的诊断标准,诊断明确的疾病,如高血压(收缩压和/或舒张压大于等于 140/90 mmHg)、糖尿病(空腹血糖和/或餐后 2 小时血糖大于等于 7.1/11.1 mmol/L)。第二,检验、检查结果处于正常与疾病之间,或不能成为独立的诊断标准。例如:空腹血糖 6.1～7.1 mmol/L;血尿酸大于 420 mmol/L,但没有痛风的症状;某项肿瘤标记物数值升高,但现有检查没有发现肿瘤。第三,结果虽处于正常范围,但不是最佳状态。例如,乙肝五项检查结果全部为阴性,虽表示受检者没有感染乙肝病毒,但也说明受检者没有针对乙肝病毒的免疫力,最佳状态是"表面抗原抗体阳性"。问卷中的阳性发现,是指某一测量维度偏离正常范围,如疼痛、睡眠障碍、焦虑、抑郁、烟酒嗜好、体力活动不足等。

(4)体检建议是针对阳性发现,给受检者提出建议,包括生活方式的调整、部分生理指标的复查监测、专科的深入检查与会诊、直接接受专科治疗等。体检建议的表达应该通俗易懂,便于受检者理解、掌握、实施。体检建议之后,应该附有体检中心的咨询电话,以备受检者咨询并得到相应协助。

二、个人健康体检报告的解读

体检报告的解读的目的是通过健康管理师的分析、讲解,使受检者了解自己健康方面存在的问题、原因、危害、防治措施,为健康评估、健康教育、健康干预等后续服务的实施奠定基础。

1.综合分析

将调查问卷所采集的信息(历史信息)与体检所采集的生理信息(断面信息)相结合,将相关联的生理数据归类,如将血脂高、血糖高、尿酸高、血压高、肥胖、脂肪肝等代谢问题归为一类,再了解问卷中的相关遗传史,力求综合判断受检者的阳性发现产生的原因,部分受检者还需要深入访谈,切忌针对单一数据、指标提出指导建议。使受检者了解自己健康问题产生的原因、所处阶段及危害,能深刻理解体检建议,提高受检者实施健康干预计划的依从性。例如:将上述代谢异常指标与受检者高脂饮食、饮酒嗜好、睡眠不足、体力活动不足和高血压遗传史等相关联,协助受检者清晰地认识到患高血压病的可控因素和不可控因素;从动脉硬化程度所显示的血管生理年龄、颈动脉超声所显示的动脉粥样硬化的类型与大小和心脑供血不足产生的相关症状,分析高脂血症与高血压病的关系,认识到它们共同作用对血管的损害,会进而导致心、脑、肝、肾等主要靶器官的供血降低,产生致残甚至危及生命的疾病。

解读报告时,结合挂图、心脏血管造影的胶片、临床病例,与生活实例相结合,力求通俗易懂,如把高脂血症、高尿酸血症比喻成自来水水质硬度高、酸度高、污染重,把动脉硬化和动脉粥样硬化斑块比喻为自来水管道锈蚀和水垢团块,把心肌梗死、脑梗死比喻为树木或庄稼秧苗缺水枯萎,使受检者容易理解、记忆,也便于传诵。

如果受检者为一个小集体,或为单位领导、社会公众人物、健康问题较多的个体,为其解读报告时,要借助群体动力论(group dynamics),请其同事、家属、身边的工作人员等人参加。这不仅形成了社会支持系统,而且可以相互作用、相互适应,形成群体压力、群体规范、集体凝聚力,相互支持、相互监督,共同改变不良的生活方式,共同监测疾病或生理参数,提高健康干预效果,巩固健康的生活方式。

2.健康评估

请参阅本书相关章节。

3.干预计划

只有深入了解受检者的健康风险所在,了解产生风险的原因,详细解读报告,耐心细致地分析风险因素(特别是不良生活方式)、中间风险因素(包括血糖高、血脂高、血压高、超重与肥胖等)与疾病(冠心病、脑卒中、糖尿病等)之间的关系,才能确定需要干预的内容。

三、团体健康体检报告的编制

团体体检报告不同于个人的体检报告,它包括体检计划实施情况、群体主要健康问题、健康问题与职业特征的关系、健康教育和健康干预的重点内容、下年度体检时的注意事项等。

1.体检计划实施情况

准确记录体检项目设置(按性别、年龄分层)、应到人数、实到人数、各个部门到位率、总到位率等,为单位开展健康体检目标考评,进一步推动下一年度体检工作的实施奠定基础。

2.主要健康问题

将阳性发现/异常发现汇总,按发生频次排序,以发生频次最高(如前10位、前20位)的健康问题为主,说明受检群体的健康状况,特别是影响健康的慢性非传染性疾病,并分析其形成因素。

3.主要健康问题的发生人员

将每种主要健康问题发生的人员分别列入表中,便于单位卫生部门随访、管理,为健康管理的实施提供信息保障。

四、团体健康体检报告的解读

团体体检报告的解读往往采取健康讲座与个人咨询相结合的形式,使每个成员了解本单位的健康状况,以及自己的健康状况在团队的中的相对位置。

1.明确本单位的健康状况

在阐述本单位的主要健康问题的同时,将综合体检结果与年龄、性别结构相似的单位,同行业中的其他单位,以及往年体检结果相比,发现本单位的健康问题,提高全体员工的健康意识和紧迫感,形成有利于开展健康促进的氛围。

2.分析健康问题与职业的相关性

将健康的主要问题与群体的职业特征相结合,发现其中的规律。例如:公交司售人员的泌尿系统感染率高,与饮水少、常憋尿有关;IT行业的工作人员消化道疾病多见,与工作压力大、生活不规律有关;等等。该分析为群体健康管理方案的制定、改善劳动条件、优化工作流程提供依据,也提高了员工的劳动保护意识。

3.分析健康问题产生的共性因素

了解团队的作息习惯、工作压力大小,单位食堂的烹饪习惯(如油多、盐多、肉多、辣多),吸烟人数比例,饮酒人数比例,体力活动不足的人数比例,帮助领导与员工深刻认识本单位产生健康问题的原因,如何最大限度地利用现有条件开展群体性体育锻炼,改善饮食习惯,改善后勤保障品质(包括饮食、锻炼器材等),为健康管理的实施奠定基础。

第五节 健康体检后续服务

健康体检为早期发现疾病和健康危险因素,为全面分析、评估健康状况和疾病风险,为实施健康干预和健康促进提供了重要的科学依据。然而,健康体检不等于健康管理,它只是健康管理流程中的一个初始环节,如果我们的工作只是停留在健康体检中,那么充其量也只是了解了受检者的健康状况和健康危险因素,还无法实现健康管理所要达到的维护健康的最终目标,而健康体检的后续服务,正是为了完善健康管理流程、实现健康管理目标所提出的。健康体检的后续服务内容丰富、形式多样,不同的受检者、不同的时间、不同的地点和不同的需求,可以选择不同内容和不同方式的后续服务。归纳起来,目前健康体检的后续服务主要有健康教育、健康咨询、疾病自我管理指导、就医服务4个方面。

一、健康教育

健康教育是健康体检后最重要的一种后续服务方式,它提供人们行为改变所必需的知识、技术、技能与服务,使人们在面临促进健康及疾病预防、治疗和康复等各种健康问题时,有能力做出正确的行为。其主要目的是提高人们的健康素养,改变不良行为,消除或减轻影响健康的危险因素,从而预防疾病的发生,加速疾病康复和提高生活质量,提高健康水平。可见,健康教育不仅适用于健康人群、亚健康人群和各种慢性病早期人群,也适用于患者人群和康复期人群,是改善和管理健康的非常重要的手段。

1.健康体检是健康教育的最佳时机

从检前体检机构的选择、体检项目的选择,到体检过程、体检报告完成、阅读体检报告,受检者与医疗机构、医务人员频繁接触,同时接收了大量医学信息,这是受检者高度关注自身健康风险和疾病的时期。特别是团体体检,当体检报告分发给个人后,人们在关注自己健康的同时,常常彼此交流,对健康状况做比较和评判。这对自身健康风险多、疾病重的受检者来说就会产生较大的触动,他们需要尽快解决健康问题,更渴望相关预防知识。

2.健康教育的内容

就健康管理而言,健康教育着重关注影响健康的可变行为因素。这些行为因素构成了当前及今后很长一段时间慢性病的主要成因,如吸烟、过量饮酒、摄入过多高能量食物、体力活动不足、超重及肥胖、过度紧张及焦虑等,可导致高血压病、心脑血管疾病、糖尿病、高脂血症、恶性肿瘤。健康教育恰恰是针对以上行为因素,提供健康知识和技能,使个体和群体认识不良行为产生的危害,掌握卫生保健知识,提高认识水平和技能,建立起追求健康的理念,并为此自觉自愿地而不是勉强地改善自己的行为和生活方式。

健康教育的内容分 3 个层面:第一,为改变不良生活方式和不良行为因素所做的健康教育,相当于一级预防的工作内容;第二,针对高血压、高血糖、高脂血症、超重、肥胖等中间风险因素,开展健康教育,相当于二级预防的部分工作内容;第三,针对已有慢性病的疾病管理,为防止病情加重、出现并发症,为提高对治疗的依从性、提高治疗效果、减少用药种类和剂量所开展的健康教育,相当于三级预防的部分工作内容。

3.健康教育的方式

(1)对于单个受检者及人数少的受检团队,最好采用一对一访谈的形式。对于企业家、单位领导,可以邀请家属、身边工作人员一同参与,可以邀请具有共同背景、共同经历、相似生活的人,可以邀请由于某种原因与其有共同语言的人(如参与特定活动、到特定活动场所的人们)参加,也可以邀请具有同样生理、行为特征的人(如孕妇、酗酒者、吸烟者、吸毒者、某种疾病的患者)参与,此方法即健康教育干预理论中的同伴教育。根据体检所发现的疾病和健康危险因素,以同伴中健康危险因素多、病情重的人为例,特别是以那些已经引发严重疾病,甚至残障的人为例,客观评估受检者的健康状况,使受检者对所发现的疾病和健康危险因素高度重视,有针对性地制订个性化的健康教育计划,并在实施中得到同伴的积极协助。

(2)对于团体体检:根据问卷调查和体检所获得的信息,分析团队中所存在的不良生活习惯、不良嗜好与职业的相关性,与团队年龄结构、性别构成的关系,与领导班子主要成员习惯的关系,与单位餐厅厨师的关系。分析不健康的生活方式产生的不良后果,营造崇尚科学健身、健康饮食、规律起居的氛围,鼓励员工之间互相监督,戒除不良嗜好。

(3)充分利用语言、文字、图形、影视及网络等各种传播媒介,通过人际传播、大众传播、组织传播和自我传播等多种方式,选择受检者乐于接受的形式,有组织、有步骤地实施健康教育计划。

(4)不断收集来自受检者的反馈信息,及时调整健康教育计划,改进健康教育方式方法,最终使受检者从知晓健康信息逐步过渡到认同健康信念,再到态度向有利于健康转变,以达到受检者自觉采纳健康行为和生活方式的目的,这是健康传播效果的最高层次,也是健康教育的最终目标。

二、健康咨询

健康咨询是健康教育中常用的一种人际传播形式,也是健康体检后最常用的一种后续服务方式。健康咨询是健康教育者或医务工作者运用预防、医学和保健等相关知识,对来访者所提出的健康问题提供帮助的过程。几乎所有参检人员都有健康咨询的需求。通过健康咨询,受检者可以对自己的总体健康状况、所患疾病种类及其原因、存在的疾病危险因素、如何应对自己的疾病和健康风险等,有一个全面、深入、准确的了解,以达到改善和维护其健康的目的。健康咨询的方式多种多样,当前最主要的有面对面咨询、电话咨询、短信咨询和网络咨询等。实施健康咨询时应注意把握以下几点。

(1)认真解读健康体检的结果,悉心听取受检者所提出的所有问题,充分了解其体检后健康状况、所发现的疾病和健康危险因素。

(2)把握健康咨询的主要内容,即解释个人健康信息和健康评估结果及其对健康的影响,协助来访者制订个人健康管理计划,提供健康指导,制订随访跟踪计划等。

(3)掌握咨询的基本技巧,如说的技巧、倾听的技巧、提问的技巧、反馈的技巧和非语言交流的技巧。

(4)用通俗易懂的语言、简明扼要的表达和耐心细致的讲解,完整准确地传递正确的预防、医学和保健知识,以达到解答疑问和传授知识,进而维护健康的目的。

三、疾病自我管理指导

疾病自我管理指导主要是针对健康体检后已确诊患有一种或多种疾病,且不需要入院治疗的人群所实施的一种检后服务,其目的主要是增强患者的疾病自我管理和自我保健的意识和能力,提高患者对临床医生治疗方案的依从性,提高治疗效果,防止或延缓并发症的出现,减少诊疗费用。疾病自我管理的目标人群是患有特定疾病而可以院外治疗的个体,它并不以单个病例或其单次就诊事件为中心,而是关注个体连续性的健康状况与生活质量,并通过综合协调各种医疗卫生服务及干预措施来实现预期效果。做好疾病自我管理指导应注意把握以下几点。

(1)指导的形式应多种多样,以达到生动活泼、通俗易懂、便于实行的效果,如针对患者疾病,充分利用语言、文字、图形、影视及网络等媒介,通过面对面、电话、短信或网络交流等多种形式,给予患者全方位的指导。

(2)指导的内容包括使患者对所患疾病的发生、发展、诊断、治疗、并发症和预后等有一个基本的认识,告知患者各种治疗的注意事项、可能出现的不良反应、治疗效果、何时进行必要的复诊等。同时,也使患者充分了解正确的自我保健,积极配合治疗。这不但可以改变疾病的转归,而且对其自身的健康状况和生活质量具有不可忽视的作用,进而使患者更加重视自我保健。

(3)保持与患者之间不间断的信息交流与反馈,这是确保指导效果的非常重要的环节。要主动、定期获取患者在疾病自我管理方面的信息,及时调整指导的内容、方法和策略,使患者能够真正掌握疾病自我管理的基本原则,有效改善患者的健康,切实提高患者的生活质量。

四、就医服务

就医服务是健康体检后,对一部分被发现患有某种疾病且需要进一步检查或住院诊治的人群所提供的一种后续服务。健康管理师需要根据自己的专业知识,及时识别患者的就医需求,并指导患者在哪家医院,挂什么专科,甚至是找哪位医生能最有效地实现诊疗过程。就医服务的具体内容分以下几个方面。

1.启动就医服务

根据患者所患疾病的种类、病情轻重、以往治疗的效果,判断患者是否需要进一步检查或调整治疗方案,协助患者确定需要就诊的医院和专科。

2.预约挂号与就诊

通过网络、电话、短信、现场预约等方式,为患者预约挂号,对在普通门诊解决不了的问题,协助安排专家会诊,必要时组织协调多科会诊,协助特殊检查的预约和实施。

3.协助住院治疗

协助患者选择适合的医院,协助联系住院科室并安排住院床位。

第六节　健康体检中的风险规避

健康体检与临床医疗工作一样,具有一定的风险性。充分了解健康体检人群的特点,有效控制健康体检中的风险因素,规避健康体检中的各种风险,对减少健康体检中的投诉,确保健康体检的质量和效果,均具有十分重要的意义。

一、健康体检人群的特点

健康体检人群的特点因健康体检类别的不同而异。目前,健康体检主要分 3 类。第一类是预防保健性体检,这是健康体检中最主要的一类。这类体检绝大部分是由单位组织安排,以对疾病早发现、早诊断、早治疗为目的的健康体检,但也有少部分个人自愿地进行保健体检。第二类是社会性体检。这类体检是出于社会因素,按照国家制定的有关政策文件要求,对从事相关专业的人员进行的上岗前、上岗期间和离岗前的身体检查。其中应急性职业健康体检,指因某种特定行为,如求职就业,从事特殊行业(食品、托幼、酒店服务、药店服务等)的从业人员的体格检查。第三类是鉴定性体检。这类体检是指人们因工伤、职业病或交通事故进行致残程度等情况的医学鉴定,或对某些体检结果,特别是社会性健康体检结果存在异议,需要进一步检查。虽然不同类型健康体检的人群各有其特点,但无论是哪一类体检,均有其共同的特点。鉴于社会性体检和鉴定性体检均属于特殊需求情况下的体检,因此下面我们就重点谈谈预防保健性体检的人群特点。

1.年龄特点

资料显示,30～60岁年龄段是个人事业发展由上升到顶峰时期的重要阶段,这个阶段的人是目前健康体检最主要的对象。

2.职业特点

工作强度高、精神压力大、职业风险大是这部分人群的主要职业特点。

3.经济条件

受检者的经济条件普遍比较优越,生活水平较高。

4.生活方式

非健康饮食、无规律生活、缺乏必要的运动、心理压力大。

5.身体状况

这部分人大都处于亚健康状况,部分已经出现疾病临床期早期表现。

二、健康体检中的风险种类

与健康体检相关的风险主要包括医疗风险和行政管理风险两大类。

(一)医疗风险

医疗风险包括体检项目选项风险、医疗风险。

1.体检项目选项风险

如果不细致了解受检者的健康状况与体检需求,就可能为受检者选择了不能做或不适宜做的检查,导致受检者受损,出现医疗风险。例如:①胸部 X 射线检查,少年儿童、孕妇、准备妊娠的女性不适宜接受此项检查;②妇科检查及阴式超声检查,未婚、妊娠、行经期的女性不适宜此项检查;③尿便常规检查,行经期的女性不适宜此项检查;④增加特殊检查项目要慎重,费用较高的项目,即使需要检查,也要与受检者充分协商,避免因告知不全而发生纠纷;⑤部分有创检查,可能有潜在风险,检查前要与受检者充分沟通。

2.医疗风险

医疗风险指由于体检工作,受检者潜在的疾病或问题表现了出来。①空腹来医院体检,容易出现低血糖反应;②采血时引起晕针;③原有的心血管疾病加重,如检前未服药,检前紧张、睡眠不足、动作急,出现高血压危象、心绞痛,甚至心肌梗死;④影像学检查漏诊、误诊,受仪器的分辨率、操作者的技术水平、疾病发展所处阶段等影响,制约了体检对受检者疾病的正确判断,可能存在漏诊和误诊。

(二)行政管理风险

行政管理风险包括环境风险和流程风险。

1.环境风险

①跌倒损伤:体检人群中中老年人居多,如果卫生间湿滑,在受检者留取尿便标本时,可能会跌倒损伤;由于前列腺及子宫、附件超声检查一般需要憋尿,在膀胱极度充盈后排尿,可能会引发排尿性晕厥而跌倒损伤。②消防器材的齐备、消防通道的畅通,都是体检中心所必不可少的。

2.流程风险

①体检信息错误：在体检工作中，不同团体常常同时进行，每个团体又按年龄、性别、岗位、职级分层，使得每天执行的体检项目套餐种类多，极易出现错误；避免此类错误的发生，有赖于体检软件的成熟、员工对工作内容的熟练掌握，更有赖于严格的查对制度。②体检执行顺序有误：随着受检者对体检的个性化需求的增加，体检项目已经不再是简单地分为餐前和餐后项目，尚有用药前后检查、有创检查等，如尿素呼气试验查幽门螺杆菌、糖耐量试验、胃肠镜检查，这些都要求体检时细心安排体检顺序，既要争取在短时间内完成，又要保证检查质量；避免因安排不周到，导致受检者多次无效往返、长时间在体检中心滞留；如采血、腹部超声检查、胃镜检查需要空腹进行，餐后两小时血糖、脑血管超声检查需要餐后进行，而尿素呼气试验查幽门螺杆菌需要服药前后进行。③体检报告内容有误，包括体检信息输入有误、特殊检查报告汇总有误、装订方式有误等。

3.告知风险

告知风险指健康体检前未告知或者告知不全面，使受检者体检前准备工作不充分，体检时对有些要求的理解发生偏差，而医务人员又未给予及时补救所产生的失误。例如：未能嘱咐高血压患者体检前应照常服药，导致体检时患者血压骤然上升；怀孕或者可能怀孕的女性在不知情的情况下接受了放射检查；等等。这是比较容易忽略，但非常重要的一类健康体检相关风险。

4.服务风险

服务风险指健康体检流程中某个环节的服务不到位，导致受检者不满引发投诉，如憋尿时间太长而得不到及时检查、餐厅等候时间太长致饥饿难忍、信息录入迟缓致情绪急躁等，这是最常见，也是比较容易控制的一类健康体检相关风险。

5.意外风险

意外风险是健康体检场所设施陈旧不全、缺乏安全措施或其他原因所导致的意外事件，如茶炉开水烫伤、物品坠落伤人、贵重物品丢失等。这主要是由安全意识淡漠所致的一类完全可以避免的健康体检相关风险。

(三)疾病风险

参加健康体检的人不一定是完全健康的人群，有亚健康人群，有各种慢性病的早期人群，也有临床期和康复期的患者。无论是哪一类人群，在体检的过程中，由于种种原因，都有突患急症的可能性，如心脏猝死、低血糖昏迷、高血压危象和脑中风等，这种情况并不常见，但却很重要，也是最难以控制的一类健康体检相关风险。

三、健康体检中的风险规避

规避健康体检风险是确保体检质量和效果的重要组成部分，应该引起所有健康体检机构管理者的高度重视。要规避风险，至关重要的是把握以下几点：第一，要有风险意识，有了风险意识，才能够及时发现风险、识别风险，从而应对风险；第二，要有风险应对措施，这样才能确保及时化解风险；第三，要有风险管理办法，包括建立组织、职责分工、应急流程、物质准备等，确保风险处理的顺利实施。

鉴于健康体检风险种类的不同，对各类风险的规避有其不同的特点，除把握以上基本原则外,要规避健康体检中的风险主要还应抓住以下几个方面。

1.掌握受检者情况,制定应急预案

第一,应充分了解和掌握受检者的健康状况、患病程度、治疗情况,以及发生疾病风险的可能性,必要时可考虑设置专人陪检,加以重点防范,如对患有高血压、糖尿病、心脏病等慢性病患者,应了解其是否携带了平时服用的药物,如没有携带,应该立即为其准备等。第二,应急预案应结合本单位的实际情况,明确启动的条件、救治场所、救治设施、救治人员、救治程序、后送条件和渠道等要素,以确保一旦发生急救情况,预案能够及时、可行和有效地得以实施。第三,健康体检场所应有独立的急救室,并配备必要的急救药品、设备和设施,选拔参与健康体检的医务人员时应考虑其是否具备应有的急救知识和技能。

2.与受检者充分沟通,确保告知到位

首先,要将体检前的准备工作和体检时的注意事项全面、准确、细致地告知受检者,必要时可告知受检者家属。例如:应告知高血压患者体检当天要正常服药;对糖尿病或其他慢性病患者应告知在体检当天采血后及时服药,切不可因为体检而干扰常规治疗;等等。其次,对有严重疾病的受检者,告知方式最好是面对面交流,并要求受检者或陪检人在告知书上签字,表示理解和认可告知书中的所有内容。

四、健康体检中的投诉处理

健康体检所面临的对象来自社会各个阶层,因其年龄、性别、职业、性格、受教育程度等的不同,受检者对体检机构的需求也不同,即使面对同样的体检服务也会有不同的反应和诉求,因此也难免会有各种各样的不满甚至投诉。能否及时有效地处理投诉直接关系到健康体检机构的社会声誉和后续发展,因而应引起健康体检机构管理者的高度重视。健康体检中投诉的处理应该把握好以下几点。

1.设立投诉渠道

在体检机构内设立投诉受理办公室、投诉电话、投诉意见簿和投诉信箱,以方便受检者在需要投诉时选择。

2.明确相关内容

应详细记录投诉内容,特别是注意记录投诉事项、时间、地点、当事人、旁证人、投诉目的和需求、投诉人单位和联系方式等。

3.组织相关调查

将投诉的事项分门别类,由相应的责任人负责对投诉事项进行全面调查,并根据调查的结果提出初步的处理意见。

4.反馈处理结果

根据调查的结果,结合投诉人的目的和需求,在规定的时限内将处理意见反馈给投诉人。

5.聘任法律顾问

条件许可时,可考虑聘任一名法律顾问,专门提供各类投诉的处理咨询,以避免因处理不当给体检机构留下法律层面上的隐患。

第二部分　基本护理技术篇

第九章 铺床技术

患者床单位指医疗机构为住院期间的患者提供的家具和设备,是患者睡眠与休息的必要用具。卧床患者的休息、饮食、运动、治疗、护理等几乎均在病床上进行,因此患者床单位的设施和管理应实用、耐用、舒适和安全。

1.患者床单位及设施

患者床单位的固定设备有床、床垫、床褥、枕芯、棉胎或毛毯、床旁桌及床上桌,床头墙壁上有照明灯、呼叫装置、供氧和负压吸引管道等设施(图9-1)。另配备按需更换的大单、被套、枕套、橡胶单和中单(必要时)等。

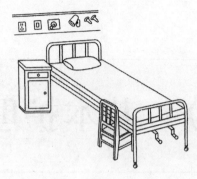

图 9-1 患者床单位设施

2.病床及被服的规格

(1)病床:一般病床高60 cm,长200 cm,宽90 cm,床面高度能进行升降,部分设有支架,两侧安有活动的床档,病床四脚装有脚轮等,以确保患者的安全,并满足医护人员操作的节力需要。

(2)床垫:长宽与床规格相同,厚9 cm左右,以棕丝做垫芯为好,也可用橡胶泡沫或塑料泡沫。各类被服均以棉布制作,垫面选帆布。

(3)床褥:长宽同床垫,一般以棉花做褥芯,以棉布做褥面。

(4)棉胎:长210 cm,宽160 cm。

(5)大单:长250 cm,宽180 cm。

(6)被套:长230 cm,宽170 cm;尾端开口缝系带。

(7)枕芯:长60 cm,宽40 cm,内装木棉、高弹棉或棉纶,以棉布做枕面。

(8)枕套:长65 cm,宽45 cm。

(9)橡胶单:长85 cm,宽65 cm,两端各加白布40 cm。

(10)中单:长85 cm,宽170 cm。

患者与病床朝夕相伴,床铺的清洁、平整和舒适可使患者心情舒畅,增强治愈疾病的自信心,预防并发症的发生。因此,铺床的总要求是舒适、平整、安全、实用、节时、节力。

第一节 备用床和暂空床

一、备用床

【目的】

(1)准备接收新患者。

(2)保持病室整洁美观。

【用物】

床、床垫、床褥、枕芯、棉胎、毛毯、大单、被套或衬单、罩单、枕套。

【操作方法】

1.被套法

(1)将上述物品置于护理车上,推至床前。

(2)移开床旁桌,距床 20 cm;移开床旁椅置床尾正中,距床 15 cm。

(3)将用物按铺床操作的顺序放于椅上。

(4)翻床垫,自床尾翻向床头或反之,上缘紧靠床头。床褥铺于床垫上。

(5)铺大单:在床一侧取折叠好的大单放于床褥上,展开时中线与床的中线对齐,并展开拉平,先铺床头后铺床尾。

①铺床头:一手托起床头的床垫,一手伸过床的中线将大单塞于床垫下,将大单边缘向上提起呈等边三角形,下半三角平整塞于床垫下,再将上半三角翻下塞于床垫下(图 9-2)。

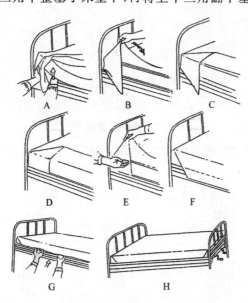

图 9-2 铺床头法

②铺床尾:至床尾,展开大单后拉紧大单,对齐中线后,一手托床垫,一手包大单,同法铺好床的床角。

③铺中段:沿床沿拉紧大单中部边沿,然后掌心向上,将大单塞于床垫下。

④至对侧,同法铺大单。

(6)套被套。

①S形套被法:被套正面向外,使被套中线与床中线对齐,平铺于床上,开口端的被套上层倒转向上约1/3。棉胎或毛毯竖向三折,再按S形横向三折。将折好的棉胎置于被套开口处,底边与被套开口边平齐。拉棉胎与上边至被套封口处,并将竖折的棉胎两边展开与被套平齐。盖被上缘平床头,床尾逐层拉平盖被,系好系带。边缘向内折叠与床沿平齐,尾端掖于床垫下。同上法将另一侧盖被整理好(图9-3)。

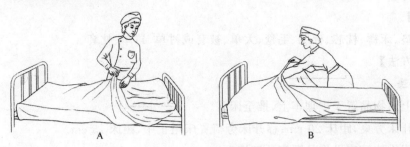

图9-3　S形套被法

②卷筒式套被法:被套正面向内平铺于床上,开口端向床尾,棉胎或毛毯平铺在被套上,上缘与被套封口边对齐,将棉胎与被套上层一并由床尾卷至床头,自开口处翻转,拉平各层,系带,其余同S形套被法(图9-4)。

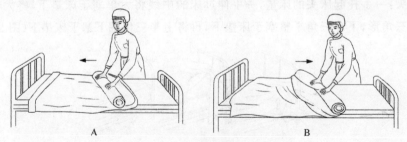

图9-4　卷筒式套被法

(7)套枕套:于椅上套枕套,使四角充实,系带,平放于床头,开口背门(图9-5)。

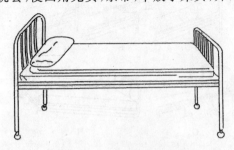

图9-5　被套式备用床

(8)移回桌椅,检查床单位,保持整洁。

2.被单法

(1)移开床旁桌椅,翻转床垫、铺大单,同被套法。

(2)将反折的大单(衬单)铺于床上,上端反折 10 cm,与床头对齐,床尾按铺大单法铺好床尾。

(3)棉胎或毛毯平铺于衬单上,上端距床头 15 cm,将床头衬单反折于棉胎或毛毯上,床尾同大单铺法。

(4)铺罩单,正面向上对准床中线,上端与床头对齐,床尾处则折成斜角(45°),沿床边垂下。转至对侧,先后将衬单、棉胎及罩单同上述步骤铺好(图 9-6)。

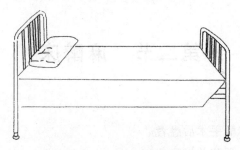

图 9-6 被单式备用床

(5)其余同被套法。

【注意事项】

(1)铺床前先了解病室情况,患者进餐或做无菌治疗时暂不铺床。

(2)铺床前要检查床各部分有无损坏,若有则修理后再用。

(3)操作中要使身体靠近床边,上身保持直立,两腿前后分开稍屈膝,以扩大支持面,增加身体稳定性,既省力,又能适应不同方向的操作。同时,手臂动作要协调配合,尽量用连续动作,以节省体力消耗,缩短铺床时间。

(4)铺床后应整理床单位及周围环境,以保持病室整齐。

二、暂空床

【目的】

(1)供新入院的患者或暂离床活动的患者使用。

(2)保持病室整洁美观。

【用物】

用物同备用床,必要时备橡胶单、中单。

【操作方法】

(1)将备用床的盖被四折叠于床尾。若为被单式暂空床,在床头将罩单向下包过棉胎上端,再翻上衬单做 25 cm 的反折,包在棉胎及罩单外面,然后将罩单、棉胎、衬单一并四折叠于床尾(图9-7)。

(2)根据患者病情需要铺橡胶单和中单。中单中线与床中线对齐,床缘的下垂部分一并塞于床垫下。至床对侧同上法铺好。

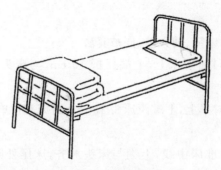

图 9-7　暂空床

第二节　麻醉床

【目的】

(1)便于接收和护理麻醉手术后患者。

(2)使患者安全、舒适,预防并发症。

(3)保护床上用物不被血液、呕吐物等污染,便于更换。

【用物】

1.床上用物

床上用物同备用床,另加橡胶中单、中单各2条。另需根据患者的手术部位和麻醉方式备麻醉护理盘。

2.麻醉护理盘弯盘

无菌巾内置开口器、压舌板、舌钳、牙垫、治疗碗、镊子、输氧导管、吸痰导管和纱布数块。无菌巾外放血压计、听诊器、弯盘、棉签、胶布、手电筒、护理记录单和笔等。

3.其他

应备输液架,必要时备吸痰器、氧气筒、胃肠减压器等,天冷无空调设备时应备热水袋(加布套)和毛毯等。

【操作方法】

(1)护士准备:洗手、戴口罩,备齐用物携至床旁。

(2)拆去原有枕套、被套、大单等,同铺备用床法移开床旁桌椅。将铺床用物放于椅上。

(3)同铺备用床法铺好近侧大单。

(4)根据患者的麻醉方式和手术部位,按需要铺好橡胶单和中单。

(5)铺盖被。

①被套式:盖被头端两侧铺法同备用床,床尾系带后向内或向上折叠与床尾对齐,将向门口一侧的盖被三折叠于对侧床边。

②被单式:被单头端铺法同暂空床,下端向上反折和床尾对齐,两侧边缘向上反折同床沿对齐,然后将该边折叠于一侧床边。

(6)套枕套后将枕头横立于床头(图9-8),开口背门,以防患者躁动时头部撞床栏而受伤。

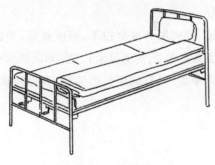

图 9-8　麻醉床

（7）移回床旁桌，椅子放于患者对侧床尾。

（8）麻醉护理盘置于床旁桌上，其他用物放于妥善处。

【注意事项】

（1）铺麻醉床时，必须更换各类清洁被服。

（2）橡胶中单、布中单可根据患者病情和手术部位需要铺于床头或床尾。若是下肢手术者，将单铺于床尾；若是头胸部手术者，将单铺于床头；若是全身麻醉手术者，为防止呕吐物污染床单，则将单铺于床头；一般手术者可只在床中部铺中单。

（3）患者的盖被根据医院条件增减，根据气候情况开空调调节室温或酌情备热水袋。

（4）输液架、胃肠减压器等物放于妥善处。

第三节　卧有患者床

一、扫床法

【目的】

（1）使病床平整无皱褶，患者睡卧舒适，保持病室整洁美观。

（2）在扫床操作中协助患者更换卧位，预防压疮及坠积性肺炎。

【用物】

浸有消毒液的半湿扫床巾或扫床刷。

【操作方法】

（1）备齐用物，推护理车至患者床旁，向患者解释，取得合作。

（2）移开床旁桌椅，半卧位患者若病情允许暂将床头、床尾支架放平，以便操作。若床垫已下滑，须将其上移与床头平齐。

（3）拉起对侧床档，松开床尾盖被，助患者翻身侧卧背向护士，枕头随患者翻身移向对侧。松开近侧各层被单，取扫床巾分别扫净中单、橡胶中单后搭在患者身上，然后自床头至床尾扫净大单上的碎屑，注意枕下及患者身下各层应彻底扫净，最后将各单逐层拉平铺好。

（4）拉起扫净侧的床档，助患者翻身侧卧于扫净一侧，枕头也随之移向近侧。转至对侧，同上法逐层扫净各单并拉平铺好。

（5）助患者平卧，整理盖被，将棉胎与被套拉平，掖成被筒，为患者盖好。

（6）取出枕头，揉松，放于患者头下，酌情支起床上支架和两侧床档，确保患者躺卧舒适和安全。

（7）移回床旁桌椅，整理床单位，保持病室整洁美观，向患者致谢。

（8）清理用物，归回原处。

二、更换床单法

【目的】

目的同扫床法。

【用物】

用物包括清洁的大单、中单、被套和枕套，必要时备患者衣裤。其余同扫床法。

【操作方法】

1.适用于卧床不起，病情允许翻身者

（1）备齐用物，推护理车至患者床旁，向患者解释，取得合作。

（2）移开床旁桌椅，将清洁的被服按更换顺序放于床尾椅上。让患者取半卧位，若患者病情允许，暂将床头、床尾支架放平，以便操作。若床垫已下滑，须将其上移与床头平齐。

（3）拉起对侧床档，松开床尾盖被，助患者翻身侧卧背向护士，枕头随患者翻身移向对侧。

（4）松开近侧各层被单，将中单卷入患者身下，用扫床巾扫净橡胶中单上的碎屑，搭在患者身上，再将大单卷入患者身下，扫净床垫上的碎屑。

（5）取清洁大单，使其中线与床中线对齐。将对侧半幅卷紧塞于患者身下，近侧半幅自床头、床尾、中部先后展平拉紧铺好，放下橡胶中单，铺上中单（另一半卷紧塞于患者身下），两层一并塞入床垫下铺平（图9-9）。移枕头并助患者翻身面向护士，拉好近侧床档。转至对侧，松开各单，将中单卷至床尾大单上，扫净橡胶中单上的碎屑后搭于患者身上，然后将污大单从床头卷至床尾，与污中单一并丢入护理车污衣袋或放置于护理车下层。

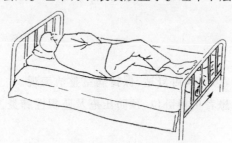

图 9-9 允许翻身患者更换床单法

（6）扫净床上碎屑，依次将清洁大单、橡胶中单、中单逐层拉平，同上法铺好。助患者平卧。

（7）解开污被套尾端带子，取出棉胎于污被套上展平。将清洁被套（反面在外）铺于棉胎上，两手伸入清洁被套，抓住棉胎上端两角，翻转清洁被套，整理床头棉被，一手抓棉被下端，一手将清洁被套往下拉平，同时顺手将污被套撤出放入护理车污衣袋或护理车下层。棉被上端可压在枕下或请患者协助抓好，然后至床尾逐层拉平后系好系带，掖成被筒为患者盖好。

（8）一手托患者头颈部，一手迅速取出枕头更换枕套，助患者枕好枕头。酌情支起或放下床上支架和两侧床档,确保患者躺卧舒适和安全。

（9）移回床旁桌椅,整理床单位,保持病室整洁美观,对患者的配合致谢。

（10）清理用物,归回原处。

2.适用于病情不允许翻身侧卧的患者

（1）同允许翻身者更换床单法。

（2）两人操作。一人一手托起患者头颈部,另一人一手迅速取出枕头,放于床尾椅上。松开床尾盖被、大单、中单及橡胶中单。从床头将大单横卷成筒状至肩部。

（3）将清洁大单横卷成筒状铺于床头并展开。大单中线与床中线对齐,铺好床头大单。一人抬起患者上半身（骨科患者可利用牵引架上拉手,自己抬起身躯）,将污大单、橡胶中单、中单一起从床头卷至患者臀下,同时另一人将清洁大单也随着污单拉至患者臀部（图 9-10）。

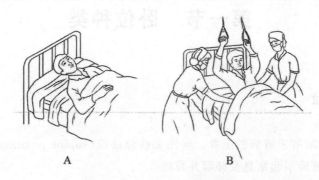

A　　　　　　　　B

图 9-10　不同翻身患者床换单法

（4）放下患者上半身,一人托患者臀部,一人迅速撤出污单,同时将清洁大单拉至床尾,橡胶中单放在床尾椅背上,污单丢入护理车污衣袋或置于护理车下层,展平大单铺好。

（5）一人套枕套为患者枕好。一人备橡胶中单、中单并先铺好一侧,剩余半幅塞患者身下至对侧,另一人展平铺好。

（6）更换被套、枕套同允许翻身者更换床单法,两人合作更换。

3.盖被为被单式时更换衬单和罩单的方法

（1）将床头污衬单反折部分翻至被下,取下污罩单丢入污衣袋或置于护理车下层。

（2）铺大单（衬单）于棉胎上,反面向上,上端反折 10 cm,与床头对齐。

（3）将棉胎在衬单下由床尾撤出,铺于衬单上,上端距床头 15 cm。

（4）铺罩单,正面向上,对准中线,上端和床头对齐。

（5）在床头将罩单向下包过棉胎上端,再翻上衬单做 25 cm 反折,包在棉胎和罩单的外面。

（6）盖被上缘压于枕下或请患者抓住,在床尾撤出衬单,并逐层拉平铺好床尾,注意松紧,以防压迫患者足趾。

三、注意事项

（1）更换床单或扫床前,应先评估患者及病室环境是否适宜操作。酌情开关门窗和空调。

（2）更换床单时注意保暖,动作敏捷,勿过多翻动和暴露患者,以免患者过劳和受凉。

（3）操作时应随时注意观察病情。

（4）患者若有输液或引流管,更换床单时可从无管一侧开始。

（5）撤下的污单切勿丢在地上或他人床上。

第十章　卧位与变换卧位技术

卧位指患者卧床的姿势。临床上常根据患者的病情与治疗需要为之调整相应的卧位,具有减轻症状、治疗疾病、预防并发症等作用。护士在临床护理工作中应熟悉各种卧位的适应证和要求,协助患者卧于舒适、安全而正确的位置。

第一节　卧位种类

一、仰卧位

(一)去枕仰卧位

【适应证】

(1)昏迷或全身麻醉未清醒的患者。采用去枕仰卧位(supine position without pillow)可防止呕吐物流入气管而引起窒息及肺部并发症。

(2)施行脊椎麻醉或脊髓穿刺后的患者,采用此卧位4～8小时,可避免因术后脑压降低而引起的头痛,也可避免形成脑疝。

【要求】

患者去枕仰卧,头偏一侧,两臂放在身体两侧,两腿自然放平。需要时将枕头横立于床头(图10-1)。

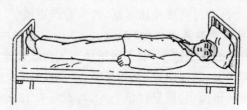

图 10-1　去枕仰卧位

(二)休克卧位

【适应证】

休克患者(心源性休克除外)。抬高头胸部有利于呼吸,抬高下肢有利于静脉血回流。

【要求】

患者仰卧,抬高下肢20°～30°,或抬高头胸部及下肢各20°～30°(图10-2)。

(三)屈膝仰卧位

【适应证】

(1)胸腹部检查。放松腹肌,便于检查。

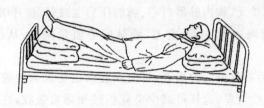

图 10-2　休克卧位

(2)妇科检查或行导尿术。

【要求】

患者仰卧,头下放枕,两臂放于身体两侧,两腿屈起或稍向外分开(图 10-3)。

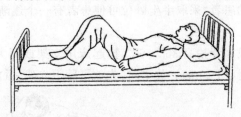

图 10-3　屈膝仰卧位

二、侧卧位

【适应证】

(1)灌肠、肛门检查、臀部肌内注射或配合胃镜检查等。

(2)侧卧位(lateral position)与仰卧位交替。减轻尾骶部压力,便于擦洗和按摩受压部位,以预防压疮、坠积性肺炎等。

(3)对于一侧肺部病变的患者,视病情决定卧于患侧卧位或健侧卧位。患侧卧位可降低患侧肺部的活动度,有利于止血和减轻疼痛;健侧卧位可改善换气,对咳痰和引流有利。

【要求】

患者侧卧,屈肘放于胸前及枕旁,下腿伸直、上腿弯曲(臀部肌内注射时,应下腿弯曲、上腿伸直,使被注射部位的肌肉放松)。在两膝之间、背部、胸腹部可放置软枕,扩大支撑面,稳定卧位,使患者舒适(图 10-4)。

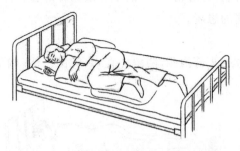

图 10-4　侧卧位

三、半坐卧位

【适应证】

(1)因心肺疾病导致呼吸困难的患者:半坐卧位(semi-Fowler position)时,由于重力作用,膈肌位置下降,胸腔容积扩大,胸内脏器对心、肺的压力也减轻,使呼吸困难得到改善。

(2)急性左侧心力衰竭患者,由于重力,静脉回心血量减少,从而减轻肺淤血和心脏的负担。

(3)腹腔、盆腔手术后或有炎症的患者:可使腹腔渗出物流入盆腔,使感染局限,因盆腔腹膜抗感染性较强,而吸收性较差,这样可减少炎症扩散和毒素吸收,在减少中毒反应的同时又可防止感染向上蔓延而引起膈下脓肿。

(4)腹部手术后的患者:采取半坐卧位,可减轻腹部切口缝合处的张力,避免疼痛,有利于切口愈合。

(5)某些面部及颈部手术后:采取半坐卧位可减少局部出血。

(6)恢复期体质虚弱的患者:采取半坐卧位可使患者有一个逐渐适应站立的过程。

【要求】

患者仰卧,床头支架或靠背抬高 30°~60°,抬起床尾支架或用大单裹住枕芯放于两膝下,将下肢屈曲,以防患者下滑(图 10-5)。放平时,先放平膝下支架,后放平床头支架。

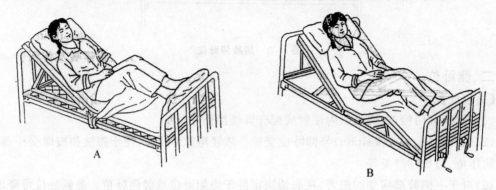

图 10-5 半坐卧位

四、俯卧位

【适应证】

(1)腰背部检查或配合胰、胆管造影检查时。

(2)脊椎手术后或腰背、臀部有伤口,不能平卧或侧卧的患者。

(3)胃肠胀气引起腹痛的患者。

【要求】

患者俯卧,两臂屈肘放于头部两侧,两腿伸直,头转向一侧,胸下、踝部各放一软枕(图 10-6),使患者舒适。

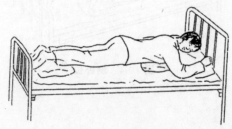

图 10-6 俯卧位

五、坐位

【适应证】

坐位(sitting position)适用于因心力衰竭、心包积液、支气管哮喘发作而引起极度呼吸困难的患者。

【要求】

扶患者坐起,抬高床头支架,患者身体稍向前倾。可在床上放一张小桌,桌上放一软枕,让患者伏案休息(图10-7)。

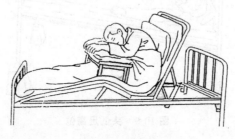

图10-7 坐位

六、膝胸卧位

【适应证】

(1)肛门、直肠、乙状结肠镜检查及治疗。

(2)纠正臀先露的胎位及子宫后倾。

【要求】

患者跪卧,两小腿稍分开,平放床上,大腿和床面垂直,胸及膝部贴于床面,腹部悬空,臀部抬起,头转向一侧,两臂屈肘,放于头两侧(图10-8)。这种体位易疲劳,体质虚弱者不能维持很长时间。采取该体位时应注意保暖和遮挡。

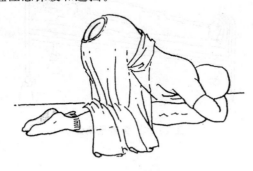

图10-8 膝胸卧位

七、头低足高位

【适应证】

(1)肺部分泌物引流,使痰易于咳出。

(2)十二指肠引流术,有利于胆汁引流。

(3)跟骨牵引或胫骨结节牵引时,利用人体重力作为反牵引力,防止下滑。

(4)妊娠时胎膜早破,防止脐带脱垂。

【要求】

患者仰卧,头偏向一侧,枕头横立于床头以防碰伤头部,床尾用支托物垫高 15～30 cm(图 10-9)。如做十二指肠引流者,可采用右侧头低脚高位。这种体位易使患者感到不适,因此不可长时间使用。颅内高压者禁用。

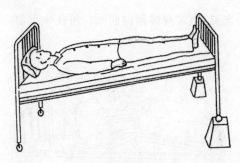

图 10-9　头低足高位

八、头高足低位

【适应证】

(1)颈椎骨折时,利用人体重力作为颅骨牵引的反牵引力。

(2)预防脑水肿,减轻颅内压。

(3)开颅手术后,也常用此卧位。

【要求】

患者仰卧,床头用支撑物垫高 15～30 cm(图 10-10)。

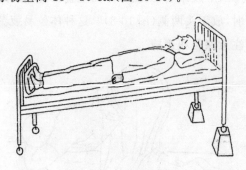

图 10-10　头高足低位

九、截石位

【适应证】

截石位(lithotomy position)用于会阴、肛门部位的检查、治疗或手术,如做膀胱检查、妇产科检查和接生等。

【要求】

患者仰卧于检查台上，两腿分开，放于支腿架上（支腿架上放一软垫），臀部齐床边，两手放在胸部或身体两侧，注意保暖及遮挡（图 10-11）。

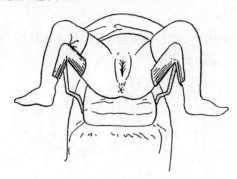

图 10-11　截石位

第二节　协助患者变换卧位

患者由于体弱无力，不能自行变换卧位，需要护士协助。护士的协助不仅可扶助患者处于舒适、合理的体位，而且有利于观察病情，预防危重患者发生压疮、坠积性肺炎等并发症。

一、翻身侧卧

【目的】

(1)协助不能起床的患者变换卧位，使患者感到舒适。

(2)避免局部组织长期受压。

(3)减少并发症，如坠积性肺炎。

(4)适应治疗和护理的需要。

【操作步骤】

1.一人扶助患者翻身法（图 10-12）

(1)放平靠背架，拉起对侧床栏，取下枕头放于椅上，使患者仰卧，双手放于腹部，屈起双膝。

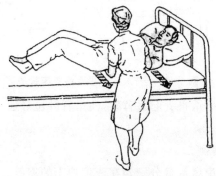

图 10-12　一人扶助患者翻身法

（2）护士先将患者双下肢移向近侧床缘，再将患者肩部移向近侧床缘。

（3）一手扶肩，一手扶膝，协助患者翻向对侧，使患者背向护士，然后按侧卧位法用枕头将患者的背部和肢体空隙处垫好。这一方法适用于体重较轻的患者。

2.两人扶助患者翻身法（图 10-13）

（1）放平靠背架，拉起对侧床栏，取下枕头放于椅上，患者仰卧，两手放于腹部，两腿屈曲。

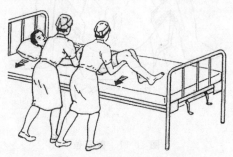

图 10-13　两人扶助患者翻身法

（2）护士两人站在床的同一侧，一人托住患者的颈肩部和腰部，另一人托住患者的臀部和腘窝处，两人同时将患者抬起移近自己，然后分别扶托肩、背、腰、膝部位，使患者翻向对侧。

（3）按侧卧位法用枕头将患者的背部和肢体空隙处垫好，使患者舒适。

二、移向床头法

【目的】

协助已滑向床尾而不能自己移动的患者移向床头，使患者感到舒适。

【操作步骤】

1.一人扶助患者移向床头法

（1）放平靠背架，取下枕头横立于床头，患者仰卧，两手放于腹部，两腿屈曲。

（2）护士一手伸入患者腰下，另一手放在患者大腿后面，在抬起的同时嘱患者双手握住床头栏杆，双脚蹬床面，协助患者移向床头（图 10-14）。

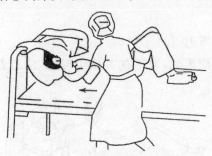

图 10-14　一人扶助患者移向床头法

（3）放回枕头，根据患者病情再支起靠背架，使患者卧位舒适。

2.两人扶助患者移向床头法

（1）护士两人站在床的两侧。

（2）使患者仰卧屈膝，让患者双臂分别勾在两位护士的肩部。

(3)护士对称地托起患者的肩部和臀部,两人同时行动,协调地将患者抬起移向床头。也可以一人托住肩及腰部,另一人托住背及臀部,同时抬起患者移向床头。

(4)放回枕头,整理床单位,协助患者取舒适卧位。

三、注意事项

(1)翻身间隔时间根据患者病情及局部皮肤受压情况而定,不超过2小时,如果有发生压疮的倾向,可缩短间隔,增加翻身次数。

(2)变换卧位时,务必将患者稍抬起后再行翻转或移动,绝不可拖、拉、推,以免损伤患者的皮肤。同时应注意保暖和安全,防止着凉。

(3)变换卧位时,需同时注意患者的病情变化及受压部位的皮肤情况,根据需要进行相应处理。

(4)患者身上带有多种导管时,应先将导管安置妥当,防止变换卧位后导管脱落或扭曲受压。

(5)对于手术后的患者,应检查敷料情况,如脱落、被分泌物浸湿,应换药后再翻身。对于颅脑手术后的患者,一般只能用于健侧或平卧,头部不可转动过剧,以免发生脑疝。对于颈椎、颅骨牵引的患者,在翻身时不可放松牵引。对于用石膏、夹板固定和伤口较大的患者,翻身后要将其患处放于适当位置,避免受压。

(6)护士注意应用节力原则。

第三节 保护具及约束带的应用

高热、谵妄、昏迷、躁动及危重患者容易因意识不清而发生坠床、撞伤和抓伤等意外。因此,常根据患者的病情需要应用一些保护具及约束带限制或保护患者身体或身体某部位活动,以确保患者的安全。

一、床档(图10-15)

【目的】

(1)防止患者从床上跌落。

(2)防止小儿患者爬出或跌落床下。

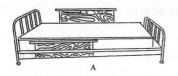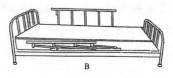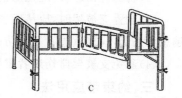

图10-15 床档

【操作步骤】

(1)核对床号、姓名,向患者及家属解释使用床档的目的及进程。

(2)拉起床档并固定。若为木制床档,将床档横放于床旁两侧,在床头及床尾用带子牢固固定。若为小儿患者,将床档罩网固定于床架上。

(3)必要时,在床档两侧放置软枕,预防躁动不安的患者撞伤。

【注意事项】

(1)事先做好解释说明,取得患者及家属的合作。

(2)床档应双侧同时使用,或将病床一侧靠墙,确保安全。

(3)注意记录和随时观察,谨防意外。

二、支被架(图10-16)应用法

【目的】

(1)预防盖被的重量加压于患处。

(2)避免伤口与盖被相互污染。

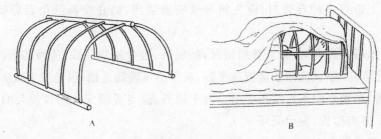

图10-16 支被架

【操作步骤】

(1)核对床号、姓名,准备用物。

(2)露出患处。若患处在下肢,将被尾的盖被整理整齐后反折至适宜处。若患处在上肢或躯干,则将被筒反折至适宜处。

(3)将支被架放于需要的部位,并用绷带将支被架两侧固定于床边栏杆上。

(4)将盖被拉回,盖住支被架和患者的肩部。

(5)整理床单位,使患者处于舒适体位。

(6)记录和随时观察。

【注意事项】

(1)在露出患处时,若天气寒冷,或露出部位为较为隐私的部位,应给予适当遮盖和保暖。

(2)若为烧伤患者,应先用消毒液或紫外线消毒支被架后才能使用。

(3)放置支被架时,应从床尾或床侧放到床上,再移到需用支被架的部位,不可将支被架跨越患者头部,应尊重患者和预防碰到患者头部。

(4)避免支被架碰伤患者皮肤,注意观察,及时调整患者身体位置。

三、约束带应用法

1.宽绷约束带

宽绷约束带常用于固定手腕和踝部。先用棉垫包裹手腕部或踝部,再用宽绷带打成双套结(图10-17),套在棉垫外稍拉紧,使之不脱出,以不影响血液循环为宜,然后用带子系于床缘上(图10-18)。不宜使用活结。

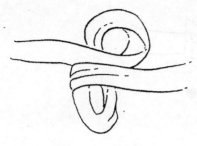
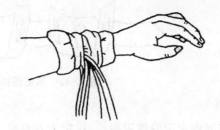

图 10-17　双套结　　　　　图 10-18　约束带加棉垫作腕部约束带

2.肩部约束带

肩部约束带常用于固定肩部,限制患者坐起。肩部约束带用布制成,宽 8 cm,长 120 cm(图 10-19)。操作时,患者两侧肩部套上袖筒,腋窝衬棉垫,两袖筒上的细带子在胸前打结固定,将两条较宽的长带系于床头。

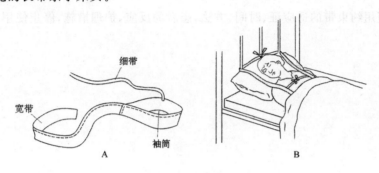

图 10-19　肩部约束带

3.膝部约束带

膝部约束带常用于固定膝部,限制患者下肢活动。膝部约束带宽 10 cm,长 280 cm,用布制成(图 10-20)。操作时,两膝衬棉垫,将约束带横放于两膝上,宽带下的两头带各绑住一侧膝关节,然后将宽带两端系于床缘上(图 10-21)。

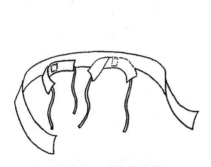
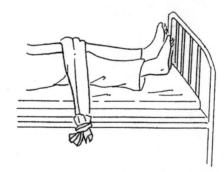

图 10-20　膝部约束带　　　　　图 10-21　膝部约束带固定法

用于固定手腕、踝部、上臂及膝部的约束带可由宽布和尼龙搭扣制成,使用简单、安全(图 10-22)。先在约束部位包裹棉垫,再将约束带放在关节处,对合尼龙搭扣,松紧适宜,将宽带系于床缘即可。约束肩部和膝部时,如无特制约束带,也可以用大单折成长条状代替。

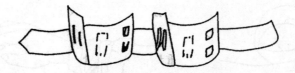

图 10-22 尼龙搭扣约束带

4.注意事项

(1)严格掌握约束带的使用指征,保护患者自尊。

(2)使用前要取得患者及家属的理解,使用时做好心理护理。

(3)注意定期松解约束带,协助患者翻身,必要时进行局部按摩。

(4)防止约束伤害的出现,密切观察患者生命体征,皮肤颜色,骨骼、肌肉等各方面的情况。约束带下衬棉垫保护,松紧适宜,保持肢体处于功能位置。加强生活护理,保证患者安全、舒适。

(5)记录使用约束带的适应证、时间、方法,患者的反应,护理措施,停止使用的时间。

第十一章　消毒与隔离技术

第一节　常用消毒灭菌方法

医院消毒的目的是切断医院感染的传播途径,以达到预防和控制医院感染的目的。

一、相关概念

1.消毒(disinfection)

消毒指用物理或化学方法清除或杀灭除芽孢外的所有病原微生物及其他有害微生物,使其数量减少到无害程度的过程。

2.灭菌(sterilization)

灭菌指用物理或化学方法杀灭物品中一切微生物,包括致病和非致病微生物的繁殖体和芽孢的过程。

3.清洁(cleaning)

清洁指用清水、去污剂等清除物体表面的污垢、尘埃、有机物,同时达到去除和减少微生物的目的。

二、污染物品分类

根据物品污染后对人体的危害程度分为高危、中危、低危三类,可将其作为选择消毒程度的重要依据。

1.高危物品

高危物品是穿过皮肤或黏膜而进入无菌组织或器官内部的器材,或与破损的组织、皮肤、黏膜密切接触的器材和用品,如手术器械和用品、穿刺针、腹腔镜等。高危物品必须灭菌,首选高压蒸汽灭菌法。

2.中危物品

中危物品仅和破损皮肤、黏膜相接触,而不进入无菌组织,如呼吸机管道、胃肠道内镜等。中危物品可选用中效或高效消毒法。

3.低危物品

低危物品仅直接或间接地和健康无损的皮肤相接触,如血压计、听诊器及其他生活用品。低危物品用一般消毒法,仅在特殊情况下才做特殊处理。

三、消毒灭菌的基本程序

通常情况下应遵循先清洗后消毒的处理程序。被朊病毒、气性坏疽及原因不明的传染病病原体污染的诊疗器械、器具应先消毒后再清洗。

四、常用物理消毒灭菌方法

(一)热力消毒灭菌法(heating disinfection and sterilization)

热力消毒灭菌法杀灭微生物的基本原理是利用热力破坏微生物的蛋白质、核酸、细胞壁和细胞膜,从而导致其死亡。

1.高压蒸汽灭菌(autoclaving)

(1)适用范围:适用于耐热、耐湿的医疗器械和物品的灭菌。高压蒸汽灭菌时,蒸汽处于压力下,温度高,穿透力强,是热力消毒灭菌中效果最好的一种方法。

(2)类型:包括下排气式和预真空式压力蒸汽灭菌。

(3)注意事项。

①待灭菌物品包装和容器要符合要求:灭菌包装材料应符合 GB/T 19633.1-2015 的要求,纺织品包装材料应一用一清洗,包布除四边外不应有缝线,不应缝补,初次使用应高温洗涤,脱脂去浆,应有使用次数记录。

②灭菌包体积大小:下排气压力蒸汽灭菌器的灭菌包不宜超过 30 cm×30 cm×25 cm。脉动预真空压力蒸汽灭菌器的灭菌包不宜超过 30 cm×30 cm×50 cm。

③灭菌包重量:金属包重量小于 7 kg,敷料包重量小于 5 kg。

④盘、盆、碗等器皿物品宜单独包装;剪刀和血管钳等轴节类器械不应完全锁扣;有盖的器皿应开盖;摞放的器皿间应用吸湿布、纱布或医用吸水纸隔开;管腔类物品应环绕放置,保持管腔通畅;精细器械、锐器应采取保护措施。

⑤灭菌物品合理装载:下排气压力蒸汽灭菌器装载量不应超过柜式容积的 80 %,同时不应小于柜式容积的 10 %;预真空式和脉动真空压力蒸汽灭菌的装载量不应超过柜式容积的 90 %,同时不应小于柜式容积的 5 %。

⑥控制加热速度:高压蒸汽灭菌维持时间应从灭菌柜的温度及待灭菌物品中央部达到要求温度时开始计算。

⑦注意安全操作:操作人员应经专业培训,合格后持证上岗。每次灭菌前,均应检查灭菌器是否处于良好工作状态;灭菌完毕后减压不能过猛,须待压力表归"0"位后方可开盖或开门,以免蒸汽喷出伤人。

2.快速压力蒸汽灭菌

(1)适用范围:适用于裸露物品的灭菌。

(2)使用方法:快速压力蒸汽灭菌器灭菌参数见表 11-1。

表 11-1 快速压力蒸汽灭菌器(132 ℃)所需最短时间

物品种类	灭菌时间/min	
	下排气	预真空
不带孔物品	3	3
带孔物品	10	4
不带孔+带孔物品	10	4

(3)注意事项:①宜使用卡式盒或专用灭菌容器盛放裸露物品;②快速压力蒸汽灭菌方法可不包括干燥程序;③运输时避免污染;④4小时内使用,不能储存。

3.干热灭菌

(1)适用范围:用于耐热、不耐湿或蒸汽和气体不能穿透的物品的灭菌,如玻璃、油、粉、膏等物品的消毒灭菌。

(2)使用方法:①烧烤,用于耐高温物品、小件金属器械的灭菌。②干烤,用干热灭菌箱进行灭菌。灭菌条件为:160 ℃,2小时;170 ℃,1小时;180 ℃,30分钟。

(3)注意事项:物品包小于10 cm×10 cm×20 cm;油剂、粉剂的厚度低于0.6 cm,凡士林纱布条厚度小于1.3 cm;玻璃器皿干燥,勿与烤箱底部及四壁接触,灭菌后要待温度降到40 ℃以下再开箱。有机物灭菌时,温度低于170 ℃。

4.煮沸消毒法

(1)适用范围:耐热、耐湿物品的消毒。

(2)使用方法:水沸开始计时,持续15～30分钟。

(3)注意事项:①煮沸消毒前,应将物品洗净,有轴节或带盖容器应将轴节或盖打开再放入水中,水面应高于物品3 cm,煮锅应加盖。②刀剪等锐器应用纱布包裹,以免在水中互相碰撞而变钝;棉织品煮沸后应适当搅拌。③消毒过程中不得加入物品,否则持续加热时间应从重新加入物品再次煮沸时算起。

(二)紫外线辐射消毒(ultraviolet radiation sterilization)

1.适用范围

紫外线辐射消毒适用于室内空气、物体表面的消毒。

2.使用方法

(1)常用紫外线灯管有15 W、25 W、30 W和40 W 4种,可采用悬吊式、移动式灯架照射或放在紫外线消毒柜内照射。紫外线灯在电压220 V、温度为20 ℃,环境相对湿度为60 %时,紫外线强度(使用中的强度)不得低于70 μW/ cm^2。(普通30 W直管紫外线灯在距灯管1 m处测定)。

(2)空气消毒时,室内安装紫外线灯平均每立方米不少于1.5 W,照射时间高于30分钟;物品表面消毒时,最好使用便携式紫外线消毒器近距离照射,时间30分钟。照射时间应从灯燃5分钟时开始计算。

3.注意事项

(1)注意眼睛、皮肤的保护,防止直视光源和皮肤直接暴露在灯光下。

(2)紫外线灯杀菌效果会逐渐降低,须定期用乙醇棉球轻轻擦拭,除去灰尘与油垢。

(3)计时应从灯亮5分钟开始。

(4)紫外线强度标定每年1次。

五、环氧乙烷气体灭菌

1.适用范围

环氧乙烷气体灭菌适用于不耐高温、湿热(如电子仪器、光学仪器等)诊疗器械的灭菌。

2.使用方法

100％纯环氧乙烷小型灭菌器,灭菌参数为作用浓度 450～1 200 mg/L,灭菌温度 37～63 ℃,相对湿度 40％～80％,灭菌时间 1～6 小时。

3.注意事项

(1)灭菌前物品不能用生理盐水清洗,物品上不能有水滴;环氧乙烷灭菌必须在密闭的灭菌器内进行;排出的残余环氧乙烷必须无害化处理。

(2)金属和玻璃材质器械,灭菌后可立即使用。

(3)环氧乙烷灭菌器及气瓶或气罐应远离火源和静电。气罐不应存放在冰箱内。

六、过氧化氢等离子体低温灭菌

1.适用范围

过氧化氢等离子体低温灭菌适用于不耐高温、湿热(如电子仪器、光学仪器等)诊疗器械的灭菌。

2.使用方法

灭菌参数见表 11-2。

表 11-2　过氧化氢等离子体低温灭菌参数

过氧化氢作用浓度	灭菌腔壁温度	灭菌周期
高于 6 mg/L	45～65 ℃	28～75 分钟

3.注意事项

(1)灭菌前物品应充分干燥。

(2)灭菌物品应使用专用包装材料和容器。

(3)灭菌物品及包装材料不应含植物性纤维材质,如纸、海绵、棉布,以及木质类、油类、粉剂类物品。

七、常用化学消毒灭菌法

使用化学药物杀灭病原微生物的方法称为化学消毒灭菌法。不同化学药物,消毒灭菌机制不完全相同。有的渗透到细菌体内,使菌体蛋白凝固变性;有的干扰细菌酶活性,抑制细菌代谢和生长;有的损害细胞膜结构,改变其通透性,破坏其生理功能;等等。用于消毒的药品称消毒剂(disinfectant);有的消毒剂杀菌效果较强,可以达到灭菌的作用,可称为高效消毒剂,又称灭菌剂。

凡不适合热力消毒灭菌的物品,都可以选用化学消毒灭菌。

1.方法

(1)浸泡消毒法(immersion disinfection):将被消毒物品浸没于消毒液内以达到消毒灭菌目的的方法。浸泡时间由被浸泡物品及消毒剂性质、浓度等因素决定。

(2)熏蒸法(fumigation):利用消毒灭菌药品所产生的气体进行消毒的方法,如手术室、换药室、病室的空气消毒。在消毒间或密闭的容器内,也可用熏蒸法对污染的物品进行消毒灭菌。

(3)喷雾消毒法(nebulization disinfection):用喷雾器或化学消毒灭菌剂均匀地喷洒于空间或物体表面以达到消毒灭菌目的的方法,常用于地面、墙壁、周围环境等的消毒。喷洒时必须使物体表面湿透才能起到消毒作用。

用喷雾器将消毒液喷成平均直径小于 30 μm 的细雾进行消毒,称为气溶胶喷雾消毒法。用气溶胶喷雾消毒法对室内进行消毒时,先关闭门窗,待雾粒扩散并作用到规定时间后再开窗通气,既能起到喷雾作用,又能起到熏蒸作用。

(4)擦拭消毒法(scrubbing disinfection):用化学消毒灭菌剂擦拭被污染物体表面或进行皮肤消毒灭菌的方法。宜选用易溶于水或其他溶剂、渗透性强、无显著刺激性的消毒灭菌剂,如可用含氯消毒剂擦拭墙壁、地面,用 70 ％乙醇消毒局部皮肤等。

2.化学消毒灭菌剂的使用原则

(1)应根据物品的性能及病原微生物的特性,选择适用的化学消毒灭菌剂。

(2)严格掌握消毒灭菌剂的有效浓度、消毒时间及使用方法。

(3)应使用新鲜配制的消毒灭菌液,以免因消毒灭菌剂的性质不稳定而导致贮存过程中浓度逐渐降低,影响消毒效果。

(4)物品必须在消毒前先清洗干净,去除油脂及血、脓等有机物。

(5)浸泡时物品轴节要打开,管腔内注满药液,使物品充分与药液接触,并严密加盖。

(6)浸泡中途如加入新的待消毒物品,则应重新计算消毒时间。

(7)消毒药液多有毒性或刺激性。器械使用前须用生理盐水洗净。

(8)消毒液应贮存于无菌容器中,挥发性的消毒液在贮存时还应加盖封存,并定期测量其比重以确保其有效浓度。

(9)消毒液中不能放置可吸附消毒剂的纱布、棉花,以免降低消毒液的效力。

(10)应监测消毒剂的浓度、消毒时间和消毒时的温度,并记录。

附:高压蒸汽灭菌质量监测

1.物理监测法

每次灭菌时应连续监测并记录灭菌时的温度、压力和时间等灭菌参数。温度波动范围在 3 ℃以内,时间满足最低灭菌时间的要求,同时应记录所有临界点的时间、温度与压力值,结果应符合灭菌的要求。

2.化学监测法

(1)应进行包外、包内化学指示物监测。灭菌包包外应有化学指示物,高度危险性物品包内应放置包内化学指示物,置于最难灭菌的部位。

(2)采用快速压力蒸汽灭菌程序灭菌时,应直接将一片包内用化学指示物置于待灭菌物品旁边进行化学监测。

3.生物监测法

(1)应每周监测 1 次。将嗜热脂肪芽孢杆菌芽孢菌片制成标准生物测试包或生物 PCD(细胞程序性死亡),或使用一次性标准生物测试包,对灭菌器的灭菌质量进行生物监测。标准生物监测包置于灭菌器内最难灭菌的部位,并设阳性对照。如果一天内进行多次生物监测,且生物指示剂为同一批号,则只设一次阳性对照即可。

(2)具体监测方法为:将生物指示物置于标准试验包的中心部位。标准试验包由 16 条 41 cm×66 cm 的全棉手术巾制成。制作方法:将每条手术巾的长边先折成 3 层,短边折成 2 层,然后叠放,制成 23 cm×23 cm×15 cm 大小的测试包。经一个灭菌周期后,在无菌条件下取出标准试验包的指示菌片,投入溴甲酚紫葡萄糖蛋白胨水培养基中,经 56±1 ℃培养 7 天(自含式生物指示物按产品说明书执行),观察培养结果。

结果判定:对照组培养阳性,试验组培养阴性,判定为灭菌合格;对照组培养阳性,试验组培养阳性,则灭菌不合格,同时应进一步鉴定试验组阳性的细菌是否为指示菌或是污染所致。

4.B-D 试验

预真空(包括脉动真空)压力蒸汽灭菌器每日开始灭菌运行前应进行 B-D(布维-狄克)试验,B-D 试验合格后,灭菌器方可使用。

第二节　无菌操作基本技术

无菌操作是指在医疗、护理操作过程中,不使已灭菌的物品或区域受污染,避免病原微生物侵入或传播给患者的一项重要的基本操作。无菌技术及操作规程是根据科学原则制定的,每个医护人员必须遵守,以保证患者的安全。

一、有关概念

1.无菌物品(aseptic supply)

经过物理或化学方法灭菌后,未被污染的物品称为无菌物品。

2.无菌区(aseptic area)

经过灭菌处理而未被污染的区域称为无菌区。

3.非无菌区(non-aseptic area)

未经灭菌或经灭菌后被污染的物品或区域称为非无菌区。

二、无菌技术操作原则

(1)环境清洁:进行无菌技术操作前 30 分钟,停止卫生处理,减少人员走动,以减少室内空气中的尘埃。

(2)工作人员进行无菌操作前,衣帽穿戴整洁,口罩遮住口鼻,修剪指甲、洗手。

(3)无菌物品和非无菌物品应分别放置。无菌物品必须存放于无菌容器内,一经取出,虽未使用,也不可放回无菌容器。

(4)无菌包外应注明物品名称、灭菌日期、包装者等内容。

(5)无菌包应存放在清洁、干燥、固定的地方,温度低于 24 ℃,相对湿度低于 70 %。使用纺织品包装材料有效期宜为 14 天;未达到环境标准时,有效期宜为 7 天。使用医用一次性纸装包装材料,有效期宜为 1 个月。使用一次性医用皱纹纸、医用无纺布、一次性纸塑袋及硬质容器等包装材料,有效期宜为 6 个月。

(6)取无菌物品须用无菌持物钳。未经消毒用物、手、臂不可触及无菌物品。操作时,身体应与无菌区域保持一定距离,手、臂须保持在腰部以上水平。

(7)一切无菌操作,均使用经过灭菌的物品;禁用未经灭菌或疑有污染的物品。

(8)一份无菌物品,仅供一位患者使用。

三、无菌技术的基本操作法

(一)无菌持物钳的类别和使用方法

1.持物钳的类别

临床常用的持物钳有卵圆钳,三叉钳和长、短镊子。

2.无菌持物钳的使用方法

(1)手持持物钳上端的两个圆环或镊子上 1/3 处。

(2)取放时应闭合钳端垂直取放,并且注意手不可伸入容器内或触及无菌部分(图 11-1)。如需到距离较远处取物时,应将持物钳和容器一起移至操作处,就地使用。

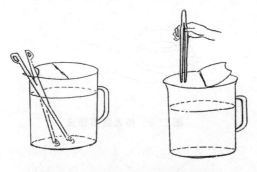

图 11-1　无菌持物钳浸泡与使用方法

(3)使用时保持持物钳或无菌镊夹取端向下,以免消毒液倒流至钳(镊)柄后再流下污染无菌部分。持物钳只能在持物者的胸部高度位置移动,不可甩动。

(4)为尽量减少持物钳在空气中暴露的时间,使用后应立即放回容器内。

(5)为避免油质污染其他无菌物品,夹取油纱布时应用专用无菌持物钳。

(6)从无菌容器内夹取无菌物品时,必须用无菌持物器械。持持物钳取物时,注意持物钳及物品不能触及容器边缘,在物品取出后应立即盖严无菌容器。

3.无菌持物钳的存放

无菌持物钳的存放方法:一种是采用较深的玻璃、搪瓷、不锈缸罐灭菌后,内盛专门配制的器械消毒液,以用作浸泡无菌持物钳,液面需超过轴节以上 2~3 cm 或镊子 1/2 处,每个容器内只能放一把无菌持物钳,容器应加盖;另一种是将无菌持物钳在集中治疗前开包取出,干燥保存在消毒后的无菌干罐内,供无菌操作使用,应每 4 小时更换 1 次,以保持其无菌。

(二)无菌容器的使用法

(1)无菌容器存放时容器上应有醒目标签,注明容器内的物品。

(2)无菌容器浸泡消毒物品时,容器盖上应有物品浸入时间。

(3)打开无菌容器,将盖内面向上置于稳妥处或持于手上。

(4)无菌容器关闭时,盖子应由侧面(或由后向前)覆盖整个容器口。

(5)手持无菌容器时,托住容器底部,注意手指不能触及容器边缘及内面(图 11-2)。

(三)无菌包的使用法

1.包扎方法

选用质厚、致密、未脱脂的棉布制成双层包布。将物品(如是玻璃容器,要先用棉垫包裹)

放存于双层包布中央,并把左右两角(角尖端都向外翻折)盖在一角上,待最后一角遮盖后,用带扎紧(图 11-3)。包布外标明物品名称、灭菌日期并记录包布使用频率,灭菌后成为无菌包。

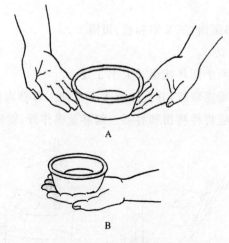

图 11-2　持无菌溶器法

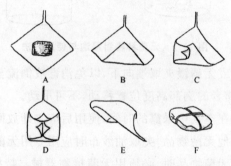

图 11-3　无菌包包扎法(按图中标序包扎)

2.打开方法

(1)核对无菌包名称、灭菌日期。

(2)将无菌包放在清洁、干燥处,解开系带置于包布下。

(3)用拇指和示指先解开包布外角,再揭开左右两角,最后揭开内角。注意手不可触及包布内面。

(4)用无菌持物钳取出所需物品,放在事先备好的无菌区域内,如包内物品 1 次用不完,则按照原折痕包扎好(24 小时后失效)。如不慎污染了包内物品或包布受潮,须重新消毒。

(5)需将包内物品一次用完,可将包托在手中打开,另一手将包布四角抓住,稳妥地将包内物品放入无菌区域内(图 11-4)。

(四)取用无菌溶液法

取用无菌溶液时,要先核对瓶签,检查瓶盖有无松动,瓶有无裂隙,无菌溶液有无沉淀、浑浊或变色。无上述情况方可使用。

1.取用密封的瓶装无菌溶液

打开密封瓶的铝盖,用双手拇指将橡胶边缘向上翻起。拔出瓶盖。先倒少量溶液于弯盘内以冲洗瓶口,再由原处倒出溶液至无菌容器中(图 11-5),倒后即将橡胶塞对准塞进。

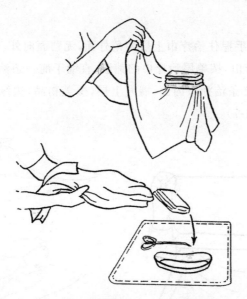

图 11-4　消毒物品放入无菌区域

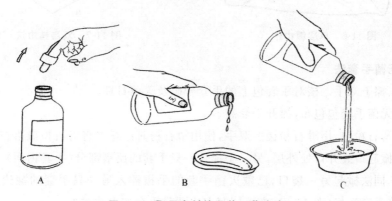

图 11-5　取用密封的瓶装无菌溶液

2.取用烧瓶装的无菌溶液

解开系带,手持杯口盖布外面(盖布内面为无菌面),倾倒溶液的方法与取用密封瓶装无菌溶液相同。

(五)无菌盘的使用方法

将无菌治疗巾铺在清洁、干燥的治疗盘内,形成无菌区,供治疗和护理使用(有效时限小于4小时)。

1.无菌治疗巾折叠法

纵形双折无菌治疗巾 2 次,然后再横折 2 次,开口边在外,成 16 开长方块。

2.单层铺巾法

(1)取无菌治疗巾,双手捏住治疗巾上层两角外面,双折铺于治疗盘上,内面为无菌区。

(2)双手捏住上层两角外面,呈扇形折叠到对角,开口边向外。

(3)放入无菌物品后,展开上层,上下层边缘对齐,开口处向上翻折 2 次,两侧边缘向下翻折 1 次,以保持无菌环境(图 11-6)。

3.双层铺巾法

(1)取无菌治疗巾,双手捏住治疗巾上层两角外面,无菌面向外,横铺于治疗盘上。

(2)另取1条无菌治疗巾,按单层治疗巾的铺法,直铺于前一条治疗巾的上面。

(3)无菌物品放在第2条治疗巾内面,展开上层,覆盖物品,边缘对齐,将开口边及两侧反折,以保持无菌环境(图11-7)。

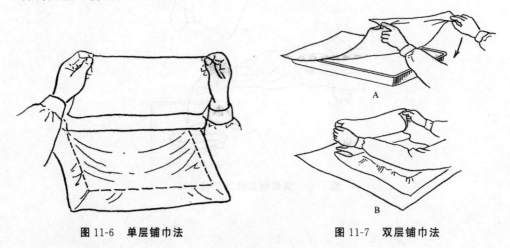

图 11-6　单层铺巾法　　　　　图 11-7　双层铺巾法

(六)戴无菌手套法

(1)洗净、擦干双手。核对手套包上的手套号码及灭菌日期。

(2)打开无菌手套包包布,摊开手套袋。

(3)取出滑石粉包,用滑石粉搓擦双手,使用滑石粉时注意勿将滑石粉撒落在无菌区域内。

(4)一手掀起口袋开口处外层,另一手捏住一只手套的反褶部分(手套内面),取出手套,对准五指戴上。同法掀起另一袋口,已戴灭菌手套的手指插入另一只手套的翻边内面(手套外面),同上法将手套戴好(图11-8),亦可同时取出两只手套按上法戴好。

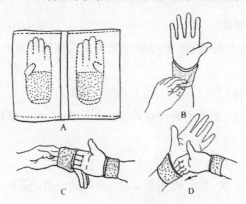

图 11-8　戴手套法

(5)双手调整手套位置,并将手套翻边扣在工作衣袖外面。一旦发现手套破裂,立即更换。

(6)脱手套:将手套口翻转脱下,不可用力强拉手套边缘或手指部分,以免损伤。

第三节 隔离技术

隔离(isolation)是指采用各种方法、技术,防止病原体从患者及携带者处传播给他人的措施。

一、隔离的基本知识

1.清洁区

进行呼吸道传染病诊治的病区中不易受到患者血液、体液和病原微生物等物质污染及传染病患者不应进入的区域。包括医务人员的值班室、卫生间、男女更衣室、浴室,以及储物间、配餐间等。

2.潜在污染区

进行呼吸道传染病诊治的病区中位于清洁区与污染区之间,有可能被患者血液、体液和病原微生物等物质污染的区域。包括医务人员的办公室,治疗室,护士站,患者用后的物品、医疗器械等的处理室,内走廊等。

3.污染区

进行呼吸道传染病诊治的病区中传染病患者和疑似传染病患者接受诊疗的区域,包括被其血液、体液、分泌物、排泄物污染的物品暂存和处理的场所。包括病室、处置室、污物间,以及患者入院、出院处理室等。

二、隔离单位设置

(1)以患者为隔离单位。每个患者应有独立的环境与用具,与其他患者及不同病种进行隔离。

(2)以病室为隔离单位。同一病种患者安排在同一病室内,但病原体不同者应分室收治。

(3)凡未确诊或混合感染及重、危患者有强烈传染病患者,应在单间隔离室。

三、隔离原则

1.一般消毒隔离制度

(1)病室门前及病床前均应悬挂隔离标志,置备洗手装置或快速手消毒剂。

(2)工作人员进入隔离室要按规定戴工作帽、口罩,穿隔离衣,并只能在规定的范围内活动。一切操作要严格遵守隔离规程,接触患者或污染物品后必须消毒双手。

(3)穿隔离衣前,必须将进行各种护理操作所需的用物备齐,以保证各项操作能集中执行,以省去反复穿、脱隔离衣和洗手、消毒的过程。

(4)患者用过的物品须经严格消毒后才可给他人使用;患者的排泄物等必须待消毒后排放;必须送出进行处理的物品、污物袋应有明显标志;不宜消毒的物品(如手表等)应用纸、布或塑料袋进行包装,以免被污染。

(5)严格执行陪伴和探视制度并尽量减少陪伴,必须陪伴或探视时,应事先向患者及陪伴、探视者进行相关隔离防护知识的宣传、解释,使之严格遵守各种制度。

(6)满足患者的心理需要,尽力解除患者的恐惧感和因被隔离而产生的孤独、悲观等不良心理反应。

(7)医生下达医嘱后,方可解除隔离。

2.终末消毒处理

终末消毒(final disinfection)处理是指对转科、出院或死亡的患者及其所住科室、用物、医疗器械等进行的消毒处理。

(1)患者的终末处理:患者转科或出院前应洗澡,换上清洁衣服,个人用物经消毒处理后一并带出。若患者已死亡,尸体须用消毒液擦洗,必要时用浸有消毒液的棉球、纱布塞住口、鼻、耳、肛门或瘘管,更换切口处敷料。用一次性尸单包裹尸体,送太平间。

(2)病室的终末处理:将病室门窗封闭,打开床边桌,摊开棉被,竖起床垫,用消毒液熏蒸。熏蒸后打开门窗,用消毒液擦洗家具。被服放入标明"隔离"字样的污物袋内,消毒后再清洗。床垫、棉被和枕芯可使用床单位消毒器消毒。

四、不同传播途径疾病的预防措施

所有患者必须遵守标准预防,某些患者根据传播途径的不同还需执行额外预防措施。

(一)标准预防

标准预防是针对医院所有患者和医务人员采取的一组预防感染措施。包括手卫生,根据预期可能的暴露选用手套、隔离衣、口罩、护目镜或防护面屏,以及安全注射;也包括穿戴合适的防护用品处理患者环境中被污染的物品与医疗器械。

标准预防基于患者的血液、体液、分泌物(不包括汗液)、非完整皮肤和黏膜均可能含有感染性因子的原则,具体标准预防措施如下。

(1)接触感染物品后立即洗手。

(2)尽可能应用不接触技术。

(3)接触血液、体液、分泌物、排泄物、黏膜和污染物品时戴手套。

(4)脱手套后立即洗手。

(5)处理尖锐物品时应特别小心。

(6)立即清洁溅出的感染物品。

(7)保证对被感染性物质污染后的护理器械、用品、被服做出适当处理,或丢弃,或消毒,或在每个患者使用之前进行灭菌。

(8)保证废弃物的正确处理。

(二)特殊传播方式感染预防措施

1.空气传播预防措施

空气传播预防措施适用于直径小于 $5~\mu m$,可飘浮在空气中的病原微生物的预防。常见经空气传播的疾病有结核、麻疹、肺鼠疫等,具体预防措施如下。

(1)将患者安置在一间能随时监测确定室内气压小于周围环境的单间。

(2)房间的空气每小时交换 $6\sim12$ 次,排到户外的空气必须经过适当的处理,或者必须经过高效率的过滤系统后才能与外界空气混合。房门应关闭,患者应待在房间内。如无法安排单间,可考虑将相同病种、处于同病期的患者安置在同一个房间内。

(3)进入该房间的其他人必须对该病种已具免疫能力。没有免疫能力的人在进入房间前必须佩戴防护口罩。

(4)尽量避免转移患者或准许患者离房。如有必要时,要先让患者佩戴好口罩。

2.飞沫传播预防措施

飞沫传播预防措施适用于带有病原微生物的飞沫(大于 5 μm),在空气中短距离(1 m 内)移动到易感人群的口、鼻黏膜或眼结膜等处的传播的预防。常见经飞沫传播的疾病:百日咳、白喉、流行性脑脊髓膜炎等。具体预防措施如下。

(1)患者应单间隔离。如果无法安排单间,可将患有同种疾病,并在同一病期的患者安置在同一房间内。

(2)近距离(1 m 之内)接触患者时,必须佩戴外科口罩。

(3)尽量避免转移患者或准许患者离房。如有必要时,要先让患者佩戴好口罩。

3.接触传播预防措施

接触传播预防措施适用于直接接触或者间接接触的病原体的预防。常见接触传播疾病:肠道感染、多重耐药菌感染、皮肤感染等。具体预防措施如下。

(1)必须将患者安置在隔离间内,或者与另一名被相同病原体感染的有症状患者共居一室。

(2)进入患者房间必须戴手套。手套在接触了高浓度病原体的物品后必须更换。离开患者房间之前必须脱去手套,并用抗菌肥皂洗手。

(3)医务人员在脱去手套后不要再接触任何可能带有病原体的物体的表面。

(4)进入隔离病室,从事可能污染工作服的操作时,应穿隔离衣。脱下的隔离衣按要求悬挂,每天清洗与消毒;也可使用一次性隔离衣,用后按医疗废物管理要求进行处置。

(5)运送患者应限制在必需时才进行。在运送患者过程中,要最大限度地降低接触到其他患者和物体的机会。

(6)一般的医疗器械应限于用在同一患者身上。如果必须与其他患者共用器械,使用前器械须经过相应的清洁消毒。

五、隔离技术操作方法

(一)洗手或手消毒

1.洗手适应证

护理患者前后、执行无菌操作、取用清洁物品之前,接触污染物之后均应洗手。

2.洗手的方法

(1)采用流动水洗手,使双手充分浸湿。

(2)取适量肥皂或者皂液,均匀涂抹至整个手掌、手背、手指和指缝。

(3)认真揉搓双手至少 15 秒钟,应注意清洗双手所有皮肤,清洗指背、指尖和指缝。

3.具体揉搓步骤

(1)掌心相对,手指并拢,相互揉搓。

(2)手心对手背沿指缝相互揉搓,交换进行。

(3)掌心相对,双手交叉指缝相互揉搓。

(4)弯曲手指使关节在另一手掌心旋转揉搓,交换进行。

(5)右手握住左手大拇指旋转揉搓,交换进行。

(6)将 5 个手指尖并拢放在另一手掌心旋转揉搓,交换进行;必要时增加对手腕的清洗。

(二)口罩的使用

1.口罩的选择

(1)诊疗活动,可佩戴纱布口罩或外科口罩;手术室工作或护理免疫功能低下患者、进行体腔穿刺等操作时应戴外科口罩;接触经空气传播或近距离接触经飞沫传播的呼吸道传染病患者时,应戴医用防护口罩。

(2)纱布口罩应保持清洁,每天更换、清洁与消毒,污染时及时更换。

2.外科口罩的佩戴方法

(1)将口罩罩住鼻、口及下巴,口罩下方带系于颈后,上方带系于头顶中部。

(2)将双手指尖放在鼻夹上,从中间位置开始,用手指向内按压,并逐步向两侧移动,根据鼻梁形状塑造鼻夹。

(3)调整系带的松紧度。

3.医用防护口罩的佩戴方法

(1)一手托住防护口罩,有鼻夹的一面背向外(图11-9A)。

(2)用防护口罩罩住鼻、口及下巴,鼻夹部位向上紧贴面部(图11-9B)。

(3)用另一只手将下方系带拉过头顶,放在颈后双耳下(图11-9C)。

(4)将上方系带拉至头顶中部(图11-9D)。

(5)将双手指尖放在金属鼻夹上,从中间位置开始,用手指向内按鼻夹,并分别向两侧移动和按压,根据鼻梁的形状塑造鼻夹(图11-9E)。

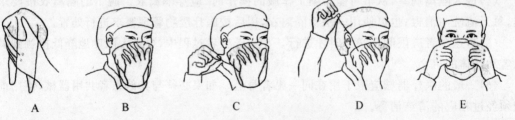

A   B   C   D   E

图 11-9 医用防护口罩的佩戴方法

4.注意事项

(1)不应一只手捏鼻夹。

(2)医用外科口罩只能一次性使用。

(3)口罩潮湿后,或受到患者血液、体液污染后,应及时更换。

(4)每次佩戴医用防护口罩进入工作区域之前,应进行密合性检查。检查方法为将双手完全盖住防护口罩,快速地呼气。若鼻夹附近有漏气,应按压调整鼻夹;若漏气位于四周,应调整到不漏气为止。

5.摘口罩方法

(1)不要接触口罩前面(污染面)。

(2)先解开下面的系带,再解开上面的系带。

(3)用手仅捏住口罩的系带丢至医疗废物容器内。

(三)隔离衣穿脱方法

1.穿隔离衣方法

(1)右手提衣领,左手伸入袖内,右手将衣领向上拉,露出左手(图11-10A)。

(2)换左手持衣领,右手伸入袖内,露出右手,勿触及面部(图 11-10B)。

(3)两手持衣领,由领子中央顺着边缘向后系好颈带(图 11-10C)。

(4)扎好袖口(图 11-10D)。

(5)将隔离衣一边(约在腰下 5 cm 处)渐向前拉,见到边缘捏住(图 11-10E)。

(6)同法捏住另一侧边缘(图 11-10F)。

(7)双手在背后将衣边对齐(图 11-10G)。

(8)向一侧折叠,一手按住折叠处,另一手将腰带拉至背后折叠处(图 11-10H)。

(9)将腰带在背后交叉,回到前面将带子系好(图 11-10I)。

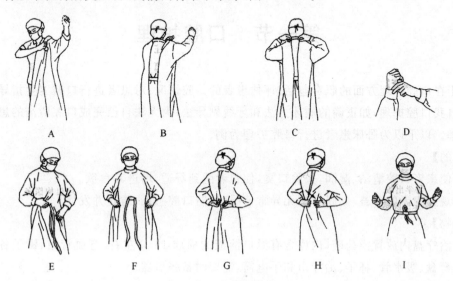

图 11-10　穿隔离衣

2.脱隔离衣方法

(1)解开腰带,在前面打一活结。

(2)解开袖带,塞入袖祥内,充分暴露双手,进行手消毒。

(3)解开颈后带子。

(4)右手伸入左手腕部袖内,拉下袖子过手。

(5)用遮盖着的左手握住右手隔离衣袖子的外面,拉下右侧袖子。

(6)双手转换逐渐从袖管中退出,脱下隔离衣。

(7)左手握住领子,右手将隔离衣两边对齐,污染面向外悬挂于污染区。如果悬挂于污染区外,则污染面向里。

(8)不再使用时,将脱下的隔离衣污染面向内卷成包裹状,丢至医疗废物容器内或放入回收袋中。

3.注意事项

(1)隔离衣只限于在规定区域内穿脱。

(2)穿前应检查隔离衣有无破损,发现有渗漏或破损应及时更换;穿时勿使衣袖触及面部及衣领,脱时应注意避免污染。

(3)隔离衣每天更换、清洗与消毒,遇污染随时更换。

第十二章　患者的清洁卫生护理技术

患者的清洁卫生包括头发、口腔、皮肤、指甲等部位的清洁修饰,不仅使患者身体舒适、外表整洁,有利于维护患者的自尊,而且促进血液循环,有利于体内废物的排泄,预防感染和并发症的发生。

第一节　口腔护理

护士在口腔护理方面的职责包括:评估患者的口腔情况;对患者进行口腔卫生指导或协助患者做自我口腔护理,如正确的刷牙方法和牙线剔牙法;为无法自己完成口腔清洁的患者做好口腔护理。以下以为卧床患者进行口腔护理为例。

【目的】

(1)使患者口腔清洁、湿润,去除口臭,使患者感到舒适,增进其食欲。

(2)观察患者的舌苔、黏膜等有无异常情况,预防口腔感染,防止并发症。

【用物】

(1)治疗盘内放置换药碗(内盛含有漱口溶液的棉球16只左右,弯血管钳、镊子各1把)、压舌板、弯盘、吸水管、杯子、治疗巾和手电筒,需要时备张口器。

(2)根据病情酌情准备漱口溶液(表12-1)和口腔外用药(可供选择的有液状石蜡、冰硼散、锡类散、西瓜霜、制霉菌素甘油等)。

表 12-1　常用口腔漱口溶液及作用

名称	作用
生理盐水	清洁口腔,预防感染
复方硼砂含漱液	轻微抑菌,除臭
1%～3%过氧化氢溶液	遇有机物时放出新生氧,抗菌除臭
2%～3%硼酸溶液	酸性防腐剂,抑菌
1%～4%碳酸氢钠溶液	碱性药剂,用于真菌感染
0.02%呋喃西林溶液	清洁口腔,广谱抗菌
0.10%醋酸溶液	预防铜绿假单胞菌感染等
0.01%葡萄糖酸氯己定含漱液	清洁口腔,广谱抗菌
0.08%甲硝唑溶液	预防厌氧菌感染
中药漱口液	清热、解毒、消肿、止血、抗菌

【操作步骤】

(1)根据患者的病情备齐用物携至患者处,核对床号、姓名,向患者及家属解释,取得合作。

(2)根据季节关窗或开窗,室温以 24±2 ℃为宜。必要时用屏风遮挡。

(3)协助患者侧卧,头侧向护士。

(4)铺治疗巾于患者颌下及胸前,置弯盘于患者口角旁。

(5)湿润患者口唇、口角,嘱患者张口。

(6)左手持压舌板,右手持手电筒,将压舌板由患者口腔侧面轻轻置入,撑开口腔颊部。有活动义齿者,协助取下义齿并进行妥善清洁与保存;昏迷、牙关紧闭者用张口器协助张口,观察口腔黏膜有无出血、溃疡等现象;对长期应用激素、抗生素者,应注意观察有无真菌感染。

(7)协助患者用温开水漱口,漱口水吐入弯盘。嘱患者咬合上、下齿,用压舌板轻轻撑开一侧颊部,以弯止血钳夹紧含有漱口液的棉球由内向门齿纵向擦洗,同法擦洗对侧。嘱患者张口,依次擦洗一侧牙齿上内侧面、上颌面、下内侧面、下颌面,再弧形擦洗一侧颊部,同法擦洗另一侧。擦洗舌面、硬腭部和口唇。

(8)对意识清醒者,助其漱口后用治疗巾拭去患者口角处水渍。

(9)再次检查口腔,根据不同的情况进行处理(口腔黏膜如有溃疡、真菌感染,酌情涂药于患处;口唇干裂者涂液状石蜡)。

(10)操作后,协助患者取舒适体位,整理床单位,清理用物。

(11)洗手后,记录执行时间及护理效果。

【注意事项】

(1)擦洗动作应轻柔,特别是对凝血功能差的患者,要防止碰伤黏膜及牙龈。

(2)昏迷患者禁止漱口。对无法自行开口的患者,可使用张口器,张口器应从臼齿处放入,牙关紧闭者不可用暴力助其张口。

(3)擦洗时,须用血管钳夹紧棉球,每次 1 个,每个部位用 1 个棉球,防止棉球遗留在口腔内。为一般的患者做口腔护理时,至少用 16 只棉球;如遇全口牙脱落或牙垢多、口腔有溃疡的患者,应根据具体情况增减棉球。

(4)棉球蘸漱口水时不可过湿,以拧至不滴水为宜,以防患者将漱口溶液吸入呼吸道。

(5)传染病患者的用物按隔离消毒原则处理。

第二节　皮肤护理

皮肤是身体的第一道防线,皮肤的情况可提供疾病信息及卫生护理需要的线索。皮肤护理是通过对皮肤的评估,根据患者的皮肤状况、生理需要、个人的卫生和个人舒适与精神方面的需求采取一定的护理措施,以促进皮肤的血液循环,增强皮肤排泄功能,预防皮肤感染和压疮等并发症的发生,满足患者身体舒适和清洁的需要,同时维护患者的自我形象,促进康复。

一、沐浴

(一)淋浴或盆浴

【目的】

(1)去除皮肤污垢,保持皮肤清洁,使患者身心舒适。

(2)促进血液循环,增强皮肤排泄功能,预防皮肤感染和其他并发症。

(3)放松肌肉,增强皮肤对外界刺激的敏感性。

【用物】

脸盆、浴皂或沐浴液、毛巾、浴巾、清洁衣裤、防滑拖鞋。

【操作步骤】

(1)调节浴室温度为 24±2 ℃,水温以 40~45 ℃为宜,浴室内有信号铃、扶手,必要时备椅子供患者休息,浴盆内或地面应防滑。

(2)根据患者的病情做好解释说明。

(3)携带用物,送患者入浴室,交代注意事项。

(4)如为盆浴,事先代为清洁好浴盆,准备好温度合适(40~43 ℃),且水位不超过心脏水平的浴水,放好踏板。

(5)患者沐浴后,再次观察患者的一般情况,必要时做记录。患者沐浴后,为其整理浴室,取走污衣。

【注意事项】

(1)进餐 1 小时后才能进行沐浴,以免影响消化。

(2)孕 7 个半月以上孕妇禁用盆浴。

(3)在患者使用浴室前,交代好有关事项,如调节水温的方法、信号铃的使用方法、呼叫铃的应用、不用湿手接触电源开关、贵重物品的保管等。

(4)对体弱的患者给予必要的协助,以免患者过度劳累。

(5)浴室不可闩门,护士随时观察和询问患者的情况,避免患者发生晕厥、烫伤或滑跌等意外。

(二)床上擦浴

床上擦浴适用于使用石膏、牵引和必须卧床、衰竭及无法自行沐浴的患者。

【目的】

(1)使卧床患者清洁舒适。

(2)促进血液循环和皮肤排泄功能。放松肌肉,增强皮肤对外界刺激的敏感性。

(3)观察患者的一般情况,如精神状态、身体状况等,促进护患沟通。

【用物】

(1)治疗车上备脸盆、水桶,治疗盘内置毛巾、大毛巾、浴皂或沐浴液、50 %乙醇、爽身粉、清洁衣裤、被服等。

(2)护理篮内放梳子、小剪刀、液状石蜡、棉签、弯盘、胶布,另备便盆、便盆巾等,需要时备清洁被套、大单、屏风等。

【操作步骤】

以女患者为例。

(1)核对床号、姓名,向患者及家属解释,评估患者病情,取得合作。

(2)关好门窗,调节室温为 24±2 ℃,拉上床帘或屏风,按需要给予便盆。

(3)调整病床高度,根据病情放平床头及床尾支架,放下或移去近侧床档,松开床尾盖被。

(4)将脸盆放于床边桌上,倒入热水,调试水温,使盆内盛适宜温水约 2/3 盆。

(5)将小毛巾包在右手上,左手扶托患者头颈部,为患者洗脸及颈部。

(6)洗眼部时由内眦向外眦擦拭,洗脸、鼻、颈部时像写"3"一样,依次擦洗一侧额部、颊部、鼻翼、人中、耳后下颌,直至颈部,同法擦洗另一侧。

(7)擦洗上肢时,为患者脱下衣服(先脱近侧,后脱对侧。如有外伤,先脱健侧,后脱患侧),盖好浴毯,将浴巾铺于一侧手臂下,擦浴巾包裹于手上,沾湿并稍拧干。擦洗程序为先用涂肥皂的小毛巾擦洗,再用湿毛巾擦去皂液,最后用浴巾边按摩边擦干。一手支撑患者肘部,另一包裹擦浴巾的手由远心端往近心端以长而有力的擦拭动作擦洗。将患者手臂高举过头部,以擦洗腋下,再以同法清洗另一侧上肢。

(8)将脸盆移于患者手掌下的大毛巾处,让患者的手掌及手指浸泡于盆中,以同法清洗另一侧手。

(9)擦洗患者胸腹部时,换干净的水,并测水温。将大毛巾铺于患者胸腹部并将浴毯往下折至脐下。将擦浴巾包裹于手上,沾湿并稍拧干。一手略掀起大毛巾,一手擦拭患者前胸。如为女患者,则将其乳房向上托起,以环形自中心往外擦拭,注意彻底清洁乳房下皮肤皱褶处。以同法略掀起大毛巾,清洁腹部,并注意脐部的清洁。以大毛巾擦干胸腹部。

(10)擦洗背部:协助患者翻身成侧卧位,依次擦洗后颈部、背部和臀部。

(11)换清洁衣服,先穿患肢,后穿健肢。

(12)擦洗会阴部:换盆、换水,试温后,协助患者平卧。脱裤,铺大毛巾于患者臀下。以浴毯包裹、覆盖患者,协助、指导患者自行清洗。指导女患者由耻骨联合处往肛门方向清洗,避免将肛门处的污物、细菌带入阴道及尿道;指导男性患者将阴茎包皮往后推,轻轻擦拭清洗冠状沟等皮肤皱褶处,注意尿道口的清洁及避免感染与擦伤。

(13)擦洗下肢:将大毛巾铺于患者一侧腿部下,露出下肢,并以部分大毛巾覆盖下肢,擦浴巾包裹于手上,以长而有力的擦拭动作擦洗髋部、大腿及小腿,并以大毛巾轻拍及拭干。以同法清洗另一侧下肢。

(14)泡足:足下垫浴巾、放足盆,协助患者屈膝,将患者的一侧足部移入盆内,清洗足部及趾间,以同法清洗另一侧足部及趾间。取下足盆,将患者两腿放于大毛巾上,立即擦干,协助患者换上干净裤子。必要时在足跟、内外踝部用 50 %乙醇按摩,再扑爽身粉。

(15)整理和记录:整理床单位,视病情围上床档,清理用物。进一步评估患者一般情况并记录。

【注意事项】

(1)护士在操作时应注意节力,与患者进行有效沟通,获得配合,使患者尽量靠近护理人员。端水盆时,盆应靠近身体,减少体力消耗。

（2）操作时体贴患者，注意保护患者的自尊，动作应敏捷、轻柔，减少患者的翻身次数，缩短患者的暴露时间，防止受凉。

（3）注意擦净腋窝、腹股沟等皮肤皱褶处。

（4）在擦洗过程中，应密切观察患者的情况，如患者出现寒战、面色苍白等病情变化，应立即停止擦洗，给予适当处理。

（5）擦洗时观察患者皮肤情况，擦洗毕，可在骨突处用 50 ％乙醇按摩，再扑爽身粉。

二、压疮的预防与护理

压疮（pressure sore）亦称褥疮，是指局部组织长时间受压，血液循环障碍，局部持续缺血、缺氧、营养不良所致的组织溃烂和坏死。

压疮是对卧床患者威胁较大的主要并发症之一。预防压疮是一项重要的护理工作。实践证明，只要认真负责，做好重危患者和长期卧床患者的护理，压疮是完全可以避免的。如果护理不当，一旦发生压疮，不但给患者增加痛苦，加重病情，甚至可因继发感染，引起败血症而危及患者生命。因此，护理人员必须加强护理，杜绝压疮发生。

【原因】

（1）局部组织受压过久。

（2）卧床患者长时间不改变体位，或使用石膏绷带、夹板时，衬垫不当，局部过紧，可使受压部位出现血液循环障碍而发生组织营养不良，常见于瘫痪、昏迷、年老体弱、消瘦的患者。

（3）局部潮湿或排泄物刺激。

（4）出汗、大小便失禁等都会污湿床单，影响皮肤的防御功能，使皮肤变得潮湿、易破，加上尿液和粪便的刺激作用，很容易发生压疮。

（5）全身营养不良和水肿的患者的皮肤都较薄，抵抗力弱，受力后很容易破损，受压后缺血、缺氧情况也较正常皮肤严重，发生压疮的危险性更大。

【力学机制】

造成压疮的物理力主要是压力、摩擦力和剪切力，通常是两三种力联合作用所致。

1.垂直性压力

垂直方向的压力作用于皮肤，是导致压疮的最重要因素。局部长时间承受超过正常毛细血管压的压迫，单位面积承受的压力越大，产生组织坏死所需的时间越短。持续受压在 2 小时以上，就能引起不可逆的组织损害。

2.摩擦力

摩擦力作用于皮肤，会直接损伤皮肤的角质层。患者在床上活动或坐轮椅时，皮肤随时都可能受到床单和轮椅坐垫表面的逆行阻力摩擦。如皮肤被擦伤后受到汗、尿、粪等浸渍时，易发生压疮。

3.剪切力

剪切力是因两层组织相邻表面间的滑行，产生进行性的相对移位所引起的，是由摩擦力和压力相加而成的，与体位关系密切。当患者取半坐卧位时，身体容易下滑，皮肤与床铺出现平行的摩擦力，加上皮肤垂直方向的重力，从而导致剪切力的发生。剪切力使这些组织拉开，因而造成皮肤组织损伤。

【易于发生压疮的患者】

(1)截瘫、偏瘫、昏迷等失去知觉的患者。

(2)活动能力差的年老卧床患者。

(3)极度瘦弱、骨隆突处皮肤菲薄的患者。

(4)高热多汗、大小便失禁等经常受潮湿刺激的患者。

(5)打石膏、用夹板、上牵引及应用约束带的患者。

(6)蛋白质及维生素缺乏等营养不良的患者。

【压疮的易发部位】

压疮好发于受压和缺乏脂肪组织保护、无肌肉包裹或肌层较薄的骨骼隆突处,最好发于尾骶部,而且与卧位密切相关。

(1)仰卧位时,枕骨粗隆、肩胛骨、肘部、尾骶部及足跟处好发。

(2)侧卧位时,耳郭、肩峰、肋骨、股骨粗隆、膝关节的内外侧及内外踝处好发。

(3)俯卧位时,面颊和耳郭部、肩峰、女性的乳房、男性的生殖器,以及髂前上棘、膝部和足尖等部位好发。

【压疮的分期】

压疮的发生是一个渐进的过程,根据发展过程和轻重程度的不同,可将压疮分为3期。

1.淤血红润期

淤血红润期又称一度压疮,为压疮初期,损伤仅限于表皮。局部皮肤受压或受到潮湿刺激后,出现暂时性血液循环障碍,受压皮肤呈暗红色,并有肿、热、麻木或有触痛。

2.炎性浸润期

炎性浸润期又称二度压疮。红肿部位如果继续受压,血液循环仍得不到改善,组织缺血缺氧,损伤延伸到皮下脂肪层。受损皮肤呈紫红色,皮下有硬结,有疼痛感。表皮因水肿变薄,并有炎性渗出,形成大小不一的水疱。水疱破溃后,表皮易脱落而形成潮湿红润的溃疡面。

3.溃疡期

溃疡期又称三度压疮。静脉血液回流受到严重阻碍,局部淤血致血栓形成,组织缺血缺氧。此期损伤已侵犯到肌层。轻者,表皮水疱逐渐扩大破溃,真皮创面有黄色渗出物,感染后有脓液流出,溃疡形成;重者,坏死组织侵入真皮下层和肌层,脓性分泌物增多,坏死组织呈黑色,有臭味,感染向周围及深部扩展,可达骨骼。若细菌及毒素侵入血液循环,还可造成败血症。

【压疮的预防与护理】

根据患者的活动能力、营养状况、循环状况及排泄状况等评估其发生压疮的危险性。易发生压疮的高危人群应该定时观察其受压部位的皮肤情况,并注意记录,同时采取预防措施。

压疮的预防的关键措施在于消除其发生的诱因。因此,护士在工作中应做到勤观察、勤翻身、勤按摩、勤擦洗、勤更换、勤整理、勤交班。交接班时要严格细致地交接局部皮肤情况及护理措施。

1.避免局部长期受压

(1)鼓励和协助卧床患者经常更换卧位:①一般每2小时翻身1次,并视患者病情及局部受压情况及时予以调整,建立床头翻身记录卡(表 12-2);翻身时切忌推、拉、拖等动作,以防擦破皮肤;有条件的医院可使用帮助患者翻身的电动转床。②患者采取半坐卧位时,床头抬高勿超过 45°,避免患者滑向床尾,避免剪切力产生。

(2)保护骨隆突处和支持身体空隙处:①将患者体位安置妥当后,可在身体空隙处垫软枕、海绵垫或一些经特殊设计的垫褥。②对易受压的部位,可采用使受压处悬于空隙中的"架格法"。例如:用床上支被架撑起盖被,减轻被褥对足部的压迫;用棉褥或软枕铺在床垫上留出空隙,有利于减轻对骨隆突处的压力;应用气垫床,交替和分解受压部位的压力。③对使用石膏、夹板或牵引的患者,衬垫应平整、松软适度,注意观察骨骼突出部位的衬垫,仔细观察局部皮肤和肢端皮肤颜色改变的情况,认真听取患者的反映,适当予以调节。

表 12-2 翻身记录卡

姓名_____ 床号_____

日期	卧位	皮肤情况	备注	执行者

2.避免潮湿、摩擦及排泄物的刺激

(1)保持皮肤清洁干燥:大小便失禁、出汗及分泌物多的患者应及时擦洗干净,保护皮肤免受刺激,局部可涂凡士林软膏,小儿要勤换尿布。不可让患者直接卧于橡胶单或塑料布上,患者使用的床单应保持清洁、平整、无碎屑,以减少或避免摩擦力产生。

(2)不可使用破损的便盆,以防擦伤皮肤。使用便盆时避免拖拉动作,可以在便器边缘垫柔软的布垫,避免皮肤直接接触瓷面。

3.促进局部血液循环

对易发生压疮的患者,要常检查,用温水擦澡,用湿热毛巾擦背或行局部按摩。根据患者的情况和医院的设施,有选择地实施手法按摩、电动按摩或红外线灯照射等方法促进局部血液循环。

(1)全背按摩法:协助患者俯卧或侧卧,露出背部。先以温水擦洗,再以双手蘸少许 50 ％乙醇溶液,斜站在患者一侧,从患者骶尾部开始,沿脊柱两侧边缘向上按摩。至肩部时用环状动作。按摩后,手再轻轻滑至臀部及尾骨处。如此有节奏按摩数次,再以拇指指腹由骶尾部开始沿脊柱按摩至第 7 颈椎处。

(2)局部按摩法:蘸少许 50 ％乙醇溶液,以手掌的大、小鱼际部分紧贴皮肤,做压力均匀的环形按摩,由轻到重,由重到轻,每次 3～5 分钟。

4.改善机体营养状况

营养不良是导致压疮发生的内因之一,又可影响压疮的愈合。因此,在病情许可的条件下,应为患者提供高蛋白质、高维生素的饮食,增强机体抵抗力和组织修补能力,补充矿物质,如口服适量硫酸锌,以促进慢性溃疡的愈合。

5.增加患者的活动

尽可能避免给患者使用约束带和镇静药,在病情许可时,协助患者进行关节活动范围练习,鼓励患者及早离床活动。

6.增加患者及其家属的相关健康知识

通过健康教育使患者及其家属了解活动及各项压疮预防措施的重要意义,学会自行检查易发生压疮部位的皮肤状况并能做出判断;教会患者及家属利用简便可行的方法减轻皮肤受压程度和有计划地进行身体的活动。

【压疮的治疗和护理】

若局部已发生压疮,则应在全身预防护理的基础上,根据具体情况给予相应的治疗和护理。

1.淤血红润期的护理

淤血红润期的护理重点是及时除去引发压疮的因素,避免压疮继续发展。主要的护理措施为:增加翻身次数,避免局部继续受压;避免摩擦、潮湿和排泄物的刺激;改善局部血液循环可采用湿热敷、红外线或紫外线照射等方法,但不提倡局部按摩,以防摩擦造成进一步的损害。

2.炎性浸润期的护理

炎性浸润期护理的关键是保护皮肤,预防感染。对未破小水疱要减少摩擦,可用无菌敷料保护,防止破裂,促进水疱自行吸收;大水疱用无菌注射器抽出疱内液体,消毒局部皮肤,再用无菌敷料包扎。

3.溃疡期的护理

溃疡期的护理原则是解除压迫,清洁创面,除腐生新,促进愈合。治疗的基本方法是清创后用无菌敷料包扎。用生理盐水、0.02%呋喃西林、1∶5 000 高锰酸钾等溶液清洗创面。对溃疡较深、引流不畅者,可用 3%过氧化氢溶液冲洗去除坏死组织,抑制细菌生长。局部可涂擦3%～5%碘酊,促进疮面干燥收敛。此外,一些中药膏剂、散剂有促进局部疮面血液循环和组织生长的作用,氧疗、小功能氦氖激光分点照射和红光配合紫外线照射等方法也可作为治疗压疮的手段。

第三节　头发护理

头发的状态可反映出身体的健康情况及精神状态。头发护理是全身卫生护理的一部分,通过头发护理,不仅可以更全面地观察患者的病情,而且可使头发整洁美观,减除痒感,增加患者的舒适度,增强患者的自尊心和恢复健康的自信心。同时,还可使头皮得到按摩,刺激血液循环,增进毛囊的营养、头发的代谢,预防感染,并起到预防和灭除虱、虮的作用。

一、床上梳发

【目的】

(1)协助不能自理的患者保持头发整洁美观。

(2)维护患者的自尊,提升患者的舒适度。

【用物】

治疗巾、30％乙醇和纸袋、梳子(患者自备)，必要时备发卡和橡皮圈。

【操作步骤】

(1)核对床号、姓名，向患者及家属解释，评估患者头发的状况。

(2)备齐用物携至患者床旁，再次核对床号、姓名。

(3)对卧床患者，铺治疗巾于枕头上，协助患者把头转向一侧。对可坐起的患者，协助患者坐起，铺治疗巾于患者肩上。

(4)梳发：将头发从中间梳向两边，左手握住一股头发，由发梢逐渐梳到发根。长发或遇有打结时，可将头发绕在示指上慢慢梳理；如头发已纠结成团，可用30％乙醇湿润后，再小心梳顺。同法梳理另一边。

(5)根据患者需要将头发编辫或扎成束，将脱落的头发置于纸袋中，撤下治疗巾。

(6)协助患者采取舒适卧位，整理床单位，清理用物。

(7)洗手后，记录执行时间、评估情况及护理后效果。

二、床上洗发

【目的】

(1)协助长期卧床患者去除头发、头皮污垢及头皮屑，促进头皮的血液循环和毛囊营养，使患者清洁、整齐、舒适、美观，维护患者的自尊。

(2)为经过灭虱处理后的患者洗净头发。

【用物】

(1)治疗车上备洗发槽；治疗盘内置眼罩或纱布，别针，小橡胶单及大、中毛巾各1条，不吸水棉球2只。

(2)纸袋、洗发液(膏)、梳子、小镜子、护肤霜(患者自备)。

(3)水壶(内盛40～45℃热水)、污水桶，必要时备电吹风。

【操作步骤】

(1)备物至床前，核对床号、姓名，向患者及家属解释，评估患者头发的状况及病情。

(2)环境准备：根据季节关窗或开窗，室温以24±2℃为宜。必要时用屏风遮挡，按需给予便盆。

(3)摇平床头，垫小橡胶单及大毛巾于枕上，松开患者的衣领，将其向内反折，将中毛巾围于患者颈部，以别针固定。协助患者斜角仰卧，移枕于肩下，嘱患者屈膝，垫膝枕于双膝下，使患者体位安全舒适。置洗发槽于患者后颈部，使患者颈部枕于突起处，头部在槽中，槽开口出水处下接污水桶。用棉球塞住患者双耳，用眼罩或纱布遮盖患者双眼或嘱其闭上眼睛。

(4)洗发：试水温后，用少许热水沾湿患者头发，询问患者感觉，确定水温合适后，用水壶倒热水充分湿润头发。倒洗发液于手掌，涂遍头发。用指尖指腹部揉搓头皮和头发，揉搓力量适中，揉搓方向由发际向头顶部；使用梳子，除去落发，置于纸袋中；用热水冲洗头发，直至洗净为止。

(5)擦干、梳理头发：洗发毕，解下患者颈部毛巾，包住头发并擦干；移去洗发槽，除去患者眼上的纱布或眼罩，以及耳道内的棉球；协助患者平卧；用吹风机吹干患者头发，梳理成其习惯的式样。

(6)整理和记录：移去小橡胶单，置回枕头，协作患者躺卧舒适；整理床铺，清理用物；洗手后，记录执行时间及护理效果。

【注意事项】

(1)要随时观察患者的一般情况,如患者出现面色、脉搏、呼吸异常,应立即停止操作。衰弱患者不宜洗发。操作中随时与患者交流,了解其感受及需要,并及时给予适当处理。

(2)洗发时,应防止水流入患者眼及耳内,避免患者颈部皮肤与洗发槽缘直接接触,保护衣领,避免沾湿衣服和床单;揉搓力量适中,避免用指甲抓,以防抓伤患者的头皮。

(3)注意室温和水温的调节,及时擦干头发,防止患者受凉。

三、头虱、虮卵的灭除法

虱可由接触传播,寄生于人体后,不仅使局部皮肤发痒,使患者抓破皮肤而引起感染,还可传播流行性斑疹伤寒、回归热等疾病。因此,发现患者有虱应立即进行灭虱。寄生于人体的虱有体虱、头虱、阴虱等。对有体虱、阴虱者,应剃去腋毛、阴毛,用纸包裹焚烧,并换下衣服进行消毒处理。对有头虱者,行灭头虱术。

【目的】

及时杀灭虱子和虮卵,解除患者的痛苦,预防头虱蔓延及传染疾病。

【用物】

(1)用物同洗发用物(减去大毛巾),另加别针、隔离衣及治疗巾2条。

(2)篦子(齿间嵌少许棉花),治疗碗内盛灭虱药液(10％百部草乙酸浸出液或百部草煎液300～500 ml),纱布,塑料帽子,隔离衣,手套,布口袋,纸袋,清洁衣裤、被服。

【操作步骤】

操作步骤以女患者灭头虱法为例。

(1)备齐用物至患者处,核对床号、姓名,向患者及家属解释,评估患者病情,确定灭虱方法及所需用物,取得合作(必要时先动员患者剪短头发,剪下的头发用纸包裹焚烧)。

(2)护士穿隔离衣、戴手套,以免受虱、虮传染。

(3)按洗头法做好准备,将头发分为若干小股,用纱布蘸百部酊,按顺序擦遍头发,同时用手揉搓,使之湿透全部头发,反复揉搓10分钟后用帽子包住头发。

(4)24 小时后,取下帽子,用篦子篦去死虱和虮卵,并洗发。如发现仍有活虱,须重复用百部酊杀灭。

(5)更衣、整理:灭虱完毕,为患者更换衣裤被服,将污衣裤和被服放入布口袋内。整理床单位、清理用物。凡患者用过的布类和接触过的隔离衣等均应装入袋内,扎好袋口送高压蒸汽灭菌;篦子上除下的棉花,用纸包好焚烧;梳子和篦子消毒后用刷子洗净。

【注意事项】

(1)如病情允许,灭虱应在治疗室进行,以保护患者的自尊。

(2)操作中避免虱、虮传播。

(3)使用百部酊时,防止药液污染患者的面部及眼部。用药后注意观察患者局部及全身反应。

附:灭虱药液配制法

灭虱药液配制法:取百部 30 g 放于瓶中,加 50 ％乙醇或 65 度白酒 100 ml,再加 100 ％乙酸 1 ml,盖严瓶盖,48 小时后制得药液,可供使用。也可用食醋代替乙酸,取食醋 30 ml,70 ％乙醇 70 ml,百部 30 g 配制药液。另有市售灭虱香波(内含 1 ％二氯苯醚菊酯)或灭虱洗头膏也可用于灭虱。

第十三章 生命体征的观察和测量技术

生命体征是指体温、脉搏、呼吸及血压,是机体内在活动的一种客观反映。当机体出现异常时,生命体征可发生不同程度的变化,因而生命体征成为衡量患者身体健康状况的基本指标。正确观察生命体征可以为疾病的预防、诊断、治疗及护理提供参考资料和依据。

第一节 体温的观察与测量

体温(body temperature)指身体内部的温度。正常情况下,人的体温保持在相对恒定的状态,通过大脑和丘脑下部的体温调节中枢的调节及神经体液的作用,使产热和散热保持动态平衡。人体产热主要是通过内脏器官,尤其是肝的代谢和骨骼肌运动而进行的;散热则是通过辐射、传导、对流、蒸发等方式进行的。

测量体温所采用的单位是摄氏度(℃)或华氏度(℉),一般常用摄氏度。两者换算关系为:

$$℃=(℉-32)×5/9 \text{ 或 } ℉=℃×9/5+32$$

一、体温的观察

(一)正常体温

1.体温的范围

正常体温常以口腔、直肠、腋下温度为标准。这 3 个部位测得的温度与机体深部体温相接近。健康人口腔舌下温度为 36.3~37.2 ℃;直肠温度受外界环境影响小,故比口腔温度高出 0.3~0.5 ℃;腋下温度受体表散热、局部出汗、潮湿等因素影响,比口腔温度低 0.3~0.5 ℃。同时对这 3 个部位进行测量,其温度差一般不超过 1 ℃。直肠温度虽然与深部体温更为接近,但由于测试不便,临床上除小儿外,一般都测口腔温度或腋下温度。

2.体温的生理性变动

体温可随年龄、昼夜、运动、情绪等变化而出现生理性变动,但在这些条件下体温的改变往往在正常范围内或呈一过性改变。

(1)年龄的差异:新生儿因体温调节中枢发育不完善,体温易受环境温度的影响,并随之波动;儿童由于代谢旺盛,体温可略高于成人;老年人由于代谢低下,体温可为在正常范围内的低值。

(2)昼夜差异:体温一般在清晨 2:00—6:00 最低,下午 2:00—8:00 最高,其变动范围为平均值的±0.5 ℃。这种昼夜的节律波动与人体活动、代谢、血液循环等周期性变化有关,如长期夜班工作的人员,可出现夜间体温升高、日间体温下降的现象。

(3)性别差异:女性体温略高于男性。女性的基础体温还随月经周期而出现规律性的变化,即月经期和月经后的前半期体温较低,排卵日最低,而排卵后到下次月经前体温逐步升高,月经来潮后,体温又逐渐下降,体温升降范围为 0.2~0.5 ℃。这种体温的周期性变化与血液中孕激素(如黄体酮)及其他激素浓度的变化有关。

(4)运动影响的差异:剧烈运动时,骨骼肌紧张并强烈收缩,使产热量激增;同时因交感神经兴奋,释放肾上腺素、甲状腺素和肾上腺皮质激素增多,代谢率增高而致体温上升。

(5)受情绪影响的差异:情绪激动、精神紧张都可使体温升高,这与交感神经兴奋有关。

(6)其他:进食、沐浴可使体温升高,睡眠、饥饿可使体温降低。

(二)异常体温

1.发热

在致热原的作用下或体温调节中枢发生功能障碍时,机体产热增加,而散热减少,体温升高超过正常范围,称为发热。

发热时,体温(以口腔温度为准)为 37.3~37.9 ℃为低热,38.0~38.9 ℃为中等热,39~41 ℃为高热,超过 41 ℃为超高热。发热过程可分为以下 3 个阶段。

(1)体温上升期:患者主要表现为畏寒、皮肤苍白、无汗,甚至寒战。

(2)发热持续期:患者主要表现为颜面潮红、皮肤灼热、口唇干燥、呼吸和脉搏增快。

(3)退热期:患者主要表现为大量出汗和皮肤温度降低。

将发热时所测得的体温值绘制成曲线图,可呈现不同的形态,称为热型。常见的热型有稽留热、弛张热、间歇热和不规则热。热型常能提示某种疾病的存在。

2.体温过低

体温在 35 ℃以下称为体温过低。体温过低可见于早产儿及全身衰竭的危重患者。

体温过低开始时可出现寒战,当体温继续下降时,四肢开始麻木,并丧失知觉,血压下降,呼吸减慢,甚至意识丧失,出现昏迷。

二、测量体温的方法

(一)体温计

最为常用的体温计是玻璃汞(水银)柱式体温计。水银端受热后,水银膨胀沿毛细管上升,所达刻度即体温的度数。摄氏体温计的刻度为 35~42 ℃,每一大格为 1 ℃,每一小格为 0.1 ℃。测量不同部位的体温计,其外形也有所不同。例如:口表和肛表的玻璃管呈三棱状,腋表的玻璃管呈扁平状;口表和腋表的水银端细长,肛表水银端粗短。

此外,还有各种电子体温计,采用电子感温探头来测量体温,测量迅速,读数直观,使用方便。化学体温计(点阵式体温计)则是将对特定温度敏感的化学试剂制成点状,在体温计受热 45 秒钟内,即可从试剂点颜色的改变上来得知所测得的体温值,该体温计为一次性用品,用后即可丢弃,不会引起交叉感染。

红外线耳式体温计通过测量耳朵鼓膜的辐射亮度,非接触地实现对人体温度的测量,只需将探头对准外耳道,按下测量钮,几秒钟就可得到测量数据,非常适合急重病患者、老年人、婴幼儿等使用。

(二)测量方法

【用物】

测量盘内盛体温计、纱布、弯盘、记录本、笔及有秒针的表。

【操作方法】

检查体温计有无破损,水银柱是否甩到 35 ℃刻度以下,以免影响测量结果。备齐用物,携至床边,向患者解释并交代注意事项,以取得配合,并根据病情需要选择测量体温的部位。

1.口腔测量法

将口表水银端斜放于患者舌下靠近磨牙处的深部,此处称热袋(heat pocket),系舌动脉经过处,所测出的温度最接近身体深部体温。嘱患者闭口用鼻呼吸,勿咬体温计。3 分钟后取出体温计,用纱布擦净,与视线平行,稍转动看清度数并记录,将水银柱甩至 35 ℃刻度以下,放在弯盘内。

2.腋下测量法

沾干腋下汗液,将体温计的水银端放于腋窝中央,紧贴皮肤,屈臂过胸夹紧。10 分钟后取出,其余同口腔测量法。

3.直肠测量法

患者取侧卧位,小儿可取俯卧位,露出臀部,用液状石蜡润滑肛表水银端,分开臀部,看清肛门,轻轻将肛表插入肛门 3～4 cm。婴幼儿测量时,只需插入肛门即可。3 分钟后取出,用卫生纸擦净,其余同口腔测量法。

将所测体温绘制于体温单上,口腔温度用蓝圆点表示,腋下温度用蓝叉表示,直肠温度用蓝圆圈表示,并以蓝线与前一次的测量结果相连。高热患者降温 30 分钟后,所测体温绘制在降温前体温的同一纵格内,用红圆圈表示,并以红虚线与降温前体温相连,下一次测得的体温仍与降温前的体温相连。

【注意事项】

(1)体温计应轻拿轻放,甩动时注意勿触及周围物体,以防损坏。

(2)幼儿、精神异常或昏迷患者、口鼻部施行手术者、呼吸困难者,不可采用口腔测温;腹泻、直肠或肛门施行手术者,不可采用直肠测温。

(3)进食或面颊部做冷敷、热敷者,须过 30 分钟后再测口腔温度;坐浴或灌肠后须待 30 分钟后,方可测量直肠温度。

(4)幼儿、精神异常或昏迷患者测量时,护士应在旁守护并用手扶托患者肢体,以防发生意外。

(5)发现体温与病情不符合时,应重新测量。如有异常应立即通知医生,并采取相应措施。

(6)若患者不慎咬碎体温计将水银吞下:首先,应及时清除口腔内的玻璃碎屑,以免损伤口腔与消化道组织;其次,口服蛋清液或牛奶,以延缓汞的吸收;最后,若不影响病情,还可给予粗纤维食物,以加快汞的排泄。

(三)体温计的消毒及检查法

1.体温计的清洁与消毒

体温计的清洁与消毒的目的是保持体温计清洁,防止交叉感染。常用消毒液有 70 ％乙醇、1 ％过氧乙酸、2 000 mg/L有效氯等。

(1)容器:所有盛消毒液和体温计的容器均应有盖,消毒液容器内有尼龙网兜。消毒液每天更换 1 次,容器每周消毒 1 次。

(2)方法:先将所用过的体温计全部浸没于一只盛有消毒液的容器内,5 分钟后取出,再放入另一盛有相同消毒液的容器内浸泡,30分钟后取出,用冷开水冲净,再用消毒纱布擦干,存放于清洁盒内备用。肛表应按上述方法另行消毒。

2.体温计的检查法

为保证测量准确,使用中的体温计应定期进行准确性检查。检查时,先将所有体温计的水银柱甩至35℃刻度以下,再同时置入40℃的水中或恒温箱内,3分钟后取出检视,若体温计误差超过±0.2℃,或水银柱有裂隙,或水银柱自行下降,则不再使用。

第二节　脉搏的观察与测量

脉搏(pulse)是指在身体浅动脉上可触摸到的搏动,是由心脏节律性地收缩和舒张引起动脉血管壁的相应扩张和回缩所产生的。正常情况下,脉率和心率是一致的。

一、脉搏的观察

(一)正常脉搏

健康成年人的脉搏为60～100次/分。脉搏的节律规则为间隔时间相等,搏动强弱适中。脉搏可随年龄、性别、活动和情绪等因素而变动。一般幼儿的脉搏比成年人的快,同年龄女性的脉搏比男性的稍快。进食、运动和情绪激动时,脉搏可暂时增快;休息和睡眠时,脉搏会相对减慢。

(二)异常脉搏

1.频率的改变

成年人脉率超过100次/分,称为速脉,见于发热、甲状腺功能亢进症及缺血、缺氧所致的心脏代偿情况;低于60次/分,称为缓脉,见于颅内压增高、房室传导阻滞。

2.节律的改变

脉搏间隔时间不等,称不整脉。有规律的不整脉是在一系列均匀的脉搏中,出现一次提前的搏动,随后有一补偿性的间歇,称为间歇脉。若每隔一个或两个正常搏动后出现一次提前搏动,呈二联脉或三联脉,见于各种原因引起的心肌损害。无规律的不整脉是在单位时间内脉率少于心率,且脉搏节律不等,强弱不同,称绌脉(脉搏短绌),见于心房颤动。

3.强弱的改变

当心排血量大、外周阻力小、动脉充盈度和脉压较大时,脉搏强大,称洪脉,常见于高热、甲状腺功能亢进症;当有效循环血量降低、心排血量减少时,脉搏细弱,称丝状脉,常见于大出血、休克、心力衰竭。

二、测量方法

凡浅表靠近骨骼的大动脉都可以用来测量脉搏。常取的部位是桡动脉,其次是颞动脉、颈动脉、股动脉及足背动脉等。

【用物】

有秒针的表、记录本、笔。

【操作方法】

(1)患者取卧位或坐位,手臂自然放置。

(2)以示指、中指、环指三指的指端按在患者的桡动脉上,压力的大小以清楚触及动脉搏动为宜。计数 30 秒钟,将测得的脉率乘以 2,记录。心脏病患者应测量 1 分钟。

(3)如患者有脉搏短绌时,应由两人测量,1 人数脉率,1 人听心率,由听心率者发出"起""停"口令,两人同时开始,测 1 分钟,记录方式为脉率/(心率·分)。

(4)将所测脉搏绘制于体温单上,脉率以红圆点表示,心率以红圆圈表示。如果脉搏与体温重叠于一点时,先画体温,再将脉搏用红圈画于其外;若体温系直肠温度,先以蓝圈表示体温,再在其内以红点表示脉搏。相邻脉搏之间应以红线连接。若需绘制脉搏短绌图,则于心率与脉率之间以红线连接。

【注意事项】

(1)测量脉搏前,应使患者保持安静,活动后须休息 15～30 分钟再测。

(2)不可用拇指测量脉搏,因为拇指小动脉搏动易与患者的脉搏相混淆。

(3)测量时注意力集中,仔细测量脉搏的频率、节律、强弱,如与病情不符应重新测量。

第三节　呼吸的观察与测量

呼吸(respiration)是指机体与环境之间进行气体交换的过程。通过呼吸,机体不断地从外界摄取氧,同时排出二氧化碳,以满足机体新陈代谢的需要和维持内环境的相对稳定。通过观察呼吸运动,可以判断机体内外环境气体交换情况,进而帮助判断病情。

一、呼吸的观察

(一)正常呼吸

正常呼吸时,胸廓、腹壁呈平稳、有节律的起伏运动,呼气较吸气略长,吸与呼之比为 1 ：(1.5～2.0)。成人呼吸频率 16～20 次/分,呼吸与脉搏的比例为 1 ：4。

呼吸频率和深浅度可随年龄、性别、活动、情绪、意识等因素而改变。一般幼儿呼吸比成人呼吸快,同年龄女性呼吸比男性呼吸稍快,活动和情绪激动时呼吸增快,休息和睡眠时呼吸较慢,意识也能控制呼吸的频率、节律及深浅度,

(二)异常呼吸

1.频率的改变

成人呼吸超过 24 次/分为呼吸增快,多见于高热、缺氧;少于 10 次/分,为呼吸缓慢,多见于颅内压增高、巴比妥类药物中毒。

2.节律的改变

节律改变常表现为周期性呼吸,即呼吸运动与呼吸暂停呈周期性交替出现,有以下两种形式。

(1)潮式呼吸,又称陈-施(Cheyne-Stokes)呼吸。其特点为呼吸由浅慢逐渐加深加快,达高潮后,又逐渐变浅变慢,然后呼吸暂停 5～30 秒钟,之后又重复出现上述呼吸,如此周而复始,犹如潮水涨落,故称潮式呼吸。多见于脑出血、全身衰竭的患者。

(2)间停呼吸,又称比奥(Biot)呼吸。其特点为在几次有规律的呼吸后,突然呼吸停止约

10秒钟,然后又开始呼吸,如此反复交替。常见于颅内压增高症或呼吸中枢衰竭的患者。

周期性呼吸发生的机制是呼吸中枢兴奋性减弱,血中正常浓度的二氧化碳不能通过化学感受器引起呼吸中枢兴奋,故呼吸逐渐减弱,以致呼吸暂停。由于呼吸暂停,血中二氧化碳分压增高,至一定程度后,通过化学感受器,反射性地兴奋呼吸中枢,引起呼吸。随着呼吸的进行和二氧化碳的排出,血中二氧化碳分压降低,呼吸再次减慢以致暂停,从而形成周期性呼吸。此种呼吸提示病情危重,尤其是间停呼吸,常出现在呼吸停止之前。

3.深浅度的改变

一般情况下,急促的呼吸常表浅,缓慢的呼吸常深大。呼吸浅快见于肋骨骨折、胸腔积液、气胸、肺实变等;呼吸深慢见于代谢性酸中毒,是机体代偿的表现。

4.呼吸困难

呼吸困难是呼吸的频率、节律、深浅度改变的总称,患者主观上感到胸闷气急、呼吸费力,客观上伴有烦躁、面色苍白、末梢发绀、出冷汗、不能平卧等体征。

(1)吸气性呼吸困难:特点为吸气费力,吸气时间延长,可出现"三凹征"(胸骨上窝、锁骨上窝、肋间隙凹陷),亦可出现鼻翼扇动和一种高音调声响。其发生机制为上呼吸道部分梗阻,气流进入不畅,呼吸肌收缩增强。常见于气管内异物或肿瘤,喉头水肿或痉挛。

(2)呼气性呼吸困难:特点为呼气费力,呼气时间明显延长,并伴有喘息声。其发生机制为下呼吸道部分梗阻或痉挛,导致气流呼出不畅。常见于哮喘和阻塞性肺气肿。

(3)混合性呼吸困难:特点为吸气与呼气均费力,呼吸频率增快。其原因为广泛性肺部病变,使气体交换面积减少,从而影响肺换气功能。常见于肺炎、肺不张、急性肺水肿等。

二、测量呼吸的方法

【用物】

有秒针的表、记录本、笔。

【操作方法及注意事项】

(1)在测量脉搏后,仍保持测量脉搏的手势,使患者处于不知不觉的自然状态中,观察患者胸部或腹部的起伏,一起一伏为1次呼吸,计数30秒钟,将所测值乘以2并记录。对呼吸不规则的患者和婴儿,应测1分钟。

(2)计数的同时,观察呼吸节律、深浅度的改变。

(3)重危患者呼吸气息微弱不易观测时,可将少许棉絮置患者鼻孔前,观察棉絮被吹动的情况,并计数1分钟。

(4)将所测呼吸结果绘制于体温单上,用蓝圆点表示,相邻呼吸之间以蓝线连接;或记录于体温单上的呼吸一栏内,相邻的呼吸应上下错开记录,以便于查看。

第四节　血压的观察与测量

血压(blood pressure,BP)是指血液在血管内流动时对血管壁产生的侧压力。一般指动脉血压,如无特别注明,是指肱动脉血压。

当心脏收缩时,动脉血压上升达到最高值,称为收缩压(systolic pressure);当心脏舒张时,动脉血压下降达到最低值,称为舒张压(diastolic pressure)。收缩压与舒张压之差称为脉压(pulse pressure)。血压的单位通常采用"mmHg"。

一、血压的观察

(一)正常血压

1.血压的范围

健康成年人在安静时,收缩压为 90～139 mmHg,舒张压为 60～89 mmHg,脉压为 30～40 mmHg。

2.生理性变化

(1)年龄和性别的影响:动脉血压随年龄的增长而增高。40 岁以后每增加 10 岁,收缩压升高 10 mmHg。女性在更年期前血压低于男性,更年期后血压差别较小。

(2)昼夜和睡眠的影响:一般傍晚血压高于清晨;过度劳累或睡眠不佳时,血压稍有升高;睡眠和休息后,血压可略有下降。

(3)环境的影响:寒冷环境中,血压可上升;高温环境中,血压可下降。

(4)不同部位的影响:部分人的右上肢血压高于左上肢 10 mmHg 左右,这是由于右侧肱动脉来自主动脉弓的第一大分支无名动脉,而左侧肱动脉来自主动脉弓的第三大分支左锁骨下动脉,在血液运行中,能量稍有消耗,压力有所下降;大多数人下肢血压比上肢血压高 20～40 mmHg,与股动脉的管径较肱动脉粗、血流量大有关。

(5)精神状态的影响:紧张、恐惧、害怕及疼痛都可引起收缩压的升高,而舒张压变化较小。

(6)劳动、饮食等均可影响血压值。

(二)异常血压

1.高血压

目前,我国采用国际上统一的血压分类和标准,成年人高血压定义为收缩压不低于140 mmHg 和(或)舒张压不低于 90 mmHg。

原发性高血压又称高血压病。继发性高血压继发于其他疾病,如肾疾病、主动脉狭窄、嗜铬细胞瘤及妊娠高血压症等。过高的血压增加心脏的负担,容易诱发左侧心力衰竭,也易发生高血压脑病。

2.低血压

血压低于 90/60～50 mmHg,称为低血压。

各种原因引起的休克,可出现血压降低。血压过低可造成身体组织器官缺血缺氧,如不及时发现和处理,就会使身体的重要器官如心、肺、脑、肾组织发生变性坏死,甚至导致脏器功能衰竭,严重者导致死亡。

3.脉压异常

脉压增大,常见于主动脉瓣关闭不全、动脉硬化;脉压减小,可见于心包积液。

二、血压的测量

(一)血压计

动脉血压可用血压计来进行间接测量,这是根据血流通过狭窄的血管管道,形成涡流时发出声响的原理来设计的。

1.普通血压计

普通血压计由输气球、袖带、血压表3个主要部分组成。成人袖带的宽度为12 cm,长度为24 cm;小儿袖带的宽度则应为其上臂的2/3,故有各种型号。血压表有汞柱式和弹簧表式两种,常用汞柱式。

2.电子血压计

在电子血压计的袖带上有换能器,经过微电脑控制数字处理,在显示板上直接显示收缩压、舒张压和脉搏3个参数,并能自动充气和放气。

(二)测量方法

【用物】

血压计、听诊器、笔记本、笔。

【测量部位】

上肢肱动脉或下肢腘动脉。

【操作方法】

检查血压计是否有漏气、汞量不足、汞柱裂隙等现象,以免影响测量结果的准确性,并根据患者的情况选择测量部位,一般用上肢测量法。

1.上肢血压测量法

嘱患者取坐位或卧位,伸出一臂,将衣袖卷至肩部,袖口不可太紧,以免影响血流顺利通过。肘部伸直,手掌向上,肱动脉与心脏保持同一水平,坐位时肱动脉平第4肋间,仰卧位时肱动脉平腋中线。放平血压计,打开盒盖至90°垂直位置,开启汞槽开关,将袖带平整缠于患者上臂上,松紧度以能放入一指为宜,袖带下缘距肘窝2～3 cm。戴上听诊器,在肘窝内侧摸到肱动脉搏动点,将听诊器的胸件置于其上,但不能塞在袖带内,用手固定,另一只手握气球,关气门,向袖带内充气至肱动脉搏动声消失,再升高20～30 mmHg,然后放开气门以每秒钟4 mmHg的速度使汞柱缓慢下降,注视汞柱所示刻度,听到第一搏动声的汞柱刻度为收缩压,此时袖带内压与心室收缩压相等,血液能在心脏收缩时通过被压迫的血管。随后搏动声继续存在,直至袖带内压降至与心室舒张压相等时,搏动声突然变弱或消失,此时汞柱所示刻度为舒张压。测量完毕,排尽袖带内余气,拧紧阀门螺旋,解开袖带,整理妥善,放入盒内,气门螺旋卡在固定架上,将血压计向右倾斜45°,关闭汞槽开关,盖上盒盖平稳放置。

2.下肢血压测量法

嘱患者取仰卧稍屈膝位或俯卧位,露出下肢。用袖带(宽带比被测肢体直径宽20％)缠于患者大腿下部,其下缘在腘窝上3～5 cm处,如肢体较粗,可加用宽布带包于袖带外面,缠于肢体上,听诊器胸件置于腘动脉搏动点上。其余测量方法同上肢测量法。

测得的血压值以分式记录在体温单的血压一栏内或指定的表格内,即收缩压/舒张压,可免记计量单位,但下肢血压应注明"下",以免发生误会。

【注意事项】

(1)测量血压前,应使患者安静休息15分钟,或者在清晨时测量,以消除疲劳和精神紧张对血压的影响。

（2）袖带的宽带要符合规定的标准。如使用的袖带太窄，需用较高的空气压力才能阻断动脉血流，使测得的血压值偏高；如果袖带过宽，大段血管受压，增加血流阻力，使搏动在到达袖带下缘之前已消失，测得的血压值偏低。

（3）袖带缠裹要松紧适度。如果袖带过松，充气时呈球状，不能有效阻断动脉血流，使测得的血压值偏高；如果袖带过紧，可使血管在袖带未充气前已受压，致使测得的血压值偏低。

（4）为了避免血液重力作用的影响，测量血压时，肱动脉与心脏应处于同一水平。如果肢体位置高于心脏位置，测得的血压值偏低；反之血压值偏高。

（5）出现血压听不清或者异常情况时，应重新测量。先驱尽袖带内的气体，汞柱降至"0"刻度点，稍待片刻，再进行测量，直到测准为止。不可连续反复加压，避免影响血压值和引起患者不适。

（6）为有助于测量的准确性和对照的可比性，对须密切观察血压者，应做到"四定"，即定时间、定部位、定体位、定血压计。

（7）血压计要定期进行检查和维修，防止血压计本身造成误差，如充气时汞柱不能上升至顶部，即表示汞量不足或漏气，应及时维修。

第十四章　改善呼吸功能的护理技术

呼吸是人类的基本需要。无论是急性突发性呼吸困难，还是慢性持续性呼吸困难，都会导致机体缺氧而危及生命和健康。护士有责任采取有效措施，掌握改善呼吸功能的护理技术，以解除患者的痛苦，满足患者的需要。

第一节　吸痰法

吸痰法(aspiration of sputum)是指经口、鼻腔、人工气道将呼吸道的分泌物吸出，以保持呼吸道通畅，预防吸入性肺炎、肺不张、窒息等并发症的一种方法。临床上主要用于年老体弱、危重、昏迷及麻醉未清醒前等各种原因引起的不能有效咳嗽排痰者。

临床有电动吸引器吸痰法和中心吸引装置吸痰法。

一、电动吸引器吸痰法

【吸引器的构造及作用原理】

1.构造

吸引器主要由马达、偏心轮、气体过滤器、压力表及安全瓶和储液瓶组成。安全瓶和储液瓶是两个容器，容量为 1 000 ml，瓶塞上有 2 根玻璃管，并由橡胶管相互连接。

2.原理

接通电源后，马达带动偏心轮，从吸气孔吸出瓶内的空气，并由排气孔排出，这样不断地循环转动，使瓶内产生负压，将痰吸出。

【用物】

(1)电动吸引器 1 台，多头电源插板。

(2)无菌治疗盘内放有盖容器 2 只(分别盛有无菌生理盐水和消毒吸痰管数根，吸痰管规格为成年人12～14号，小儿 8～12 号，气管插管患者 6 号)、无菌纱布、无菌止血钳或镊子、无菌持物钳(置于盛有消毒液的瓶内)、弯盘。

(3)必要时备压舌板、开口器、拉舌钳、盛有消毒液的玻璃瓶(系于床栏上)。

【操作方法】

(1)检查吸引器各部分连接是否完善，有无漏气。接通电源，打开开关，检查吸引器性能，调节负压。一般成年人吸痰负压为 0.3～0.4 mmHg(0.040～0.053 kPa)，小儿吸痰负压为 0.25～0.30 mmHg(0.033～0.040 kPa)。将吸痰管置于水中，试验吸引力，并冲洗皮管。

(2)将患者头部转向护士，并略有后仰。夹取纱布，吸痰管与玻璃接管另一侧连接。

(3)插入吸痰管，其顺序是由口腔前庭—颊部—咽部，将各部吸尽。如口腔吸痰有困难时，可由鼻腔插入(颅底骨折患者禁用)，其顺序由鼻腔前庭—下鼻道—鼻后孔—咽部—气管(20～

25 cm),将分泌物逐段吸尽。若有气管插管或气管切开时,可由插管或套管内插入,将痰液吸出。昏迷患者可用压舌板或开口器先将口启开,再行吸引。

(4)吸痰时,吸痰管应自下向上,并左右旋转,以吸尽痰液,防止固定一处吸引而损伤黏膜。吸痰管取出后,吸水冲洗管内痰液,以免阻塞。

(5)吸痰中,随时擦净喷出的分泌物,注意观察患者呼吸频率的改变。在吸引过程中,如患者咳嗽得厉害,应稍等片刻后再行吸出。

(6)吸毕,关闭吸引器开关,弃吸痰导管于小桶内,吸引胶管玻璃接头插入床栏上盛有消毒液的瓶内备用,将患者口腔周围擦净。观察吸出液的量、颜色及性状,必要时做好记录。

【注意事项】

(1)吸痰前,检查电动吸引器性能是否良好,连接是否正确。

(2)严格执行无菌操作。需分别由鼻、口腔、气管插管或气管套管内吸痰时,应各用1根吸痰管,防止上呼吸道感染播散到下呼吸道。每吸痰1次,更换1次吸痰管。

(3)插管时不可带负压,即反折吸痰管;吸痰动作要轻柔,不可上下提插吸痰管,避免损伤呼吸道黏膜。

(4)一次吸痰时间不应超过15秒钟,吸引器连续使用时间不超过3分钟。

(5)痰液黏稠时,可使用蒸汽吸入,也可向气管插管或气管套管内滴入生理盐水或化痰药物,使痰稀释便于吸出。所用的吸痰管,其外径不得超过套管口径的1/2。

(6)储液瓶内的吸出液应及时倾倒,不应超过瓶容积的2/3,以免痰液吸入马达,损坏机器。储液瓶洗净后,应盛少量的水,以防痰液黏附于瓶底,妨碍清洗。

二、中心吸引装置吸痰法

中心吸引装置利用管道通路到达各病室床单位,替代电动吸引器,较为普遍。中心吸引装置吸痰法操作方法如下。

【用物】

(1)壁挂式吸引器。

(2)治疗盘内放一次性带盖治疗碗3个(分别盛放试吸液、冲管液和无菌纱布)、一次性PE手套、一次性吸痰管。

【操作方法】

(1)备齐用物,携至床旁,检查壁挂式吸引器各管连接是否正确,吸气管和排气管是否接错。

(2)将吸引器后盖的两个挂孔对准固定在墙上的真空管路插孔挂牢,玻璃接管与吸引器导管连接。

(3)按增加的方向旋动调节手柄,仪器即可接通真空管路的负压。调节负压,一般成人吸痰负压为0.3~0.4 mmHg,小儿吸痰负压为0.25~0.30 mmHg。

(4)向患者解释,以取得合作,将患者的头侧转,面向护士,并略有后仰。戴上PE手套,吸痰管与玻璃接管另一侧连接。

(5)抽吸生理盐水润滑导管前端,检查是否通畅,有无漏气,左手反折导管,右手拿取导管前端缓慢插入患者口、鼻腔,由深部向上提拉,左右旋转,吸净痰液。每次吸痰时间不超过15

秒钟,痰多者应间隔3～5分钟再吸。

(6)每次吸痰完毕,应用无菌生理盐水抽吸冲洗,以防导管被痰液阻塞。

(7)吸毕,关吸引管,按减少的方向旋动调节手柄,切断瓶内及吸管的负压。

【注意事项】

(1)吸痰前应检查吸引器效能是否良好,各种连接管连接是否严密、正确。

(2)吸痰时要遵守无菌操作的原则,各种无菌物、导管及无菌水均应定时更换,以防污染患者呼吸道。

(3)插入导管时动作应轻稳,不可用力,减少导管在呼吸道黏膜上的拖、拉等动作,采取间断吸引,以保护呼吸道黏膜。

(4)两次吸引之间应重新给患者吸氧,以防血氧过低。发现阵发性咳嗽及心律失常应立即停止吸引。

第二节　氧气疗法

氧是生命活动所必需的物质,如果得不到足够的氧或不能充分利用氧,组织的代谢、功能,甚至形态结构都有可能发生异常改变,这一过程称为缺氧。

氧气疗法(oxygen therapy)是指通过给氧,提高动脉血氧分压(PaO_2)和动脉血氧饱和度(SaO_2),增加动脉血氧含量(CaO_2),纠正各种原因造成的缺氧状态,促进组织的新陈代谢,维持机体生命活动的一种治疗方法。

一、供氧装置

现在临床常用的供氧装置是中心供氧装置。供应站控制总开关,各用氧单位配氧气表,打开流量表即可使用。此法迅速、方便。

目前,也有一些基层医院或室外临时救护所不具备中心供氧的条件,可以选择氧气筒供氧,配备氧气压力装置表。

二、供氧方法

1.双侧鼻导管给氧法

双侧鼻导管给氧法即将双侧鼻导管插入鼻孔内约1 cm,导管环固定稳妥即可。此法比较简单,患者感觉比较舒服,容易接受,因而是目前临床上常用的给氧方法之一。

2.面罩法

面罩法即将面罩置于患者的口鼻部供氧,用松紧带固定,再将氧气接管连接于面罩的氧气进孔上,呼出的气体从面罩两侧孔排出。由于口、鼻部都能吸入氧气,面罩法的供氧效果较好。调节氧流量每分钟6～8 L,可用于病情较重、氧分压明显下降者。

3.头罩法

头罩法即将患者头部置于头罩里,罩面上有多个孔,可以保持罩内一定的氧浓度、温度和湿度。头罩与颈部之间要保持适当的空隙,防止二氧化碳潴留及重复吸入。此法主要用于小儿。

4.氧气枕法

氧气枕是一长方形橡胶枕,枕的一角有一橡胶管,上有调节器可调节氧流量,氧气枕充入氧气,接上湿化瓶即可使用。此法可用于家庭氧疗、危重患者的抢救或转运途中,以枕代替氧气装置。

三、供氧浓度

空气中的氧含量为 20.93 %,为达到治疗效果,吸入氧气的浓度必须高于空气中的氧气浓度。吸氧浓度可通过以下公式换算:

$$吸入氧浓度(\%)＝21＋4×氧流量(L/min)$$

氧气用量依病情而定,给氧浓度取决于缺氧状态,用鼻导管给氧时:成人轻度缺氧者,一般每分钟 1~2 L;中度缺氧者,每分钟 2~4 L;重度缺氧者,每分钟 4~6 L。对于缺氧伴有二氧化碳潴留的患者,应控制氧流量每分钟 1~2 L,以改善缺氧,同时又可避免二氧化碳潴留加重。对重度缺氧,不伴有二氧化碳潴留的患者,吸入氧浓度不需加以控制,通常达 35 %以上。高浓度吸氧时,常间断给氧。如持续给氧的时间超过 24 小时,则浓度以不超过 60 %为宜,以防发生氧中毒。

四、注意事项

(1)用氧前,检查氧气装置有无漏气,是否通畅。

(2)严格遵守操作规程,注意用氧安全,切实做好"四防",即防震、防火、防热、防油。

(3)使用氧气时,应先调节流量后应用。停用氧时,应先拔出导管,再关闭氧气开关。中途改变流量时,先分离鼻导管与湿化瓶连接处,调节好流量再接上,以免一旦开关出错,大量氧气进入呼吸道而损伤肺部组织。

(4)用氧过程中,注意观察患者的脉搏、血压、精神状态、皮肤颜色、呼吸方式等情况有无改善,衡量氧疗效果,同时可监测动脉血气分析判断疗效,根据变化及时调整用氧浓度。

(5)常用湿化液为蒸馏水。急性肺水肿可用 20 %~30 %乙醇,具有降低肺泡内泡沫的表面张力,使肺泡泡沫破裂、消散,改善肺部气体交换,减轻缺氧症状的作用。

第三节　吸入疗法

一、氧气驱动雾化吸入

氧气驱动雾化吸入疗法是临床上一种较好的祛痰、消炎、局部用药的手段,具有操作简单、药物直达病灶、局部病灶药物浓度高、安全性好、不良反应小等优点。

【原理】

氧气驱动雾化吸入的基本原理是利用高速氧气流通过毛细管口并在管口产生负压,将药液由相邻的管口吸出,所吸出的药液又被毛细管口高速的氧气流撞击成细小的雾滴,成气雾状喷出,随患者呼吸进入呼吸道而达到治疗的目的。

【目的】

(1)治疗呼吸道感染,消除炎症,稀释痰液以有利于痰液的排出,治疗急、慢性呼吸道炎症。

(2)解痉平喘,改善通气功能,用于治疗哮喘。

【用物准备】

1.必备物品

(1)雾化吸入器1套。

(2)吸氧装置1套:吸氧装置和湿化瓶(不装水)。

(3)10 ml注射器:用于抽吸药液。

(4)药品:按医嘱备药。

2.常用药物及其作用

(1)湿化祛痰药:如α-糜蛋白酶2.5～50.0 mg加生理盐水10 ml稀释后应用。

(2)支气管扩张药:如盐酸异丙肾上腺素0.25～0.50 mg加生理盐水5～10 ml;0.5％非布丙醇加生理盐水10 ml;地塞米松2～5 mg加生理盐水5～10 ml。

(3)抗生素类药:常用药物有青霉素每次5万～10万U,加生理盐水5～10 ml,注意应在皮试阴性的情况下应用;盐酸庆大霉素每次4万～8万U,加生理盐水10 ml,以达到控制炎症的功效。

【操作方法】

(1)按医嘱抽取药液,用蒸馏水稀释或溶解药物在10 ml以内,注入雾化器的储液罐。

(2)将雾化器储液罐与入管口旋紧连接,然后下端再与氧气装置的延长导管相连,注意连接应紧密,防止漏气。

(3)将洁净的口含嘴取出,与雾化器的吸入管口相连。

(4)调节氧气装置,储液罐有雾化液气体出现,下端无药液漏出,即雾化器安装完毕。

【注意事项】

(1)在治疗前护士应详细介绍雾化吸入疗法的意义和方法、时间、效果及如何正确配合,以达到最佳的治疗效果。

(2)操作时先检查雾化器各部件连接是否良好,有雾气出现时再让患者吸入。初次做此治疗,应教会患者使用方法:嘱患者漱口以清洁口腔;取舒适体位,最好采用半坐位或坐位;患者手持雾化器,用口完全含住雾化器吸嘴,紧闭口唇,用持雾化器的手堵住雾化器的开放端口,同时深吸气,可使药液充分达到支气管和肺内;吸入雾化液气后再屏气1～2秒钟,效果更好。

(3)吸入时间不宜过长,为15～20分钟;氧流量不宜过大。

(4)治疗完毕,取下雾化器,关闭氧气,清理用物,协助患者漱口。每次要将储液罐、吸入管口、口含嘴冲洗干净,消毒后再用冷开水洗净。

二、超声雾化吸入

超声波雾化器应用超声波声能,将药液变成细微的气雾,由呼吸道吸入,达到治疗目的。其特点是雾量大小可以调节,雾滴小而均匀,药液随着深而慢的吸气被吸入终末支气管及肺泡。超声波雾化器电子部分能产热,对雾化液有加温作用,因此能使患者吸入温暖、舒适的气雾。

【超声波雾化器的结构】

(1)超声波发生器:通电后输出高频电能。雾化器面板上的操纵调节器有电源开关、雾化开关、雾量调节旋钮、指示灯及定时器。

(2)水槽与晶体换能器:水槽盛冷蒸馏水,其底部有一晶体换能器,接收发生器输出的高频电能,将其转化为超声波声能。

(3)雾化罐(杯)与透声膜:雾化罐盛药液,其底部是一半透明的透声膜,声能可透过此膜与罐内药液发生作用,产生雾滴喷出。

(4)螺纹管和口含嘴(或面罩)。

【原理】

超声波发生器输出高频电能,通过水槽底部的晶体换能器转换为超声波声能,声能振动并透过雾化罐底部的透声膜,作用于雾化罐内的液体,破坏了药液的表面张力和惯性,使药液成为微细的雾滴,通过导管随患者吸气而进入呼吸道。

【目的】

(1)消炎、镇咳、祛痰。

(2)解除支气管痉挛,使气道通畅,改善通气功能。

(3)在胸部手术前后,预防呼吸道感染。

(4)配合人工呼吸做呼吸道湿化或间歇雾化吸入药物。

(5)应用抗癌药物治疗肺癌。

【使用方法】

(1)接上电源,雾化储液罐与雾化器连接。

(2)将待吸入的药物放入储液罐。

(3)打开雾化器上的开关,嘱患者深呼气至残气位,张开口腔,咬住喷嘴,缓慢深吸气到肺总量时可屏气4~10秒钟,注意吸气时盖住储液罐上端开口,呼气时打开。

(4)持续雾化时间10~15分钟。

【注意事项】

(1)使用前,先检查机器各部有无松动、脱落等异常情况。机器和雾化罐编号要一致。

(2)水槽底部的晶体换能器和雾化罐底部的透声膜薄而质脆,易破碎,应轻按,不能用力过猛。

(3)水槽和雾化罐切忌加温水或热水。

(4)特殊情况需连续使用时,中间须间歇30分钟。

(5)每次使用完毕,将雾化罐和口含嘴浸泡于消毒溶液内60分钟。

第十五章　鼻饲和洗胃技术

第一节　鼻饲技术

经口腔进食是获取营养物质的正常途径,但有些患者因疾病的原因,如昏迷、口腔疾病等,无法正常进食或摄入减少,从而引起各种营养物质缺乏,影响机体的正常代谢和生理功能时,鼻饲就成为很重要的营养和治疗途径。

【目的】

鼻饲的目的是为不能从口腔进食的患者,通过胃管灌注食物、药物及水分,维持机体代谢平衡。

【用物】

治疗盘内盛有治疗碗、压舌板、镊子、胃管、30～50 ml注射器、纱布、治疗巾、液状石蜡、乙醇、松节油、棉签、胶布、夹子、别针、听诊器、适量温开水（38～40 ℃）,鼻饲饮食200 ml(38～40 ℃)。

【操作步骤】

1.插胃管法

(1)备齐用物携至患者处,对神志清醒者应解释说明插管的目的及方法、插管时的感受等,并向患者示范如何配合插管,以取得配合。

(2)患者取坐位或平卧位,颌下铺治疗巾,清洁鼻腔。

(3)用液状石蜡纱布润滑胃管前端。左手持纱布托住胃管,右手持镊子夹住胃管,沿一侧鼻孔轻缓插入。插入胃管15 cm(至会厌部,环状软骨水平处)时,指导患者做吞咽动作,插管动作应更轻柔,将胃管随吞咽动作插入,以免损伤食管黏膜及引起逆蠕动。胃管插入长度是额头发际至剑突或鼻尖至耳垂再至剑突下的距离,为45～55 cm。

(4)昏迷患者,因吞咽及咳嗽反射消失,反复插管可致声带损伤及声门水肿。为提高插管的成功率,在插管前应将患者头向后仰,去枕,当胃管插至15 cm时,左手将患者头部托起,使下颌靠近胸骨柄,增大咽喉部通道的弧度,便于管端沿后壁滑行,然后徐徐插入至预定长度。

(5)判断胃管已在胃内,可用三种方法:①接注射器抽吸,有胃液被抽出。②将胃管末端放入盛水的碗内,无气体逸出;如有大量气体逸出,表明误入气管。③置听诊器于胃部,用注射器从胃管注入10 ml空气,能听到气过水声。

(6)用胶布固定胃管于鼻翼和颊部。

(7)胃管开口端接注射器,先回抽,见有胃液抽出,再缓慢注入少量温开水,饭后灌注鼻饲流质或药液(药片需研碎溶解后注入)。饲毕,再注入少量温开水,清洁管腔,避免鼻饲液存积在管腔中变质,造成胃肠炎或堵塞管腔。

(8)将胃管开口端反折,用纱布包好,用夹子夹紧,置于患者枕下,用别针固定。必要时记录鼻饲量。

(9)整理床单位,清理用物,并酌情记录。将注射器洗净,放入治疗盘内,盖好纱布备用,所有用物每日消毒1次。

2.拔管法

(1)用于患者停止鼻饲或长期鼻饲需要更换胃管时。

(2)备齐用物携至患者处,向患者解释说明,以取得配合。

(3)在患者颌下铺治疗巾,置弯盘于颌下,轻轻揭去固定的胶布。

(4)用纱布包裹近鼻孔处的胃管,边拔边用纱布擦胃管,拔至咽喉处时快速拔出。拔管时用手紧捏胃管,以免管内溶液滴入气管。将拔出的胃管盘于弯盘内。

(5)清洁患者口鼻及面部,可用松节油棉签擦去胶布痕迹,协助患者漱口,并给予舒适卧位。

(6)清理用物,并酌情记录。

【注意事项】

(1)插管前应先检查鼻腔、口腔、食管有无阻塞,有活动义齿者应先取出。

(2)在插管过程中若患者出现恶心,应暂停片刻,嘱患者做深呼吸或酌情饮少量温开水,随吞咽动作迅速插入,以减轻不适。插入不畅时,应检查胃管是否盘曲在口腔内或咽部。插管过程中如发现患者出现呛咳、呼吸困难、发绀等情况,表示误入气管,应立即拔出,休息片刻后重插。

(3)严重呕吐或进要素饮食者,可将鼻饲饮食装入输液瓶内,将胃管于输液导管相连后,调节滴速至40~60滴/分,缓缓滴入,以免引起呕吐或吸收不良等,并保持液温。

(4)灌食后,不要立即翻动患者,以免引起呕吐及呕吐物逆流入气管。每次鼻饲量不超过200 ml,间隔时间不少于2小时。

(5)胃管保留时间可根据病情而定,一般每3~4日更换1次(硅胶管可适当延长)。拔管应在晚间最后一次灌食后施行,第2日插管时最好经另一侧鼻孔插入。拔管动作应轻快,以免引起恶心,同时注意夹闭胃管末端,避免管内溶液滴入气管。

(6)长期鼻饲者,须每日进行口腔护理,需要时可给予蒸汽吸入。

第二节　洗胃术

【目的】

(1)除去吞服毒物者的胃内毒物,减轻吸收中毒。

(2)洗去胃扩张、幽门梗阻者的胃内潴留物,减轻症状,解除患者痛苦。

(3)为手术、X射线钡剂造影或胃镜检查做准备。

【用物】

(1)治疗盘内备漏斗洗胃管、纱布、镊子(以上各物用无菌巾包裹)、棉签、液状石蜡、量杯、弯盘、橡皮围裙(或橡胶单、治疗巾)。

(2)水壶内盛洗胃溶液(表15-1)10 000～20 000 ml,温度25～38 ℃。备水桶,必要时备压舌板、开口器、舌钳、清洁试管。

表 15-1　常用洗胃溶液选择

中毒药物	洗胃溶液	禁忌药物
酸性物	氢氧化镁混悬剂、蛋清水、牛奶	强碱药物
碱性物	5 ％醋酸、白醋、蛋清水、牛奶	强酸药物
敌敌畏	2 ％～4 ％碳酸氢钠溶液、1 ％盐水、1∶15 000～1∶20 000 高锰酸钾溶液	不适用
1605、1059、4049(乐果)	2 ％～4 ％碳酸氢钠溶液	高锰酸钾
美曲膦酯(敌百虫)	1 ％盐水或清水、1∶15 000～1∶20 000 高锰酸钾溶液	碱性药物
DDT	温开水或生理盐水洗胃	油性泻药溶液
六六六	50 ％硫酸镁溶液导泻	不适用
巴比妥类药物(安眠药)	1∶15 000～1∶20 000 高锰酸钾溶液洗胃,硫酸钠导泻	不适用
灭鼠药(磷化锌)	1∶15 000～1∶20 000 高锰酸钾溶液、0.1 ％硫酸铜溶液洗胃;0.5 ％～1.0 ％硫酸铜溶液每次 10 ml,每5～10 分钟口服 1 次,配合用压舌板等刺激舌根引吐	鸡蛋、牛奶、脂肪及其他油类食物
氰化物	饮 3 ％过氧化氢溶液后引吐;1∶15 000～1∶20 000 高锰酸钾溶液洗胃	不适用

【操作步骤】

1.口服催吐法(适用于清醒而能合作的患者)

(1)患者取坐位,自饮大量灌洗液后引吐,不易吐出时,用压舌板压其舌根引起呕吐,如此反复,直至吐出的灌洗液澄清无味。

(2)协助患者漱口,整理床单位,清理用物。

(3)记录灌洗液名称、液量,以及呕吐物的性状、颜色、气味、量和患者的一般情况等。必要时留取标本送验。

2.漏斗洗胃管洗胃法

此法是利用虹吸原理,将洗胃溶液灌入胃内后,再引流出来的方法。适用于幽门梗阻、食物中毒或药物中毒者。

(1)体位:坐位或半坐位,中毒较重者取左侧卧位,有活动义齿应先取下。

(2)插胃管:长度为额头发际至剑突或鼻尖至耳垂再至剑突下的距离,45～55 cm,证实胃管在胃内后,即可洗胃。

(3)洗胃:先将漏斗放在低于胃部的位置,挤压橡胶球,抽尽胃内容物,必要时留取标本送验。举漏斗高过头部 30～50 cm,将洗胃液缓慢倒入漏斗 300～500 ml,当漏斗内尚余少量溶液时,迅速将漏斗降至低于胃部的位置,倒置于盛水桶内,利用虹吸作用引出胃内灌洗液。

若引流不畅,可挤压橡胶球,再高举漏斗注入溶液。如此反复灌洗,直至流出液澄清无味为止。

(4)拔管:洗胃完毕,反折胃管,迅速拔出。

3.注洗器洗胃法

注洗器洗胃法即将胃管由鼻腔插入胃内,用注洗器冲洗的方法。适用于幽门梗阻和胃手术前准备。

(1)洗胃时每次注入约 200 ml 灌洗液,再抽出弃去。

(2)反复冲洗至清洁为止。

4.自动洗胃机洗胃法

自动洗胃机洗胃法即利用电磁泵作为动力源,通过自控电路的控制,使电磁阀自动转换动作,分别完成向胃内冲洗药液和吸出胃内容物的过程,能自动、迅速、彻底地清除胃内毒物,适用于食物或药物中毒患者。

(1)向患者解释,接电源,插胃管。

(2)将配好的胃灌洗液倒入塑料桶。将 3 根橡胶管分别和机器的药管、胃管和污水管口连接,将药管的另一端放入灌洗液筒内,污水管的另一端放入空塑料桶内,将胃管的一端与患者的洗胃管相连接。调节洗胃液量大小。

(3)接通电源后,依次按各机键,先吸出胃内容物,再对胃进行冲洗;待冲洗干净后,按"停机"键,机器停止工作。

(4)在洗胃过程中,注意保持管道通畅。

(5)洗毕,拔出胃管,整理用物。

【注意事项】

(1)对于急性中毒患者应迅速采用口服催吐法,必要时进行洗胃,以减少毒物的吸收。插管时动作要轻快,切勿损伤食管黏膜或误入气管。

(2)中毒患者在洗胃前须留取毒物标本进行检验。当毒物性质不明时,洗胃溶液可选用温开水或生理盐水;待毒物性质明确后,再采用对抗剂洗胃。

(3)吞服强酸或强碱等腐蚀性药物禁止洗胃。可给予药物或物理性对抗剂,如牛奶、豆浆、蛋清、米汤等,保护胃黏膜。

(4)消化道溃疡、食管阻塞、食管静脉曲张、胃癌等一般不洗胃。昏迷者须谨慎,必要时去枕平卧,头偏向一侧。

(5)用自动洗胃机洗胃时,压力须保持在 13.3 kPa(100 mmHg)。

(6)每次灌入量以 300～500 ml 为宜。灌入量与引出量应平衡。

(7)为幽门梗阻患者洗胃时,需记录胃内潴留量,以了解梗阻情况。洗胃宜在饭后 4～6 小时或空腹时进行。

(8)洗胃中监测患者面色、呼吸、脉搏、血压、抽出液的性质及有无腹痛等。如患者感到腹痛,灌洗出的液体呈血性或出现休克现象,应立即停止洗胃,并与医生联系,采取相应的急救措施。

第十六章 给药技术

药物在疾病的预防、诊断和治疗中发挥重要作用。护士是给药的直接执行者,为防止药物的某些不良反应,应熟悉药物的性能、作用及不良反应,要掌握正确的给药技术,注意患者的精神状态、个体差异,使药物发挥应有的作用。

第一节 口服给药法

药物经口服,由胃肠道吸收后,可发挥局部或全身治疗的作用。

一、摆药

【药物准备类型】

1.中心药房摆药

目前,国内不少医院均设有中心药站,一般设在医院内距离各病区适中的地方,负责全院各病区患者的日间用药。

病区护士每日上午在医生查房后把药盘、长期医嘱单送至中心药站,由药站专人处理医嘱,并进行摆药、核对。口服药摆每日3次量,注射药物按一日总量备齐。然后由病区护士当面核对无误后,取回病区,按规定时间发药。发药前须经另一人核对。

各病区另设一药柜,备有少量常用药、贵重药、针剂等,作为临时应急用。所备的药物须有固定基数,用后及时补充,交接班时按数点清。

2.病区摆药

病区摆药时,由病区护士在病区负责准备自己病区患者的所需药品。

【用物】

药柜(内有各种药品)、药盘(发药车)、小药卡、药杯、量杯(10～20 ml)、滴管、药匙、纱布或小毛巾、小水壶(内盛温开水)、服药单。

【操作方法】

1.准备

洗净双手,戴口罩,备齐用物,依床号顺序将小药卡(床号、姓名)插于药盘上,并放好药杯。

2.按服药单摆药

1个患者的药摆好后,再摆第2个患者的药,先摆固体药再摆水剂药。

(1)固体药(片、丸、胶囊):左手持药瓶(标签在外),右手掌心及小指夹住瓶盖,拇指、示指和中指持药匙取药,不可用手直接取药。

(2)水剂:先将药水摇匀,左手持量杯,拇指指在所需刻度,使之与视线处于同一水平,右手持药瓶,标签向上,然后缓缓倒出所需药液。应以药液低面的刻度为准。同时有几种水剂时,应分别倒入不同药杯内。更换药液时,应用温开水冲洗量杯。倒毕,瓶口用湿纱布或小毛巾擦净,然后放回原处。

3.其他

(1)药液不足 1 ml 时须用滴管吸取计量,1 ml=15 滴。为使药量准确,应滴入已盛好少许冷开水的药杯内,或直接滴于面包、饼干上服用。

(2)患者的个人专用药,应注明床号、姓名、药名、剂量、时间,以防差错。专用药不可借给他人用。

(3)摆完药后,应根据服药单查对 1 次,再由第 2 人核对无误后,方可发药。如药需磨碎服用,可用乳钵研碎,用清洁巾盖好药盘待发。清洗滴管、乳钵等,清理药柜。

二、发药

【用物】

温开水、服药单、发药车。

【操作方法】

1.准备

发药前先了解患者情况,暂不能服药者,应做交班。

2.发药查对,督促服药

按规定时间,携服药单送药到患者处,核对服药单及床头牌的床号、姓名,并询问患者姓名,回答与服药本一致后再发药,待患者服下后方可离开。

3.根据不同药物的特性正确给药

(1)抗生素、磺胺类药物应准时给药,以保持药物在血液中的有效浓度。

(2)健胃、助消化药物宜在饭前或饭间服。对胃黏膜有刺激的药宜在饭后服。

(3)对呼吸道黏膜有安抚作用的保护性镇咳药,服后不宜立即饮水,以免稀释药液,降低药效。

(4)某些由肾排出的药物,如磺胺类药物,尿少时可析出结晶,引起肾小管堵塞,故应鼓励患者多饮水。

(5)对牙齿有腐蚀作用和可使牙齿染色的药物,如铁剂,可用饮水管吸取,服后漱口。

(6)服用强心苷类药物应先测脉率、心率及节律,若脉率低于 60 次/分或节律不齐时不可服用。

(7)有配伍禁忌的药物,不宜在短时间内先后服用,如呋喃妥因与碳酸氢钠溶液等碱性药液。

(8)催眠药应就寝前服用。

发药完毕,再次与服药单核对一遍,看有无遗漏或差错。药杯集中处理。清洁药盘放回原处。需要时做好记录。

【注意事项】

(1)严格遵守三查七对制度(操作前、中、后查,核对床号、姓名、药名、浓度、剂量、方法、时间),防止发生差错。

(2)老、弱、小儿及危重患者应协助服药。鼻饲者应先注入少量温开水,后将药物研碎、溶解后由胃管注入,再注入少量温开水冲洗胃管。更换或停止药物时,应及时告诉患者。若患者提出疑问,应重新核对清楚后再给患者服下。

(3)发药后,要密切观察患者服药后的效果及有无不良反应,若有反应,应及时与医生联系,给予必要的处理。

第二节　注射给药法

注射给药是将无菌药液或生物制品用无菌注射器注入体内,达到预防、诊断、治疗目的的方法。

一、药液吸取法

1.从安瓿内吸取药液

将药液集中到安瓿体部,用消毒液消毒安瓿颈部及砂轮,在安瓿颈部划一锯痕,重新消毒安瓿颈部,拭去碎屑,掰断安瓿。将针尖斜面向下放入安瓿内的液面下,手持活塞柄抽动活塞吸取所需药量。抽吸毕将针头套上空安瓿或针帽备用。

2.从密封瓶内吸取药液

除去铝盖的中央部分并消毒密封瓶的瓶塞,待干。往瓶内注入与所需药液等量的空气(以增加瓶内压力,避免瓶内负压导致无法吸取),倒转密封瓶及注射器,使针尖斜面在液面下,轻拉活塞柄吸取药液至所需量,再以示指固定针栓,拔出针头,套上针帽备用。若密闭瓶或安瓿内系粉剂或结晶时,应先注入所需量的溶剂,使药物溶化,然后吸取药液。黏稠药液如油剂可先加温(遇热变质的药物除外),或将药瓶用双手搓后再抽吸。混悬液应摇匀后再抽吸。

3.注射器内空气驱出术

一手指固定于针栓上,拇指、中指扶持注射器,针头垂直向上,一手抽动活塞柄吸入少量空气,然后摆动针筒,并使气泡聚集于针头口,稍推动活塞将气泡驱出。若针头偏于一侧,则驱气时应使针头朝上倾斜,使气泡集中于针头根部,如上法驱出气泡。

二、皮内注射法

皮内注射法是将少量药液注入表皮与真皮之间的方法。

【目的】

(1)各种药物过敏试验。

(2)预防接种。

(3)局部麻醉。

【用物】

(1)注射盘或治疗盘内盛 2 ％碘酊、75 ％乙醇、无菌镊、砂轮、无菌棉签、开瓶器、弯盘。

(2)准备 1 ml 注射器、4 ％号针头,药液按医嘱。药物过敏试验还需备急救药盒。

【注射部位】

(1)药物过敏试验在前臂掌侧中、下段。

(2)预防接种常选三角肌下缘。

【操作方法】

(1)评估。了解患者的病情、合作程度、对皮内注射的认识水平和心理反应,过敏试验还需了解患者的"三史"(过敏史、用药史、家族史);介绍皮内注射的目的、过程,取得患者配合;评估注射部位组织状态(皮肤颜色,有无皮疹、感染及皮肤划痕阳性)。

(2)准备用物,并按医嘱查对后抽好药液,放入铺有无菌巾的治疗盘内,携物品至患者处,再次核对。

(3)助患者取坐位或卧位,选择注射部位,以 75 %乙醇消毒皮肤、待干。乙醇过敏者用生理盐水清洁皮肤。

(4)排尽注射器内空气,示指和拇指绷紧注射部位皮肤,右手持注射器,针尖斜面向上,与皮肤呈 5°角刺入皮内,放平注射器,平行使针尖斜面全部进入皮内,左手拇指固定针栓,右手快速推注药液 0.1 ml。也可右手持注射器,左手推注药液,使局部可见半球形隆起的皮丘,皮肤变白,毛孔变大。

(5)注射毕,快速拔出针头,核对后交代患者注意事项。

(6)清理用物,按时观察结果并正确记录。

【注意事项】

(1)忌用碘酊消毒皮肤,并避免用力反复涂擦。

(2)注射后不可用力按揉,以免影响结果观察。

三、皮下注射法

皮下注射法是将少量药液注入皮下组织的方法。

【目的】

(1)需迅速达到药效和不能或不宜口服时采用。

(2)局部供药,如局部麻醉用药。

(3)预防接种,如各种疫苗的预防接种。

【用物】

注射盘、1～2 ml 注射器、5～6 号针头,药液按医嘱准备。

【注射部位】

上臂三角肌下缘、上臂外侧、股外侧、腹部、后背、前臂内侧中段。

【操作方法】

(1)评估患者的病情、合作程度、对皮下注射的认识水平和心理反应;介绍皮下注射的目的、过程,取得患者配合;评估注射部位组织状态。

(2)准备用物,并按医嘱查对后抽好药液,放入铺有无菌巾的治疗盘内,携物品至患者处,再次核对。

(3)助患者取坐位或卧位,选择注射部位,皮肤做常规消毒(2 %碘酊以注射点为中心,呈螺旋形向外涂擦,直径在 5 cm 以上,待干,然后用 75 %乙醇以同法脱碘 2 次,待干)或安尔碘消毒。

(4)持注射器排尽空气。

(5)左手示指与拇指绷紧皮肤,右手持注射器,示指固定针栓,针尖斜面向上,与皮肤呈

30°～40°角,过瘦者可捏起注射部位皮肤,快速刺入 2/3 的针头,左手抽动活塞观察无回血后缓缓推注药液。

(6)推完药液,用干棉签放于针刺处,快速拔出针后,轻轻按压。

(7)核对后助患者取舒适卧位,整理床单位,清理用物,必要时记录。

【注意事项】

(1)持针时,右手示指固定针栓,切勿触及针梗,以免污染。

(2)针头刺入角度不宜超过 45°,以免刺入肌层。

(3)对皮肤有刺激作用的药物,一般不做皮下注射。

(4)少于 1 ml 药液时,必须用 1 ml 注射器,以保证注入药量准确无误。

(5)需经常做皮下注射者,应建立轮流交替注射部位的计划,以达到在有限的注射部位吸收最大药量的效果。

四、肌内注射法

肌内注射法是将少量药液注入肌肉组织的方法。

【目的】

(1)给予需在一定时间内产生药效,而不能或不宜口服的药物。

(2)药物不宜或不能静脉注射,要求比皮下注射更迅速发生疗效时采用。

(3)注射刺激性较强或药量较大的药物。

【用物】

注射盘、2～5 ml 注射器、6～7 号针头,药液按医嘱准备。

【注射部位】

肌肉注射时一般选择肌肉较丰厚、离大神经和血管较远的部位,其中以臀大肌、臀中肌、臀小肌最为常用,其次为股外侧肌及上臂三角肌。

1.臀大肌注射区定位法

(1)十字法:从臀裂顶点向左或向右侧画一水平线,然后从该侧髂嵴最高点做一垂直线,将臀部分为 4 个象限,选其外上象限并避开内角(内角定位:髂后上棘至大转子连线)即注射区。

(2)连线法:取髂前上棘和尾骨连线的外上 1/3 处为注射部位。

2.臀中肌、臀小肌注射区定位法

(1)构角法:以示指尖与中指尖分别置于髂前上棘和髂嵴下缘处,由髂嵴、示指、中指所构成的三角区内为注射部位。

(2)三指法:髂前上棘外侧三横指处(以患者的手指宽度为标准)。

3.股外侧肌注射区定位法

股外侧肌注射区在大腿中段外侧,膝上 10 cm、髋关节下 10 cm 处,宽约 7.5 cm。此处大血管、神经干很少通过,范围较大,适用于多次注射或 2 岁以下婴幼儿注射。

4.上臂三角肌注射区定位法

上臂三角肌注射区在上臂外侧、肩峰下 2～3 横指处。此处肌肉不如臀部丰厚,只能做小剂量注射。

【患者体位】

为使患者的注射部位肌肉松弛,应尽量使患者体位舒适。

1.侧卧位

下腿稍屈膝,上腿伸直。

2.俯卧位

足尖相对,足跟分开。

3.仰卧位

仰卧位适用于病情危重不能翻身的患者。

4.坐位

患者采取坐位时,座椅应稍高,便于操作。非注射侧臀部坐于座位上,注射侧腿伸直。

【操作方法】

(1)评估患者的病情、合作程度、对肌内注射的认识水平和心理反应;介绍肌内注射的目的、过程,取得患者配合;评估注射部位组织状态。

(2)准备用物,并按医嘱查对后抽好药液,放入铺有无菌巾的治疗盘内,携物品至患者处,再次核对。

(3)协助患者取合适卧位,选择注射部位,常规消毒或安尔碘消毒注射部位皮肤。

(4)排气,左手拇指、示指分开并绷紧皮肤,右手执笔式持注射器,中指固定针栓,用前臂带动腕部的力量,将针头迅速垂直刺入肌内,一般刺入 2.5～3.0 cm,过瘦者或小儿酌减,固定针头。

(5)松左手,抽动活塞,观察无回血后,缓慢推药液。如有回血,酌情处理,可拔出或进针少许再试抽,无回血方可推药。推药的同时注意观察患者的表情及反应。

(6)注射毕,将干棉签放于针刺处,快速拔针并按压。

(7)核对后协助患者穿好衣裤,安置舒适卧位,整理床单位。清理用物,必要时做记录。

【Z 径路注射法和留置气泡技术】

1.Z 径路注射法(Z-track method)

注射前以左手示指、中指和环指使待注射部位皮肤及皮下组织朝同一方向侧移(皮肤侧移1～2 cm),绷紧固定局部皮肤,维持到拔针后,迅速松开左手,此时位移的皮肤和皮下组织位置复原,原先垂直的针刺通道随即变成 Z 形。该方法可将药液封闭在肌肉组织内而不易回渗,利于吸收,减少硬结的发生,尤其适用于老年人等特殊人群,以及刺激性大、难吸收药物的肌内注射。

2.留置气泡技术(air-lock technique)

留置气泡技术方法为用注射器抽吸适量药液后,再吸入 0.2～0.3 ml 空气。注射时,气泡在上,当全部药液注入后,再注入空气。其方法优点:将药物全部注入肌肉组织而不留在注射器无效腔中(每种注射器的无效腔量不一,范围为 0.07～0.30 ml),以保证药量的准确;可防止拔针时,药液渗入皮下组织引起刺激,产生疼痛,并可将药液限制在注射肌肉局部而利于组织的吸收。

【注意事项】

(1)切勿将针梗全部刺入,以防从根部衔接处折断。万一折断,应保持局部与肢体不动,速用止血钳夹住断端取出。若全部埋入肌肉内,即请外科医生诊治。

(2)臀部注射,部位要选择正确,偏内下方易伤及神经、血管,偏外上方易刺及髋骨,引起剧痛及断针。

(3)推药液时必须固定针栓,推速要慢,同时注意患者的表情及反应。如系油剂药液更应持牢针栓,以防用力过大针栓与乳头脱开,药液外溢;若为混悬剂,进针前要摇匀药液,进针后持牢针栓,快速推药,以免药液沉淀造成堵塞或因用力过猛使药液外溢。

(4)需长期注射者,应经常更换注射部位,并用细长针头,以避免或减少硬结的发生。一旦发生硬结,可采用理疗、热敷或外敷活血化瘀的中药,如蒲公英、如意金黄散等。

(5)2岁以下婴幼儿不宜在臀大肌处注射,因幼儿尚未能独立行走,其臀部肌肉一般发育不好,有可能伤及坐骨神经,应选臀中肌、臀小肌或股外侧肌注射。

(6)两种药液同时注射又无配伍禁忌时,常采用分层注射法。当第一针药液注射完,随即拧下针筒,接上第二副注射器,并将针头拔出少许后向另一方向刺入,试抽无回血后,即可缓慢推药。

五、静脉注射法

【目的】

(1)药物不宜口服、皮下或肌内注射时,需要迅速发生疗效者。

(2)做诊断性检查,由静脉注入药物,如肝、肾、胆囊等检查需注射造影剂或染料等。

【用物】

注射盘、注射器(根据药量准备)、7～9号针头或头皮针头、止血带、胶布,药液按医嘱准备。

【注射部位】

1.四肢浅静脉

四肢浅静脉:肘部的重要静脉、正中静脉、头静脉;腕部、手背及踝部或足背浅静脉等。

2.小儿头皮静脉

小儿头皮静脉:额静脉、颞静脉等。

3.股静脉

股静脉位于股三角区股鞘内,股神经和股动脉内侧。

【操作方法】

1.四肢浅静脉注射术

(1)评估患者的病情、合作程度、对静脉注射的认识水平和心理反应;介绍静脉注射的目的、过程,取得患者配合;评估注射部位组织状态。

(2)准备用物,并按医嘱查对后抽好药液,放入铺有无菌巾的治疗盘内,携物品至患者处,再次核对。

(3)选静脉,在注射部位上方6 cm处扎止血带,止血带末端向上。皮肤常规消毒或安尔碘消毒,同时嘱患者握拳,使静脉显露。备胶布2～3条。

（4）注射器接上头皮针头，排尽空气，在注射部位下方，绷紧静脉下端皮肤并使其固定。右手持针头使其针尖斜面向上，与皮肤呈 15°～30°角，由静脉上方或侧方刺入皮下，再沿静脉走向刺入静脉，见回血后将针头与静脉的角度调整好，顺静脉走向推进 0.5～1.0 cm 后固定。

（5）松止血带，嘱患者松拳，用胶布固定针头。若采血标本者，则止血带不放松，直接抽取血标本所需量，也不必胶布固定。

（6）推完药液，以干棉签放于穿刺点上方，快速拔出针头后按压片刻，无出血为止。

（7）核对后安置舒适卧位，整理床单位。清理用物，必要时做记录。

2.股静脉注射术

股静脉注射术常用于急救时加压输液、输血或采集血标本。

（1）评估、查对、备药同四肢浅静脉注射。

（2）患者仰卧，下肢伸直略外展（小儿应有人协助固定），局部常规消毒或安尔碘消毒皮肤，同时消毒术者左手示指和中指。

（3）于股三角区扪股动脉搏动最明显处，予以固定。

（4）右手持注射器，排尽空气，在腹股沟韧带下一横指、股动脉搏动内侧 0.5 cm 垂直或呈 45°角刺入，抽动活塞见暗红色回血，提示已进入股静脉，固定针头，根据需要推注药液或采集血标本。

（5）注射或采血毕，拔出针头，用无菌纱布加压止血 3～5 分钟，以防出血或形成血肿。

（6）核对后安置舒适卧位，整理床单位。清理用物，必要时做记录，血标本则及时送检。

【注意事项】

（1）严格执行无菌操作原则，防止感染。

（2）穿刺时务必沉着，切勿乱刺。一旦出现血肿，应立即拔出，按压局部，另选他处注射。

（3）注射时应选粗直、弹性好、不易滑动而易固定的静脉，并避开关节及静脉瓣。

（4）需长期静脉给药者，为保护静脉，应有计划地由小到大、由远心端到近心端选血管进行注射。

（5）对组织有强烈刺激的药物，最好用一副等渗生理盐水注射器先行试穿，证实针头确在血管内后，再换注射器推药。在推注过程中，应试抽有无回血，检查针梗是否仍在血管内，经常听取患者的主诉，观察局部体征，如局部疼痛、肿胀或无回血时，表示针梗脱出静脉，应立即拔出，更换部位重新注射，以免药液外溢而致组织坏死。

（6）药液推注的速度，根据患者的年龄、病情及药物的性质而定，并随时听取患者的主诉和观察病情变化，以便调节。

（7）股静脉穿刺时，若抽出鲜红色血，提示穿入股动脉，应立即拔出针头，压迫穿刺点 5～10 分钟，直至无出血为止。一旦穿刺失败，切勿再穿刺，以免引起血肿，有出血倾向的患者，忌用此法。

【特殊患者静脉穿刺法】

1.肥胖患者

肥胖患者静脉较深，不明显，但较固定不滑动，可摸准后再行穿刺。

2.消瘦患者

消瘦患者皮下脂肪少,静脉较滑动,穿刺时须固定静脉上下端。

3.水肿患者

对于水肿患者,可按静脉走向的解剖位置,用手指压迫局部,以暂时驱散皮下水分,显露静脉后再穿刺。

4.脱水患者

脱水患者静脉塌陷,可局部热敷、按摩,待血管扩张显露后再穿刺。

六、动脉注射法

【目的】

(1)采集动脉血标本。

(2)施行某些特殊检查,注入造影剂,如脑血管检查。

(3)施行某些治疗,如注射抗癌药物做区域性化疗。

(4)抢救重度休克,经动脉加压输液,以迅速增加有效血容量。

【用物】

(1)注射盘、注射器(按需准备)、7～9号针头、无菌纱布、无菌手套,药液按医嘱准备。

(2)若采集血标本需另备标本容器、无菌软塞,必要时还需备酒精灯和火柴。一些检查或造影根据需要准备用物和药液。

【注射部位】

选择动脉搏动最明显处穿刺。采集血标本常用桡动脉、股动脉。区域性化疗时,应根据患者的治疗需要选择。一般头面部疾病选用颈总动脉,上肢疾病选用锁骨下动脉或肱动脉,下肢疾病选用股动脉。

【操作方法】

(1)评估患者的病情、合作程度、对动脉注射的认识水平和心理反应;介绍动脉注射的目的、过程,取得患者配合;评估注射部位组织状态。

(2)准备用物,并按医嘱查对后抽好药液,放入铺有无菌巾的治疗盘内,携物品至患者处,再次核对。

(3)戴手套或消毒左手示指和中指,在已消毒范围内摸到欲穿刺动脉的搏动最明显处,固定于两指之间。

(4)右手持注射器,在两指间垂直或与动脉走向呈40°角刺入动脉,见有鲜红色回血,右手固定穿刺针的方向及深度,左手以最快的速度注入药液或采血。

(5)操作完毕,迅速拔出针头,局部加压止血5～10分钟。

(6)核对后安置患者舒适卧位,整理床单位。清理用物,必要时做记录,如有血标本则及时送检。

【注意事项】

(1)采血标本时,需先用1∶500的肝素稀释液湿润注射器管腔。

(2)采血进行血气分析时,针头拔出后立即刺入软塞以隔绝空气,并用手搓动注射器使血液与抗凝剂混匀,避免凝血。

第三节　吸入给药法

一、雾化吸入

雾化吸入法是利用氧气或压缩空气的压力,使药液形成雾状,使患者吸入呼吸道,以达到治疗目的。

【目的】

(1)治疗呼吸道感染,消除炎症和水肿。

(2)解除支气管痉挛。

(3)稀释痰液,帮助祛痰。

【作用原理】

雾化吸入器借助高速气流通过毛细管并在管口产生负压,将药液由邻近的小管吸出;所吸出的药液又被毛细管口高速的气流撞击成细小的雾滴,形成气雾喷出。

【用物】

(1)雾化吸入器。

(2)氧气吸入装置一套(不用湿化瓶)或压缩空气机一套。

(3)药物根据医嘱准备。

【操作方法】

(1)评估患者的病情、自理能力、相关知识,向患者解释操作的目的、过程,取得患者配合。

(2)准备用物,将药液按医嘱备好后注入雾化器,并根据病情需要选择口含嘴或面罩。

(3)携用物至床边,再次核对,教会患者使用雾化吸入器。

(4)协助患者取舒适体位并漱口,将雾化器的进气口接在氧气装置的输出管(不用湿化瓶)上,调节氧流量为6～8 L/min。

(5)有药液雾滴形成后,将口含嘴放入口中并紧闭口唇或将面罩罩于口鼻上并妥善固定。

(6)指导患者用嘴深而慢地吸气,用鼻呼气。持续雾化吸入直至药物吸入完毕,取下雾化器,关闭氧气。

(7)协助患者清洁口腔,取舒适卧位。

(8)清理用物,将雾化器消毒、清洁、晾干,备用。

二、超声波雾化吸入

超声波雾化吸入应用超声波声能,将药液变成细微的气雾,随患者的吸气而进入呼吸道及肺泡。超声波雾化的特点是雾量大小可以调节,雾滴小而均匀,直径在 5 μm 以下。药液随患者深而慢的呼吸可达到终末支气管及肺泡。

【目的】

(1)消炎、镇咳、祛痰。

(2)解除支气管痉挛,使气道通畅,从而改善通气功能。

(3)呼吸道烧伤或胸部手术者,可预防呼吸道感染。

(4)配合人工呼吸器,湿化呼吸道或间歇雾化吸入药液。

(5)应用抗癌药物治疗肺癌。

【用物】

超声雾化器一套,药液按医嘱准备,蒸馏水。

【原理】

超声波雾化器通电后,超声波发生器输出高频电能,使水槽底部晶体换能器发生超声波声能,声能振动雾化罐底部的透声膜,作用于雾化罐内的液体,破坏了药液表面的张力和惯性,使之成为微细的雾滴,随患者吸气进入呼吸道,吸入肺泡。

【操作方法】

(1)评估患者的病情、自理能力、相关知识,向患者解释操作的目的、过程,取得患者配合。

(2)水槽内放冷蒸馏水 250 ml,水要浸没雾化罐底部的透声膜。按医嘱将药液放入雾化罐内,检查无漏水后放入水槽内,将水槽盖紧。根据病情需要选择口含嘴或面罩。

(3)携用物至患者处,再次核对。

(4)接通电源,开电源开关 3 分钟后,再开雾化开关,根据需要调节雾量。将口含嘴放入口中并紧闭口唇,或将面罩罩于口鼻上并妥善固定,让患者深呼吸。

(5)治疗毕,先关雾化开关,再关电源开关,否则易损坏电子管。若有定时装置则到"OFF"位雾化自动停止,这时要关上电源开关。助患者取舒适卧位。

(6)整理用物,放掉水槽内的水,按要求清洗雾化罐、送风管等部件,并晾干备用。

【注意事项】

(1)水槽内无水时切勿开机,否则会烧毁机心。

(2)连续使用时,须间歇 30 分钟,并更换水槽内的蒸馏水,保证水温不超过 60 ℃。

(3)水槽底部的压电晶体片和雾化罐的透声膜,质脆且薄,易破损,操作中不可用力按压,操作结束后只能用纱布轻轻吸水。

第四节　滴入给药法

将药液滴入眼、耳、鼻等处,以达到局部或全身的治疗作用,或做某些诊断检查的目的。

【目的】

(1)防治眼、鼻、耳部疾病。

(2)有关检查或术前用药,如查眼底、鼻部手术前用药等。

【用物】

治疗盘内按医嘱备眼药水或眼药膏、滴鼻液或药膏、滴耳药、消毒干棉球罐、弯盘,治疗碗内置浸有消毒液的小毛巾。

【操作方法】

(1)评估患者用药部位情况,评估是否存在药物使用禁忌证等。解释操作目的、过程,取得患者配合。

(2)洗净双手,备齐用物携至患者处,再次核对。

滴眼药术:①助患者取仰卧位或坐位,头略后仰,用干棉球拭去眼分泌物、眼泪。②嘱患者眼向上看,左手取一干棉球置于下眼睑处,并轻轻拉下,以露出下穹隆部,右手滴一滴眼药于下穹隆部结膜囊内。涂眼药膏者,则将眼药膏挤入下穹隆部约1 cm长度,然后以旋转方式将药膏膏体离断。轻提上眼睑覆盖眼球,并嘱患者闭眼、转动眼球,使药物充满整个结膜囊内。③用干棉球拭去溢出的眼药水,嘱患者闭眼1~2分钟。

滴鼻药术:①嘱患者先排出鼻腔内分泌物,清洁鼻腔。②仰头位适用于后组鼻窦炎或鼻炎患者。助患者仰卧,肩下垫枕头垂直后仰或将头垂直后仰悬于床缘,前鼻孔向上,手持一棉球以手指轻轻拉开鼻尖,使鼻孔扩张,一手持药液向鼻孔滴入,每侧2~3滴,棉球轻轻塞于前鼻孔。③侧头位适用于前组鼻炎患者。卧向患侧,肩下垫枕,使头偏患侧并下垂,将药液滴入下方鼻孔2~3滴,棉球轻轻塞入前鼻孔。④为使药液分布均匀并到达鼻窦口,滴药后轻捏鼻翼或头部向两侧轻轻转动,保持仰卧或侧卧3~5分钟,然后捏鼻起立。

滴耳药术:①协助患者侧卧,患耳向上;或坐位,头偏向一侧肩部,使患耳向上。用小棉签清洁外耳道。②手持干棉球,轻提患者耳郭(成人向后上,3岁以下小儿向后下)以拉直外耳道。③顺外耳道后壁滴入3~5滴药液,并轻提耳郭或在耳屏上加压,使气体排出,药液易流入,然后用棉球塞入外耳道口。④嘱患者保持原位3~5分钟。

(3)观察用药后患者的情况,整理床单位,助患者取舒适卧位。

(4)清理用物,洗手,必要时记录。

【注意事项】

(1)用药前严格遵守查对制度。

(2)滴药时距离应适中,太远药液滴下时压力过大,太近容易触碰污染药液;药液不可直接滴于角膜、鼓膜上。

(3)滴眼药时:易沉淀的混悬液应充分摇匀后再用;一般先右眼后左眼,以免错滴,若左眼病较轻,则先左后右,以免交叉感染;一次用量不易太多,1滴即可,滴药后勿用力闭眼,以免药液外溢;若滴入药液有一定毒性,滴药后应用棉球压迫泪囊区2~3分钟,以免药液流入泪囊和鼻腔,吸收后引起中毒反应;角膜有溃疡,眼部有外伤或眼球手术后,滴药后不可压迫眼球,也不可拉高上眼睑。

(4)滴耳药若为软化耵聍,滴药前不必清洁外耳道,每次滴药量可稍多,以不溢出外耳道为度;滴药后会出现耳部发胀不适,应向患者做好解释;两侧均有耵聍者不易同时进行。

(5)若是昆虫类异物进入外耳道,可选用乙醚、乙醇或油类药液,目的在于使之麻醉或窒息死亡便于取出。滴后2~3分钟即可取出。

第五节 栓剂给药法

栓剂是药物与适宜基质制成的供腔道给药的固体制剂。其熔点为 37 ℃左右,插入体腔后栓剂缓慢融化,药物经黏膜吸收后,达到局部或全身治疗的效果。

【目的】

(1)全身或局部用药。

(2)刺激肠蠕动,促进排便。

【用物】

治疗盘内盛消毒手套、手纸、弯盘,药栓按医嘱准备。

【操作方法】

(1)评估患者的病情、心理状态等。解释操作目的、过程,取得配合。

(2)洗净双手,备齐用物携至患者处,再次核对。

(3)协助患者清洗肛门周围或会阴部,然后助其屈膝左侧卧位或俯卧位,脱裤露出臀部。若为妇科用药,则屈膝仰卧露出会阴部。

(4)右手戴手套,左手用手纸分开臀部露出肛门,右手持药栓底部将尖端置入肛门 6~7 cm,置入后嘱患者夹紧肛门,防止栓剂滑出。妇科给药者,必须看清阴道口,可利用置入器或戴手套,将栓剂以向下、向前的方向置入阴道内 5 cm。置入栓剂后患者应平卧 15 分钟。

(5)清理用物,整理床单位,协助患者取舒适卧位。

【注意事项】

(1)尽量入睡前给药,以便药物充分吸收,并可防止药栓遇热溶解后外流。

(2)治疗妇科疾病者,经期停用。有过敏史者慎用。

(3)需多次使用栓剂而愿意自己操作者,可教会其方法,以便自行操作。

第十七章 药物过敏试验技术

临床上使用的某些药物,可能会引起不同程度的过敏反应,导致患者感觉不适,甚至会危及生命。因此,为保证合理使用药物,充分发挥药效,防止过敏反应的发生,在使用某些高致敏药物前,应详细询问用药史、过敏史、家族史,并进行药物过敏试验。在进行试验的过程中,护士应严格掌握试验方法,准确配制试验液,认真观察反应,正确判断结果,并须熟知急救措施,提前做好急救的准备。

第一节 过敏反应概述

一、过敏反应的原因和发生机制

过敏反应也称变态反应或超敏反应,属于异常的免疫反应,其基本原因是抗原抗体的相互作用。其发生机制因不同的反应类型而不同,但总体而言,是药物或其代谢产物可成为抗原或半抗原(与体内物质结合后成为全抗原),当它们进入机体后,可使淋巴细胞或体液免疫系统致敏,从而产生特异性抗体,包括免疫球蛋白 E(IgE)、免疫球蛋白 G(IgG)和免疫球蛋白 M(IgM)等,此时机体进入致敏状态。当再次应用相同的药物时,抗原再次进入体内并与抗体结合,通过激活免疫系统,作用于对应的器官,从而引起一系列过敏反应的临床表现。药物过敏反应具有以下特点。

1.仅发生于用药人群中的少数人身上

虽然不同药物引起过敏反应的发生率有别,但一般都发生于用药人群中的少数人,不具有普遍性。

2.很小剂量即可发生过敏反应

如果患者对药物过敏,即使只用很小的剂量也足以引起过敏反应,因此其可作为与药物中毒反应相鉴别的重要依据。

3.与正常药理反应或毒性无关

药物过敏反应是在正常用法、用量下的不正常反应,临床表现与正常药理反应或毒性无关。

4.一般发生于再次用药时

药物过敏反应的发生需有致敏阶段,因此通常不发生在首次用药时,而是在再次用药后发病。

5.过敏的发生与体质因素有关

药物过敏反应的发生与过敏体质有关,因此是对某些药物"质"的过敏,而不是"量"的中毒。

二、过敏反应的临床表现

药物过敏反应可造成机体组织损伤或生理功能紊乱,临床表现多种多样,危害可波及全身各器官、组织,也可能只局限在某一器官、组织中,其反应性质可以属于任何类型的变态反应,而在不少情况下,是多型变态反应的综合。

1.过敏性休克

过敏性休克是最严重的过敏反应,属于Ⅰ型变态反应,发生率为5～10人/万人,特点是反应迅速、强烈、消失快。多在用药后5～20分钟,甚至在用药后数秒内发生。临床表现如下。

(1)呼吸系统症状:由喉头水肿、支气管痉挛和肺水肿引起,表现为胸闷、气促、哮喘、呼吸困难等。

(2)循环系统症状:周围血管扩张导致有效循环血量不足引起,表现为面色苍白、冷汗、发绀、脉细弱、血压下降等。

(3)中枢神经系统症状:由脑组织缺氧引起,表现为头晕眼花、四肢麻木、意识丧失、抽搐、大小便失禁等。

2.血清病型反应

血清病型反应属于Ⅲ型变态反应,亦称免疫复合物型变态反应。它的发生遵循Ⅲ型变态反应的发展规律,即参与变态反应的抗体是IgG或IgM,病变发生的基础是免疫复合物(中等大小可溶性免疫复合物)的形成、激活补体,趋化中性粒细胞引起吞噬反应,并在一定条件下导致组织损伤。该反应于用药后7～12日发生症状,临床表现和血清病相似,有发热、关节肿痛、皮肤发痒、荨麻疹、全身淋巴结肿大、腹痛等。

血清病型反应一般经过良好,只要停用药物,多能自行缓解,必要时可用抗组胺药物。

3.各器官或组织的过敏反应

(1)皮肤:主要有瘙痒、荨麻疹,严重者发生剥脱性皮炎。

(2)呼吸系统:可引起哮喘或促发原有的哮喘发作。

(3)消化系统:可引起过敏性紫癜,以腹痛和便血为主要症状。

(4)泌尿系统:可出现肾损害,表现为血尿、蛋白尿、肾衰竭、间质性肾炎等。

(5)血液系统:可出现血细胞减少、溶血性贫血、粒细胞减少或缺乏、血小板减少、再生障碍性贫血和巨幼红细胞贫血等。

第二节　常用药物过敏试验

一、青霉素过敏试验

【皮内试验液的配制】

皮内试验药液为每毫升含100～500 U的青霉素G等渗盐水,以0.1 ml(含10～50 U)为注入标准。各地对注入剂量的规定不一,以20 U或50 U为例,具体配制方法如下。

(1)40万U青霉素瓶内注入2 ml生理盐水,稀释为每毫升含20万U。

(2)取0.1 ml青霉素溶液加生理盐水至1 ml,每毫升含2万U。

(3)取0.1 ml青霉素溶液加生理盐水至1 ml,每毫升含2 000 U。

(4)取0.1 ml或0.25 ml青霉素溶液加生理盐水至1 ml,每毫升含200 U或500 U。

(5)每次配制时均需将溶液混匀。

【试验方法】

皮内注射青霉素试验液0.1 ml(含20 U或50 U),20分钟后观察结果。

【结果的观察与判断】

1.阴性

皮丘无改变,周围不红肿,无红晕,无自觉症状。

2.阳性

局部皮丘隆起,出现红晕硬块,直径大于1 cm,或周围出现伪足、有痒感。严重时可有头晕、心慌、恶心,甚至出现过敏性休克。

【过敏性休克的急救】

一旦发生过敏性休克必须争分夺秒、迅速及时、就地急救。

(1)立即停药,患者就地平卧,进行抢救。

(2)立即皮下注射0.1%盐酸肾上腺素0.5～1.0 ml,患儿酌减。此药是抢救过敏性休克的首选药物,具有收缩血管、增加外周阻力、提升血压、兴奋心肌、增加心血排血量及松弛支气管平滑肌的作用。如症状不缓解,可每隔30分钟皮下或静脉注射该药0.5 ml,直至脱离危险。如发生心搏骤停,立即行胸外心脏按压术。

(3)维持呼吸:给予氧气吸入。呼吸受抑制时,肌内注射尼可刹米(可拉明)或盐酸洛贝林(盐酸山梗菜碱)等呼吸兴奋药。喉头水肿影响呼吸,可行气管插管或气管切开术。

(4)抗过敏:根据医嘱,立即给予地塞米松5～10 mg静脉注射或氢化可的松200～400 mg加入5%～10%葡萄糖注射液500 ml,静脉滴注。应用抗组胺类药,如肌内注射异丙嗪25～40 mg或苯海拉明20 mg。

(5)补充血容量:静脉滴注10%葡萄糖注射液或平衡液扩充血容量。如血压下降不回升,可用右旋糖酐40,必要时可用盐酸多巴胺、重酒石酸间羟胺(阿拉明)等升压药物。

(6)纠正酸中毒:可给5%碳酸氢钠注射液静脉输注。

(7)密切观察患者体温、脉搏、呼吸、血压、尿量及其他病情变化,并做好病情动态记录。

【注意事项】

(1)用药前应详细询问用药史、过敏史和家族史。对有青霉素过敏史者应禁止做过敏试验,对有其他药物过敏史或变态反应疾病史者应慎用。

(2)试验结果为可疑阳性,应做对照试验。可疑阳性表现为:皮丘不扩大,周围有红晕,但直径小于1 cm;或局部皮试部位皮肤阴性,但患者有胸闷、头晕等全身症状。对可疑阳性患者,应在对侧手臂皮肤相同部位用0.9%氯化钠注射液做对照试验,如出现同样结果,说明前者不是阳性。确定青霉素皮试结果阴性方可用药。

(3)药液应现用现配,青霉素水溶液极不稳定,放置时间过长除药物被污染或药物效价降低外,还可分解产生各种致敏物质引起过敏反应。配制试验液或稀释青霉素的等渗盐水应专用。

(4)不宜空腹进行皮肤试验或药物注射,个别患者因空腹用药,或晕针、疼痛刺激等,产生头晕眼花、出冷汗、面色苍白、恶心等反应,易与过敏反应相混淆,应注意区别。

（5）在皮内试验和用药过程中,严密观察过敏反应。很多严重的药物过敏反应发生于药物注射后 5～15 分钟,应让患者注射后在室内停留 20 分钟（尤其是首次注射青霉素者）,如无不良反应再离开,以免患者在途中发生意外,造成救治困难。

皮试观察期间嘱咐患者:不可用手拭去药液和按压皮丘;20 分钟内不可离开,不可剧烈活动;如有不适,及时联系。

（6）配备急救药物和设备。皮内试验及注射青霉素时均应备好急救药物和设备,如盐酸肾上腺素注射液、异丙肾上腺素气雾剂、针刺毫针、氧气等,以防万一。

二、头孢菌素过敏试验

【皮内试验液的配制】

取头孢菌素 0.5 g,加生理盐水 10 ml,稀释为每毫升 50 mg。取 0.1 ml,加生理盐水至 10 ml（0.5 mg/ml）即得。

【试验方法】

取皮内试验液 0.05～0.10 ml（含 0.025～0.050 mg 头孢菌素）,皮内注射,20 分钟后观察结果。

【结果判断及过敏后的救治措施】

结果判断及过敏后的救治措施同青霉素。

【注意事项】

（1）凡既往使用头孢菌素类药物发生过敏性休克者,不得再做过敏试验。

（2）皮试阴性者,用药后仍有发生过敏的可能性,故在用药期间应密切观察。遇有过敏的情况,应立即停药并通知医生,处理方法同青霉素过敏。

（3）头孢菌素类药物可致交叉过敏,凡使用某一种头孢菌素有过敏现象者,一般不可再使用其他品种。

（4）如患者对青霉素类过敏,且病情确实需要使用头孢菌素类药物时,一定要在严密观察下做头孢菌素类药物过敏试验,并做好抗过敏性休克的急救准备。

三、破伤风抗毒素(TAT)过敏试验

【皮内试验液的配制】

用每支 1 ml 含 1 500 U 的破伤风抗毒素药液,取 0.1 ml,加生理盐水稀释到 1 ml（每毫升含 150 U）即得。

【试验方法】

取破伤风抗毒素试验液 0.1 ml（含 15 U）,做皮内注射,20 分钟后观察结果。

【结果的观察与判断】

1.阴性

局部皮丘无变化,全身无反应。

2.阳性

局部皮丘红肿硬结,直径大于 1.5 cm,红晕超过 4 cm,有时出现伪足、痒感。全身反应同青霉素过敏全身反应。

当试验结果不能肯定时,应在另一手的前臂内侧用生理盐水做对照试验。对照试验为阴

性者,可将余液 0.9 ml 做肌内注射。对试验结果为阳性者,必须用脱敏注射法。

【过敏反应的急救措施】

过敏反应的急救措施同青霉素。

【脱敏注射法】

若遇 TAT 皮内试验呈阳性反应,可采用小剂量多次脱敏注射疗法。其机制是小量抗原进入体内后,同吸附于肥大细胞或嗜碱粒细胞上的 IgE 结合,使其逐步释放出少量的组胺等活性物质。而机体本身有一种组胺酶释放,它可使组胺分解,不致对机体产生严重损害,因此临床上可不出现症状。经过多次小量的反复注射后,可使细胞表面的 IgE 抗体大部分,甚至全部被结合而消耗掉,最后大量注射抗原(TAT)时,便不会发生过敏反应。

脱敏注射法应每隔 20 分钟注射 1 次,每次注射后均需密切观察。在脱敏过程中,如发现患者有全身反应,如气促、发绀、荨麻疹或过敏性休克时应立即停止注射,并迅速对症处理。如反应轻微,待反应消退后,酌情将注射的次数增加,剂量减少,以达到顺利注入全量的目的。

四、盐酸普鲁卡因过敏试验

(1)盐酸普鲁卡因又称"奴夫卡因",为常用局部麻醉药,主要用于浸润麻醉、神经阻滞麻醉、蛛网膜下腔阻滞麻醉(腰麻)。偶可发生轻重不一的过敏反应。凡首次应用盐酸普鲁卡因,或注射普鲁卡因青霉素者均须做过敏试验。

(2)皮内试验方法:取 0.25 ％盐酸普鲁卡因液 0.10 ml(0.25 mg)做皮内注射,20 分钟后观察试验结果。

(3)其余同青霉素。

五、碘过敏试验

碘造影剂是临床上常用的 X 射线造影剂之一,其不良反应多属过敏反应。为避免发生过敏反应,凡首次用药者应在碘造影前 1～2 日做过敏试验,结果为阴性时方可做碘造影检查。

【试验方法】

(1)口服法:口服 5 ％～10 ％碘化钾 5 ml,每日 3 次,共 3 日,观察结果。

(2)皮内注射法:取碘造影剂 0.1 ml 做皮内注射,20 分钟后观察结果。

(3)静脉注射法:取碘造影剂 1 ml,于静脉内缓缓注射,5～10 分钟观察结果。

(4)在静脉注射造影剂前,必须先行皮内注射术,然后再行静脉注射术,如为阴性方可进行碘剂造影。

【结果判断】

(1)口服后,有口麻、头晕、心慌、恶心、呕吐、荨麻疹等症状为阳性。

(2)皮内注射者:局部有红肿硬块,直径超过 1 cm 为阳性。

(3)静脉注射者:观察有无全身反应,如有血压、脉搏、呼吸和面色等改变为阳性。

有少数患者过敏试验阴性,但在注射碘造影剂时发生过敏反应,故造影时仍需备好急救药品。过敏反应的处理同青霉素。

第十八章　静脉输液与输血技术

人体内,水、电解质和pH保持在一定数值,构成机体内在环境的相对稳定,保证机体正常的生理功能。但在疾病和创伤情况下,体液平衡发生紊乱,内环境的稳态不能维持,如不及时纠正,将导致严重后果。输液与输血技术是临床上用于纠正水、电解质平衡失调,恢复内环境稳态的重要措施之一,应及时正确地运用,以保证治疗或急救工作顺利进行。

第一节　外周静脉通路的建立与维护

1.外周留置针的置入

(1)经双人核对医嘱,对患者进行评估,告知患者用药的要求,征得同意后,开始评估血管,血管选择应首选粗直弹性好的前臂静脉,注意避开关节。

(2)按六步法洗手,戴口罩。按静脉输液进行物品准备,包括利器盒、6 cm×7 cm透明贴膜、无菌贴膜、清洁手套、22~24G留置针,要注意观察准备用物的质量有效期。

(3)将用物推至床边,经医患双向核对,协助患者取舒适体位。再次选择前臂显露容易固定的静脉。

(4)核对液体后,开始排气排液。连接头皮针时,要将头皮针针尖插入留置针肝素帽前端,进行垂直排气,待肝素帽液体注满后再将头皮针全部刺入,回挂于输液架。准备无菌透明敷料。

(5)用含碘消毒剂,以穿刺点为中心进行螺旋式、由内向外的皮肤消毒3次,消毒范围应大于固定敷料尺寸。

(6)将止血带扎于穿刺点上方10 cm处。戴清洁手套。再次排气,双向核对,调松套管及针芯。

(7)穿刺时,将针头斜面向上,一手的拇指、示指夹住两翼,以血管上方15°~30°进针,见到回血后,压低穿刺角度,再往前进0.2 cm,注意进针速度要慢,一手将软管全部送入,拔出针芯,要注意勿将已抽出的针芯再次插入套管。

(8)穿刺后要及时松止血带、松拳、松调节器。

(9)以穿刺点为中心,以无张力方法粘贴透明敷料,要保证穿刺点在敷料中央。脱手套,在粘贴条上注明穿刺的时间和姓名,然后覆盖于白色隔离塞上。脱去手套,用输液贴以U形方法固定延长管。

(10)调节滴速,填写输液卡。核对并告知患者注意事项。

2.外周静脉留置针封管

(1)按六步法洗手,戴口罩。

（2）准备治疗盘：无菌盘内备有 3～4 ml 肝素稀释液、无菌透明敷料（贴膜）、棉签、含碘消毒液、弯盘。

（3）显露穿刺部位，关闭调节器。

（4）分离头皮针与输液导管后，用肝素稀释液以脉冲式方法冲管，当剩至 1 ml 时，快速注入，夹闭留置针，拔出针头。用输液贴以 U 形方法固定延长管。

（5）整理床单位，取下输液软袋及导管，按要求进行处理。

3.外周静脉留置针置管后再次输液

（1）经双人核对医嘱后，按照六步法洗手，戴口罩。准备用物，包括 75 ％乙醇、小纱布、输液贴、头皮针、输入液体、弯盘。

（2）查对床号姓名，对患者说明操作目的，观察穿刺局部，查对液体与治疗单，排气排液。

（3）揭开无菌透明敷料，反垫于肝素帽下，用 75 ％乙醇棉球（棉片）摩擦消毒接口持续 10 秒（来回摩擦 10 遍）。

（4）再次排气排液后，将头皮针插入肝素帽内，打开留置针及输液调节器，用无菌透明敷料固定肝素帽、头皮针导管。

（5）调节滴速，填写输液卡。整理好患者衣被，整理用物并做好观察记录。

4.外周静脉留置针拔管

（1）按六步法洗手后，准备治疗盘，内装棉签、无菌透明敷料、含碘消毒液、弯盘。

（2）显露穿刺部位，去除固定肝素帽的无菌透明敷料，轻轻地将透明敷料边缘搓起，以零角度揭开敷料，用含碘消毒液消毒穿刺点两遍。

（3）用干棉签按压局部，拔出留置针，无渗血后用输液贴覆盖穿刺点。

（4）整理床单位并做好拔管记录。

第二节　中心静脉通路的建立与维护

一、中心静脉留置导管术

中心静脉留置导管术是监测中心静脉压（CVP）及建立有效输液给药途径的方法，主要是经颈内静脉或锁骨下静脉穿刺，将静脉导管插到上腔静脉，用于危重患者、休克患者、大手术患者，以及静脉内给养、周围静脉穿刺困难、需要长期输液及需经静脉输入高渗溶液或强酸强碱类药物者。局部皮肤破损、感染，有出血倾向是其禁忌证。

（一）锁骨下静脉穿刺

锁骨下静脉是腋静脉的延续，起于第一肋骨的外侧缘，成年人长 3～4 cm。

【选择穿刺点】

穿刺点选择锁骨上路、锁骨下路。后者临床常用。

【穿刺部位】

穿刺部位为锁骨下方胸壁，该处较为平坦，可进行满意的消毒准备，穿刺导管易于固定，敷料不易跨越关节，易于清洁和更换，且不影响患者颈部和上肢的活动，利于置管后护理。

【置管操作步骤】

留置导管操作步骤以右侧锁骨下路穿刺点为例。

(1)穿刺点为锁骨与第一肋骨相交处,即锁骨中1/3段与外1/3交界处,锁骨下缘1～2 cm处,也可由锁骨中点附近进行穿刺。

(2)体位:平卧位,去枕,头后仰,头转向穿刺对侧,必要时肩后垫高,头低位15°～30°,以提高静脉压使静脉充盈。

(3)严格遵循无菌操作原则,局部皮肤常规消毒后铺无菌巾。

(4)局部麻醉后用注射器细针做试探性穿刺,使针头与皮肤呈30°～45°角向内向上穿刺,针头保持朝向胸骨上窝的方向,紧靠锁骨内下缘徐徐推进,可避免穿破胸膜及肺组织,边进针边抽动针筒使管内形成负压,一般进针4 cm可抽到回血。若进针4～5 cm仍见不到回血,不要再向前推进以免误伤锁骨下动脉,应慢慢向后退针并边退边抽回血。在撤针过程中仍无回血,可将针尖撤至皮下后改变进针方向,使针尖指向甲状软骨,以同样的方法徐徐进针。

(5)试穿确定锁骨下静脉的位置后,即可换用导针穿刺置管,导针穿刺方向与试探性穿刺相同,一旦进入锁骨下静脉位置,即可抽得大量回血,此时再轻轻推进0.1～0.2 cm,使导针的整个斜面在静脉腔内,并保持斜面向下,以利导管或导丝推进。

(6)让患者吸气后屏气,取下注射器,以一只手固定导针并以手指轻抵针尾插孔,以免发生气栓或失血,将导管或导丝自导针尾部插孔缓缓送入,使管腔达上腔静脉,退出导针。如用导丝,则将导管引入中心静脉后再退出导丝。

(7)抽吸与导管相连接的注射器,如回血通畅说明管端位于静脉内。

(8)取下输液器,将导管与输液器连接,先滴入少量等渗液体。

(9)妥善固定导管,以无菌透明敷料覆盖穿刺部位。

(10)导管放置后需常规行X射线检查,以确定导管的位置。插管深度左侧不宜超过15 cm,右侧不宜超过12 cm,以能进入上腔静脉为宜。

(二)颈内静脉穿刺

颈内静脉起源于颅底,上部位于胸锁乳突肌的前缘内侧,中部位于胸锁乳突肌锁骨头前缘的下面和颈总动脉的后外侧,下行至胸锁关节处与锁骨下静脉汇合成无名静脉,继续下行与对侧的无名静脉汇合成上腔静脉进入右心房。

【选择穿刺点部位】

颈内静脉穿刺的进针点和方向,根据颈内静脉与胸锁乳突肌的关系,分为前路、中路、后路三种。

【置管操作步骤】

(1)以右侧颈内中路穿刺点为例,确定穿刺点为锁骨与胸锁乳突肌的锁骨头和胸骨头所形成的三角区的顶点,颈内静脉正好位于此三角区的中心位置,该点距锁骨上缘3～5 cm。

(2)体位:患者平卧,去枕,头后仰,头转向穿刺对侧,必要时肩后垫一薄枕,头低位15°～30°,使颈部充分外展。

(3)严格遵循无菌操作原则,局部皮肤常规消毒后铺无菌巾。

(4)局部麻醉后用注射器细针做试探性穿刺,使针头与皮肤呈 30°角,与中线平行直接指向足端。进针深度为 3.5～4.5 cm,以不超过锁骨为宜。边进针边抽回血,抽到静脉血即表示针尖位于颈内静脉。如穿入较深,针已对穿颈静脉,则可慢慢退出,边退针边回抽,抽到静脉血后,减少穿刺针与额平面的角度(约 30°)。

(5)试穿确定颈内静脉的位置后,即可换用导针穿刺置管,导针穿刺方向与试探性穿刺相同。当导针针尖到达颈静脉时旋转取下注射器,从穿刺针内插入引导钢丝,插入时不能遇到阻力。有阻力时应调整穿刺位置,包括角度、斜面方向和深浅等。插入导丝后退出穿刺针,压迫穿刺点,同时擦净钢丝上的血迹。需要静脉扩张器的导管,可插入静脉扩张器扩张皮下或静脉。将导管套在引导钢丝外面,导管尖端接近穿刺点,引导钢丝必须伸出导管尾端,用手抓住,右手将导管与钢丝一起部分插入,待导管进入颈静脉后,边退钢丝,边插导管。一般成年人从穿刺点到上腔静脉右心房开口处约 10 cm,退出钢丝。

(6)抽吸与导管相连接的注射器,如回血通畅说明管端位于静脉内。

(7)用生理盐水冲洗导管后即可接上输液器或 CVP 测压装置进行输液或测压。

(8)妥善固定导管,用无菌透明敷料(贴膜)覆盖穿刺部位。

二、经外周静脉穿刺的中心静脉导管

经外周静脉穿刺的中心静脉导管(peripherally inserted central venous catheter, PICC)是指经外周静脉穿刺置入的中心静脉导管,其导管尖端的最佳位置在上腔静脉的下 1/3 处,临床上常用于 7 天以上的中期和长期静脉输液治疗,或需要静脉输注高渗性、有刺激性药物的患者,导管留置时间可长达 1 年。

【置管操作步骤】

(1)操作前,要先经双人核对医嘱,再对患者进行穿刺前的解释工作,得到患者的理解配合。

(2)对患者的穿刺部位静脉和全身情况进行评估。血管选择的标准:在患者肘关节处,取粗而直、静脉瓣少的贵要静脉、正中静脉或头静脉,要注意避开穿刺周围皮肤红肿、硬结、皮疹和感染的情况。当血管选择好以后,要再次向患者告知穿刺时可能发生的情况,以及穿刺配合事项,经同意,签署知情同意书。

(3)操作前,要按照六步法进行洗手,戴口罩。准备用物,具体包括:治疗盘,内装 75 %乙醇、含碘消毒液、生理盐水 100 ml、盐酸利多卡因 1 支、三向瓣膜 PICC 穿刺导管套件 1 个;PICC 穿刺包(穿刺包内装有测量尺、无菌衣、无粉手套 2 副、棉球 6 个、镊子 2～3 把、止血带、大单 1 条、治疗巾 2 块、洞巾 1 块、20 ml 空针 2 副、5 ml 空针 1 副、1 ml 空针 1 副、大纱布 3块、小纱布 2 块、剪刀、10 cm×12 cm 无菌透明敷料 1 张);免洗手消毒液。

(4)查对患者床号与姓名,嘱患者身体移向对侧床边,打开 PICC 穿刺包,手臂外展与身体呈 90°,拉开患者袖管,测量置管的长度与臂围。具体测量方法是,从穿刺点沿静脉走行,到右胸锁关节,再向下至第 3 肋间,为置入导管的长度。接着,在肘横纹上 10 cm 处,绕上臂一圈,测出臂围值,做好测量的记录。

(5)戴无菌手套。取出无菌巾垫于穿刺手臂下方,助手协助倒消毒液。消毒皮肤。消毒的要求是先用乙醇棉球以穿刺点为中心进行螺旋式摩擦消毒,范围为直径不大于 10 cm,当去除皮肤油脂后,再用碘剂以同样的方法,顺时针方向与逆时针方向分别交叉,重复两次进行消毒,建立无菌屏障。铺治疗巾,将止血带放于手臂下方,为扩大无菌区域,还应铺垫大单,铺洞巾。

(6)穿无菌衣,更换无粉手套,先抽取 20 ml 生理盐水 2 次,再用 2 ml,最后用 1 ml 注射器抽取利盐酸多卡因 0.5 ml。打开 PICC 穿刺导管套件。用生理盐水预冲导管,用拇指和示指轻轻揉搓瓣膜,以确定导管的完整性。再分别预冲连接器、减压套筒、肝素帽和导管外部。最后,将导管浸入生理盐水中充分润滑导管,以减少对血管的刺激。打开穿刺针,去除活塞,将穿刺针连接到 5 ml 注射器上。

(7)扎止血带,并嘱患者握拳,在穿刺点下方,皮下注射盐酸利多卡因,进行局部麻醉。静脉穿刺时,一手固定皮肤,另一手持针以进针角度呈 15°～30° 的方向进行穿刺。见到回血后,保持穿刺针与血管的平行,继续向前推进 1～2 mm,然后保持针芯位置,将插管鞘单独向前推进,要注意避免推进钢针,造成血管壁的穿透。

(8)松开止血带,嘱患者松拳,以左手拇指与示指固定插管鞘,中指压住插管鞘末端处血管,防止出血,接着从插管鞘内撤出穿刺针。一手固定插管鞘,另一手将导管自插管鞘内缓慢、匀速地推进。当插入 20 cm 左右时,嘱患者头侧向穿刺方,转头并低头,以确保穿刺导管的通畅。在送管过程中,左手的中指要轻压血管鞘末端,以防出血。当导管置入预定的长度时,在插管鞘远端,用纱布加压止血并固定导管。将插管鞘从血管内撤出,连接注射器抽回血,冲洗导管。双手分离导管与导丝衔接处,一手按压穿刺点并固定导管,另一手将导丝以每次 3～5 cm 的速度均匀轻轻抽出,然后撤出插管鞘。当确认置入预定的长度后,在体外预留 5～6 cm,以便于安装连接器。

(9)修剪导管长度,注意勿剪出毛茬。安装连接器。先将减压套筒套到导管上,将导管连接到连接器翼形部分的金属柄上,使导管完全平整地套住金属柄,再将翼形部分的倒钩和减压套筒上的沟槽对齐锁定,最后轻轻牵拉导管以确保连接器和导管完全锁定。用生理盐水,以脉冲式方法进行冲管,当推至剩 1 ml 液体时,迅速推入生理盐水,连接肝素帽。

(10)导管的固定,是将距离穿刺点 0.5～1 cm 处的导管安装在固定翼的槽沟内。在穿刺点上方,放置一块小纱布吸收渗血,使导管呈弧形,用胶带固定接头,撤出洞巾,再用无菌透明敷料固定导管,要注意无菌透明敷料下缘与胶带下缘平齐。用第 2 条胶带以蝶形交叉固定于贴膜上,用第 3 条胶带压在第 2 条胶带上,将签有穿刺时间与患者姓名的胶带固定于第 3 条胶带上。用小纱布或输液贴包裹导管末端,固定在皮肤上。为保护导管以防渗血,用弹力管状绷带加压包扎穿刺处。

(11)向患者交代注意事项。整理用物并洗手。摄胸部 X 射线,以确定导管末端的位置,应在上腔静脉下 1/3 处。

(12)在病历上填写置管情况并签名。

【PICC 置管后输液】

(1)输液前,双人核对医嘱和治疗单,按照六步洗手法洗手,戴口罩。准备治疗盘,盘内装有乙醇棉片、无菌贴膜、已经连有头皮针的含 20 ml 生理盐水的注射器、预输入的液体、弯盘、治疗单,以及免洗手消毒液。

(2)进入病房先查对床号姓名,并与患者说明操作的目的,观察穿刺部位,必要时测量臂围。

（3）查对液体与治疗单，常规排气、排液。揭开输液无菌透明敷料反垫于肝素帽下。用75％乙醇棉球擦拭消毒接口约10秒钟。接入头皮针，抽回血，确定导管在血管腔内后，以脉冲式方法冲洗导管，当推至所剩液体为1 ml时，快速推入。

（4）分离注射器，连接输液导管，松调节器。最后，用无菌透明敷料固定肝素帽和头皮针，在头皮针固定完毕后，整理患者的衣被，调节滴数，交代注意事项并做好记录。

【PICC 冲洗与正压封管】

为了预防导管堵塞，保持长期使用，给药前后，使用血液制品时，静脉采血后都应冲管。休疗期应每周冲洗1次导管并正压封管。

（1）用六步法洗手，戴口罩。

（2）准备治疗盘，内装贴膜、含10～20 ml生理盐水的注射器、弯盘。

（3）查对床号姓名，观察穿刺部位，关闭输液调节器。

（4）揭开输液无菌透明敷料，反垫于肝素帽下，分离输液导管与头皮针，接10～20 ml生理盐水注射器，以脉冲式方法冲洗导管。推至最后1 ml时，进行正压封管。具体方法是将头皮针尖斜面退至肝素帽末端，待生理盐水全部推入后，拔出头皮针，用无菌透明敷料固定肝素帽。

（5）整理患者的衣被，做好观察记录。

【PICC 维护操作】

为保证中心静脉导管的正常使用，应保证每天对患者进行消毒维护。

（1）要按六步洗手法洗手，戴口罩。

（2）准备用物：治疗盘内装有石油烷、免洗手消毒液、棉签、皮尺、胶布、肝素帽、头皮针连接预冲注射器、弯盘、PICC维护包（包内装有无菌手套2副，75％乙醇、碘附棉棒各3根，乙醇棉片3块，小纱布1块，10 cm×12 cm高潮气通透贴膜1张，胶带4条）。

（3）查对床号和姓名，与患者说明导管维护的目的。观察穿刺部位情况，必要时测量臂围。

（4）揭除透明敷料。揭敷料时，要注意由下往上揭，以防带出导管，同时还要避免直接接触导管。消毒双手，用石油烷擦除胶布痕迹。

（5）戴无菌手套。用消毒棉片消毒固定翼10秒钟。用75％的乙醇棉棒去除穿刺点直径约1 cm以外的胶冻，再用碘附棉棒以穿刺点为中心进行皮肤消毒3次，消毒范围应大于无菌透明敷料范围，包括消毒导管。预冲肝素帽，去除原有肝素帽，用75％乙醇棉片擦拭导管末端。

（6）将注满生理盐水的肝素帽连接导管。用生理盐水，以脉冲式方法进行冲管，当冲至剩1 ml液体时，将头皮针拔出，使针尖位于肝素帽内，快速推入。然后拔出头皮针。

（7）更换无菌手套，安装固定翼。随后，将导管呈弧形进行胶带固定接头。用透明敷料固定导管，固定时要保证贴膜下缘与胶带下缘平齐，第2条胶带以蝶形交叉固定于无菌透明敷料上，第3条胶带压在第2条胶带上，第4条签上姓名与时间后固定于第3条胶带上。用无菌小纱布包裹导管末端，用胶带固定于皮肤上，做好维护记录。

三、植入式输液港建立与维护

【操作前准备】

1.置管部位的选择

置管部位的选择要综合比较其他发生机械性并发症、导管相关性血流感染的可能性。置管部位会影响发生继发导管相关性血流感染和静脉炎的危险度。置管部位皮肤菌群的密度是造成导管相关性血流感染(CRBSI)的一个主要危险因素。由经过培训的医生依不同的治疗方式和患者体型来选输液港植入的途径:大静脉植入、大动脉植入、腹腔内植入,输液座放于皮下。输液港导管常用的植入部位主要为颈内静脉与锁骨下静脉。非随机实验证实了颈内静脉置管发生相关性感染的危险率高。8项研究的荟萃分析显示,床旁超声定位的锁骨下静脉置管与其他部位相比,可以显著降低机械性并发症。对于成年患者,锁骨下静脉对控制感染来说是首选部位。当然,在选择部位时其他的一些因素也应该考虑。目前临床应用较多的是锁骨下静脉,实际植入的位置要根据患者的个体差异决定。植入位置解剖结构应该能保证注射座稳定,不会受到患者活动的影响,不会产生局部压力升高或受穿衣服的影响,注射座隔膜上方的皮下组织厚度是0.5~2.0 cm时为适宜厚度。

2.经皮穿刺导管植入点选择

自锁骨中外1/3处进入锁骨下静脉,然后进入胸腔内血管。

【输液港的选择】

输液港的选择由医生依不同的治疗方式和患者体型做出。标准型及急救凹形输液港适用于不同体型的成年人及儿童患者。双腔输液港适用于同时输入不兼容的药物。术中连接式导管可于植入时根据需要决定静脉导管长度。

输液港种类有很多种:①单腔末端开口式导管输液港或单腔三向瓣膜式导管输液港;②小型单腔末端开口式导管输液港或小型单腔式三向瓣膜式导管输液港;③双腔末端开口式导管输液港或双腔三向瓣膜式导管输液港。

输液港附件——无损伤针的选择:①蝶翼针输液套件适用于连续静脉输注;②直形及弯形无损伤针适用于一次性静脉输注。

【穿刺输液操作步骤】

(1)向患者说明操作过程并做好解释工作。

(2)观察穿刺点和局部皮肤有无红、肿、热、痛等炎性反应,若有应随时更换敷料或暂停使用。

(3)消毒剂及消毒方法:先用乙醇棉球清洁脱脂,向外用螺旋方式涂擦,其半径为10~12 cm。以输液港为圆心,再用碘附棉球消毒3遍。

(4)穿刺输液港:触诊定位穿刺隔。一手找到输液港注射座的位置,拇指与示指、中指呈三角形,将输液港拱起;另一手持无损伤针自三指中心处垂直刺入穿刺隔,直达储液槽基座底部。穿刺时动作要轻柔,感觉有阻力时不可强行进针,以免针尖与注射座底部推磨,形成倒钩。

(5)穿刺成功后,应妥善固定穿刺针,不可任意摆动,防止穿刺针从穿刺隔中脱落。回抽血液判断针头位置无误后即可开始输液。

(6)固定要点:用无菌纱布垫在无损伤针针尾下方,可根据实际情况确定纱布垫的厚度,用无菌透明敷料固定无损伤针,防止发生脱落。注明更换无菌透明敷料的日期和时间。

(7)输液过程中如发现药物外渗,应立即停止输液,并即刻给予相应的医疗处理。

(8)退针时,为防止少量血液反流回导管尖端而发生导管堵塞,撤针动作应轻柔,当注射液剩下最后0.5 ml时,为维持系统内的正压,以两指固定泵体,边推注边撤出无损伤针,做到正压封管。

(9)采血标本时,用 10 ml 以上注射器以无菌生理盐水冲洗,初始抽至少 5 ml 血液并弃置,儿童减半。

(10)连接输液泵,设定压力超过 25 psi(磅/平方英寸)时自动关闭。

(11)以低于插针水平位置换肝素帽。

(12)封管,以加压的形式从圆形注射港的各角度以边推注药液边拔针的方法拔出直角弯针针头暂停输注,每月用肝素盐水封管 1 次即可。

【维护时间及注意事项】

1.时间

①连续性输液,每 8 小时冲洗 1 次;②治疗间歇期,正常情况下每 4 周维护 1 次;③动脉植入、腹腔植入时,每周维护 1 次。

2.维护注意事项

(1)冲、封导管和静脉注射给药时必须使用 10 ml 以上的注射器,防止小注射器的压强过大,损伤导管、瓣膜或导管与注射座连接处。

(2)给药后必须以脉冲方式冲管,防止药液残留注射座。

(3)必须正压封管,防止血液反流进入注射座。

(4)不能用于高压注射泵推注造影剂。

第三节　静脉输血的程序

一、输血前准备

(1)认真填写输血申请单,抽血送血库做血型鉴定和交叉配血试验。

(2)根据输血医嘱,凭提血单提血,并和血库人员认真做好"三查十对"。核对完毕,在交叉配血试验单上签上核对者姓名。

(3)血液从血库取出后,勿剧烈振荡,以免红细胞大量破坏而引起溶血。库血不可加温,以免血浆蛋白凝固而引起反应。在输血量多时,可在室内放置 15～20 分钟后再输入。

二、密闭式静脉输血方法与流程(间接输血、直接输血)

(一)间接输血

操作者应仪表端庄、整洁,洗手,戴口罩。

【物品准备】

1.配血用物

治疗盘(安尔碘、棉签、一次性注射器、止血带)、输血申请单、普通干燥管、弯盘。

2.取血用物

治疗盘(包括治疗巾)、病历、提血单。

3.输血用物

一次性输血器、生理盐水、输血前用药、治疗盘(安尔碘、棉签、止血带)、弯盘、止血钳(视需要而定)、输液卡、静脉穿刺针、无菌透明敷料、输液架。

【操作步骤】

1.配血

(1)洗手、戴口罩,核对医嘱,准备用物。

(2)按照患者病历或电脑基本信息填写申请单,贴试管。

(3)两名护士至患者床边仔细核对患者姓名、性别、年龄、病案号、科室、床号、血型。核对无误后抽取血标本,抽血完毕,以核对者/执行者形式在申请单背面签两人名。

(4)将血标本及申请单送至血库。

2.取血

(1)洗手、戴口罩,核对医嘱,准备用物。

(2)根据医嘱及患者信息填写提血单。

(3)携带治疗盘和病历至血库,与血库人员做好交接查对:①交叉配血报告单,受血者科别、姓名、病案号、血型(包括 Rh 抗原)、血液成分、有无凝集反应;②核对血袋标签、献血者姓名、血型(包括 Rh 抗原)、血液有效期、血袋号;③检查血袋有无破损遗漏、血袋内血液有无溶血及凝块。核对无误后,在交叉配血报告单反面签名后领回。

3.输血

(1)洗手、戴口罩,核对医嘱,准备用物。

(2)核对,解释;根据医嘱备输血前用药,按周围静脉输液技术进行穿刺,成功后先输入少量生理盐水。

(3)由两名护士至患者床边核对,确定无误后,以手腕旋转动作将血袋内血液轻轻摇匀。

(4)用安尔碘消毒血袋皮管 2 次,将生理盐水更换下来,再次核对。开始速度宜慢,观察局部及全身情况 15 分钟,无不良反应再根据病情调节滴速。告知患者及家属相关注意事项(滴速不可自行调节,如有不适要及时告知医护人员)。

(5)输血结束,先滴入少量生理盐水再拔针,按压片刻。

(6)协助患者取舒适体位,整理床单位,清理用物(血袋及输血器放在专用收集桶内保留 24 小时),将交叉配血报告单夹在病历中。

(二)直接输血

直接输血是指在供血者与受血者血型(包括 Rh 抗原)及交叉配血试验确认后,将供血者的血液抽出,立即输给受血者的技术,常用于婴幼儿、少量输血或无库血而患者急需输血时。

【输血准备】

(1)向供血者和患者做好解释工作。

(2)洗手,戴口罩,核对医嘱。

(3)准备用物:静脉注射用物 2 盒,治疗盘(内铺无菌巾),4 %柠檬酸钠等渗盐水适量,50 ml 注射器及针头数副。

【操作步骤】

(1)请供血者与患者分别卧于床上,露出一侧手臂。

(2)用 50 ml 无菌注射器抽取抗凝血药 5 ml 后接套管针排气,抽取供血者血液至 55 ml。

(3)直接将血液缓慢推入患者已穿刺好的静脉中。

(4)输血结束后,拔出套管针,用小纱布按压穿刺点片刻,用无菌透明敷料覆盖针眼。

(5)协助患者取舒适体位,整理床单位,清理用物。

三、自体血回输的护理配合

【输血准备】

(1)输用预存的自身血与一般输全血的护理要求相同。

(2)手术中自身血的采集和回输:根据手术的要求,巡回护士提前准备好自体血回收机、负压吸引装置、3 000 ml 的静脉用生理盐水、一次性贮血滤血装置、肝素或其他抗凝血药等。

【操作步骤】

(1)检查血液回收机的性能,在 500 ml 生理盐水溶液中加入 12 500 U 肝素。

(2)打开并安装血液回收的无菌用物,包括血液回收器、贮血器、血袋、盐水袋、抗凝血药、废液袋及各种管道等,连接好全套吸引装置。

(3)手术开始后,用负压吸引(负压低于 100 mmHg)将血液吸入贮血装置中(抗凝血药由抗凝血药袋的滴管滴入)。当贮血装置的血液达到一定量后,驱动泵自动把血液和静脉用生理盐水按一定的比例注入血液回收器中,对红细胞进行洗涤、过滤、浓缩,经浓缩的红细胞经驱动泵注入血袋备用,洗涤后的液体进入废液袋中按医疗废弃液处理。

(4)将吸出的血液经带过滤网的输血器过滤,即可为患者输入。

第十九章　灌肠技术

肠道是参与排便活动的重要人体器官,主要起到消化、吸收、排除代谢产物的作用。当肠道发生功能或形态改变时,会导致一系列病理变化,出现相应的临床症状,包括腹胀、腹泻、便秘等。灌肠技术(enema therapy)是将一定量的溶液,由肛门经直肠灌入结肠,以帮助患者清洁肠道、排便、排气或由肠腔供给药物,达到确定诊断和治疗目的的方法。根据目的的不同,灌肠可分为不保留灌肠(nonretention enema)和保留灌肠(retention enema)。其中,不保留灌肠又可分为大量不保留灌肠、小量不保留灌肠和清洁灌肠。此外,还有简易的肠道清洁技术,包括口服高渗溶液,如口服硫酸镁法、口服甘露醇法等,以及患者可以自行进行的简易通便术,如肥皂栓法、开塞露法等。随着科技的发展,目前临床上广泛应用先进的仪器进行肠道灌洗,如使用大肠水疗仪、结肠灌洗机等,同样也能达到肠道清洁和治疗的目的。

第一节　不保留灌肠

一、大量不保留灌肠

【目的】

(1)刺激肠蠕动,软化和清除粪便,驱除肠内积气,减轻腹胀。

(2)清洁肠道,为手术、检查或分娩做准备。

(3)稀释和清除肠道内的有害物质,减轻中毒。

(4)灌入低温液体,为高热患者降温。

【用物】

(1)治疗盘内备灌肠筒1套、24~26号肛管、血管钳或调节夹、弯盘、棉签、润滑剂。

(2)卫生纸、橡胶单及治疗巾、水温计、量杯。

(3)输液架、便器及便器巾、屏风。

【常用溶液】

(1)0.1%~0.2%肥皂液、生理盐水。

(2)液量:成年人500~1 000 ml,小儿200~500 ml,1岁以下小儿50~100 ml。

(3)温度:39~41 ℃;降温用28~32 ℃;中暑降温4 ℃。

【操作方法】

(1)备齐用物,携至患者床旁,核对患者并解释,以取得合作。嘱患者排尿,关闭门窗,用屏风遮挡。

(2)助患者脱裤至腿部,取左侧卧位,两腿屈膝,臀部移至床沿。垫橡胶单及治疗巾于臀下,盖好盖被仅露出臀部。左侧卧位有利于液体借助重力作用从直肠流至结肠。肛门括约肌失去控制者,可取仰卧位,臀下垫便器。

(3)挂灌肠筒于输液架上,筒内液面距肛门 40～60 cm,弯盘置于臀边。肛管前端涂润滑剂,并与灌肠筒连接。排出肛管内空气,用血管钳夹紧橡胶管。分开臀部露出肛门,嘱患者作排便动作或张口深慢呼吸,同时将肛管轻轻插入直肠 7～10 cm,小儿插入 4～7 cm,固定肛管,松开血管钳,使溶液缓缓流入。

(4)观察筒内液面下降情况和患者的反应,若溶液流入受阻,可前后旋转移动肛管或挤捏肛管。患者如有便意,可将灌肠筒放低,减慢流速,并嘱其做深呼吸,以降低腹压,或夹闭肛管,暂停灌肠 30 秒钟,再缓慢进行。

(5)待溶液将要流完时,夹紧橡胶管,用卫生纸包裹肛管轻轻拔出放入弯盘。擦净肛门,助患者穿裤平卧,并尽可能保留灌肠液 5～10 分钟,以利粪便软化。

(6)不能下床的患者,给予便器,将卫生纸及呼叫器放于易取处。排便后及时取出便器。

(7)整理床单,开窗通气,整理用物。

(8)观察粪便性状,并做记录,必要时留取标本送检。将相关情况记录于当天体温单的排便栏内。灌肠的缩写符号为 E,0/E 表示灌肠后无排便,1/E 表示灌肠后排便 1 次,11/E 表示自行排便 1 次、灌肠后排便 1 次。

【注意事项】

(1)灌肠溶液的温度、浓度、液量、流速(压力)要适宜,插管动作应轻而稳,有肛门疾病者应小心,以免损伤黏膜。

(2)妊娠、急腹症、消化道出血、严重心血管疾病患者禁止灌肠。

(3)肝性脑病患者禁用肥皂液灌肠,以减少氨的产生和吸收。充血性心力衰竭和水、钠潴留患者禁用生理盐水灌肠。

(4)伤寒患者灌肠时筒内液面不得高于肛门 30 cm,灌入液体量不得超过 500 ml。

(5)注意保护患者隐私。操作中随时观察病情,发现患者有脉速、面色苍白、出冷汗或剧烈腹痛、心慌、气急等症状,应立即停止,并及时与医生取得联系,给予处理。

(6)指导患者养成良好的排便习惯,多食蔬菜、水果,多饮水和加强运动。

(7)若为降温灌肠,应保留灌肠液 30 分钟后排便,排便 30 分钟后测体温并记录。

二、小量不保留灌肠

【目的】

(1)软化粪便,解除便秘。

(2)排除肠道内的气体,减轻腹胀。

【用物】

(1)治疗盘内备注洗器或小容量灌肠筒、20～22 号肛管、止血钳、润滑剂、棉签、温开水 5～10 ml。遵医嘱准备灌肠液。

(2)弯盘、卫生纸、橡胶单、治疗巾。

(3)输液架、便器及便器巾、屏风。

【常用溶液】

(1)"1、2、3"溶液:50 ％硫酸镁 30 ml、甘油 60 ml、温开水 90 ml。

(2)甘油或液状石蜡加等量温开水。

(3)温度:38 ℃。

【操作方法】

(1)备齐用物携至患者床旁,核对患者并解释。

(2)协助患者取左侧卧位,双膝屈曲,退裤至膝部,臀部移至床沿,置橡胶单及治疗巾于患者臀下。

(3)将弯盘置于患者臀边,用注洗器抽吸药液或用小容量灌肠筒代替注洗器,连接肛管,润滑肛管前端,排气夹管。

(4)用卫生纸分开患者肛门,显露肛门口,嘱患者做排便动作或深呼吸,将肛管轻轻插入直肠 7~10 cm。

(5)固定肛管,松开血管钳缓缓注入溶液。注毕后夹管,取下注洗器后再吸取溶液,松夹后再行灌注,如此反复直至溶液注完。若使用小容量灌肠筒,则筒内液面距肛门 30 cm,使液体缓缓流入。

(6)注入温开水 5~10 ml,抬高肛管尾端,使管内溶液全部灌入,夹管或反折肛管,用卫生纸包裹肛管,轻轻拔出,擦净肛门。

(7)助患者平卧,嘱其尽量保留溶液 10~20 分钟再排便。

(8)其余同大量不保留灌肠。

三、清洁灌肠

【目的】

(1)彻底清除肠腔内的粪便,为直肠、结肠检查和手术做肠道准备。

(2)协助排除体内毒素。

【用物】

清洁灌肠的用物同大量不保留灌肠。

【常用溶液】

0.1 %~0.2 %肥皂液、生理盐水。

【操作方法】

反复使用大量不保留灌肠,首次用肥皂水,以后用生理盐水,直至排出液澄清无粪质为止。每次灌入的溶液量为 500 ml,灌肠时压力要低,液面距离肛门高度不超过 40 cm。

第二节 保留灌肠

【目的】

向直肠内或结肠内灌入药物,通过肠黏膜的吸收达到治疗的目的。常用于镇静、催眠、治疗肠道感染。

【用物】

保留灌肠的用物同小量不保留灌肠。选用较细的肛管,肛管为 20 号以下或用导尿管代替。

【常用溶液】

(1)镇静催眠:10％水合氯醛等。

(2)肠道抗感染:2％小檗碱(黄连素)溶液、0.5％~1.0％新霉素溶液、5％大蒜浸液或其他抗生素溶液。

(3)灌肠溶液量:不超过200 ml。

(4)温度:38 ℃。

【操作方法】

(1)备齐用物携至患者床旁,核对患者并解释。

(2)嘱患者先排便排尿,以利药液吸收。

(3)协助患者垫高臀部10~15 cm,使药液易于保留。

(4)根据病情决定卧位:慢性细菌性痢疾病变部位多在直肠及乙状结肠,取左侧卧位;阿米巴痢疾病变多在回盲部,取右侧卧位。

(5)嘱患者深呼吸,轻轻插入肛管15~20 cm,筒内液面距肛门30 cm,按小量不保留灌肠操作方法将药液注入。

(6)药液注入完毕,拔出肛管,用卫生纸在患者肛门处轻轻按揉片刻,嘱患者卧床休息,保留灌肠溶液1小时以上。

(7)整理床单位,清理用物,观察患者反应,并做好记录。

【注意事项】

(1)肠道抗感染以晚上睡眠前灌肠为宜,此时活动减少,药液易于保留吸收,达到治疗目的。

(2)排便后休息30~60分钟,再行灌肠。

(3)为保留药液,减少刺激,应做到肛管细、插入深,注入药液速度慢、量少,液面距肛门不超过30 cm。

(4)肛门、直肠、结肠等手术后的患者或排便失禁的患者均不宜做保留灌肠。

第三节　简易肠道清洁技术

一、口服高渗溶液

【目的】

利用高渗溶液在肠道内形成高渗环境,使肠道内的水分大量增加,从而软化粪便,刺激肠蠕动,加速排便,清洁肠道。适用于直肠、结肠检查和手术前肠道准备。

【常用溶液】

甘露醇、硫酸镁。

【方法】

1.甘露醇法

患者术前3日进半流质饮食,术前1日进流质饮食,术前1日下午2:00~4:00口服甘露醇溶液 1 500 ml(20 ％甘露醇 500 ml＋5 ％葡萄糖溶液 1 000 ml 混匀)。服用 15～20 分钟,即反复自行排便。

2.硫酸镁法

患者术前 3 日进半流质饮食,每晚口服 50 ％硫酸镁 10～30 ml。术前 1 日进食流质饮食,术前 1 日下午 2:00～4:00 口服 25 ％硫酸镁 200 ml(50 ％硫酸镁 100 ml＋5 ％葡萄糖盐水 100 ml),然后再口服温开水 1 000～1 500 ml。口服 15～30 分钟,即可反复自行排便,2～3小时可排便 2～5 次。

【注意事项】

(1)密切观察患者的一般情况及反应。

(2)注意排便的次数及粪便的性状,确定是否达到清洁肠道的目的并及时记录。

二、简易通便法

【目的】

采用通便剂协助患者排便,是一种简便、经济、有效的方法,经过指导患者也可自行完成,适用于老年、体弱久病的便秘者。

【常用通便剂】

通便剂为高渗液和润滑剂制成,具有吸出水分、软化粪便和润滑肠壁、刺激肠蠕动的作用。常用的通便剂有开塞露、甘油栓、肥皂栓。

【方法】

1.开塞露法

开塞露由甘油或山梨醇制成,装于塑料胶壳内。使用时协助患者取左侧卧位,将开塞露顶端剪去,先挤出少量溶液润滑肛门口,嘱患者深呼吸,放松肛门括约肌,将开塞露的前端轻轻插入肛门后再将药液挤入直肠内,成年人用量 20 ml,小儿 10 ml。嘱患者平卧,保留药液 5～10 分钟排便。

2.甘油栓法

甘油栓是由甘油和明胶制成的栓剂。使用时手垫纱布或戴手套,嘱患者深呼吸,捏住甘油栓底部轻轻插入肛门至直肠,用示指推入 6～7 cm,并用纱布抵住,轻轻按揉,保留 5～10 分钟后排便。

3.肥皂栓法

将普通肥皂削成圆锥形(底部直径 1 cm,长 3～4 cm),使用时手垫纱布或戴手套,嘱患者深呼吸,将肥皂栓蘸热水后轻轻插入肛门至直肠,用示指推入 6～7 cm,并用纱布抵住,轻轻按揉,保留 5～10 分钟排便。注意肛门黏膜溃疡、肛裂及肛门有剧烈疼痛的患者禁用。

三、人工取便术

【目的】

用手指插入直肠,破碎并取出嵌顿粪便的方法,常用于粪便嵌塞的患者采用灌肠等通便术无效时,以解除其痛苦。

【方法】

患者取左侧卧位,双腿屈曲,臀下垫尿垫。操作者戴清洁手套,倒 1～2 ml 的 2 ％盐酸利多卡因于右手示指端,插入肛门停留5分钟。右手示指指套涂润滑油,嘱患者张口呼吸,轻轻插入肛门,沿直肠壁进入直肠。手指轻轻摩擦,碾松粪块,放入便器,反复进行。取便过程中观察患者反应,如发现患者有面色苍白、出汗、疲惫等表现,暂停取便,休息片刻。取便完毕,清洗且擦干肛门及臀部,若患者病情允许还可行热水坐浴,以促进排便。

第四节　灌肠技术的研究进展

由于传统的灌肠方法存在肠道清洁不彻底、患者难以耐受等缺点,随着科技的进步,灌肠技术得到长足发展,出现了新的灌肠技术及方法,如结肠灌洗技术,并在临床上得到广泛的应用。

结肠灌洗技术是利用专门的灌洗仪器,如使用结肠灌洗机,从肛门插入一细小软管至直肠,然后注入无菌温水,对大肠进行分段冲洗。充灌时,患者平躺,维持水温为32~37 ℃,压力为375~525 mmHg(50~70 kPa),流速为每分钟100~1 300 ml,逐段清洁直肠、乙状结肠、降结肠、横结肠和升结肠,作用于整个结肠。当患者有便意时,注入的温水通过污水管排出,排出物澄清或肠腔压力减轻后再重复充灌。反复向肠腔内注水和排水,可使干硬的粪便逐渐软化、松散,同时促进肠黏膜分泌黏液润滑肠道,有助于排便。由于不断注入液体,直肠内压力达到排便阈值后,刺激直肠壁的牵张感受器,产生神经冲动,上传至延髓中的排便中枢,交换信号后,发出传出神经冲动至效应器,引起降结肠、乙状结肠和直肠收缩,从而将粪便排出。这一过程与正常排便反射一致,同样是依靠结肠蠕动收缩将粪便排出,有利于帮助结肠恢复正常功能。

灌肠溶液可以根据灌肠目的的不同而选择,目前临床上较常用的口服灌肠溶液有复方聚乙二醇电解质散。这是一种非渗透性的全肠灌洗液,以聚乙二醇的多个羟基与水分子形成综合分子,使肠道内的液体保存量增多,粪便的体积增大,从而刺激排便反射,使肠蠕动增加而排出粪便,通常在1~2小时致腹泻,快速清洁肠道。相比于传统的口服灌肠液,其服用时间快、不良反应小。此外,还可以选用抗生素灌肠,配合治疗肠道感染,如采用诺氟沙星、复方磺胺甲噁唑保留灌肠治疗细菌性痢疾,将磷酸钠用于术前肠道准备及针灸配合中药灌肠等,都能起到很好的临床疗效。

参考文献

[1] 吕姿之. 健康教育与健康促进 [M]. 2版. 北京：北京医科大学出版社，2002.

[2] 常春. 健康教育与健康促进 [M]. 2版. 北京：北京大学医学出版社，2010.

[3] 孙昕霙，王培玉. 健康教育在健康管理中的应用 [J]. 中华健康管理学杂志，2009，3（03）：175-180.

[4] 陈君石，黄建始. 健康管理师 [M]. 北京：中国协和医科大学出版社，2007.

[5] 马骁. 健康教育学 [M]. 北京：人民卫生出版社，2004.

[6] 李勇. 营养与食品卫生学 [M]. 北京：北京大学医学出版社，2005.

[7] 曲绵域，于长隆. 实用运动医学 [M]. 4版. 北京：北京大学医学出版社，2003.

[8] 孟昭兰. 情绪心理学 [M]. 北京：北京大学出版社，2005.

[9] 李虹. 健康心理学 [M]. 武汉：武汉大学出版社，2007.

[10] 陈力. 医学心理学 [M]. 北京：北京大学医学出版社，2003.

[11] 王琦. 中医体质学 [M]. 北京：人民卫生出版社，2009.

[12] 孙理军. 中医解读人的体质 [M]. 北京：中国中医药出版社，2008.

[13] 刘占文，马烈光. 中医养生学 [M]. 北京：人民卫生出版社，2007，

[14] 李卿，贺媛. 森林浴对健康的影响 [J]. 中华健康管理学杂志，2011（04）：229-231.

[15] 金大鹏. 健康科普演讲教程与实践 [M]. 北京：人民卫生出版社，2007.

[16] 王陇德. 中国居民营养与健康状况调查报告之一：2002综合报告 [M]. 北京：人民卫生出版社，2005.

[17] 胡俊峰，侯培森. 当代健康教育与健康促进 [M]. 北京：人民卫生出版社，2005.

参考文献

[1] ...